CHIRURGIEN DE CAMPAGNE SOUS LE ROI-SOLEIL

Traité des playes de teste 1674

Médecine à travers les siècles

Collection dirigée par le Docteur Xavier Riaud

L'objectif de cette collection est de constituer « une histoire grand public » de la médecine ainsi que de ses acteurs plus ou moins connus, de l'Antiquité à nos jours.
Si elle se veut un hommage à ceux qui ont contribué au progrès de l'humanité, elle ne néglige pas pour autant les zones d'ombre ou les dérives de la science médicale.
C'est en ce sens que – conformément à ce que devrait être l'enseignement de l'histoire –, elle ambitionne une « vision globale » et non partielle ou partiale comme cela est trop souvent le cas.

Dernières parutions

Xavier RIAUD, *L'or dentaire des nazis*, 2019.
Isabelle CAVÉ, *Les accidents professionnels. Enjeux sociaux et médicaux de la loi du 10 avril 1898. Les préludes à la médecine du travail*, 2019.
Philippe SCHERPEREEL, *André Vésale et Ambroise Paré. Destins croisés d'un anatomiste et d'un chirurgien à la Renaissance*, 2019.
Mathilde LONGUEVILLE, *Art dentaire en Préhistoire. Etat des connaissances et reconstitution expérimentale*, 2019.
Morgane MORICE, *Reconstitutions faciales chez les momies égyptiennes*, 2019.
Gérard TERRIER, *Us et coutumes de la salle de garde*, 2019.
Xavier RIAUD, *Adn, dents et maladies*, 2019.
Philippe SCHERPEREEL, *Eugène-Louis Doyen. Chirurgien génial et scandaleux de la Belle Époque*, 2018.
Maxime COURNAULT, *Un ordre pour les chirurgiens-dentistes en France. 24 septembre 1945*, 2018.
Pierre AUBRY, avec la collaboration de Bernard-Alex GAÜZÈRE, *Jean et Charles-Guillaume Viguerie. La chirurgie toulousaine aux XVIIIe et XIXe siècles*, 2018.
Gérard ALEXANDRE, *Histoire d'os. Mémoire d'un chirurgien orthopédiste (1959/2017)*, 2018.
Michel A. GERMAIN, *Les sarcomes osseux chez l'enfant. Une longue histoire*, 2018.
Philippe SCHERPEREEL, Marc DECOULX, Gérard BISERTE †, *Histoire de la faculté de médecine et des hôpitaux de Lille*, 2018.
Jacques CHABANNES, *La neurochirurgie en Auvergne. Quarante années fondatrices (1953-1993)*, 2018.
Michel A. GERMAIN, Frédéric Chopin (1810-1849). *Un musicien de génie atteint d'une maladie rare, la mucoviscidose*, 2018.

Maître Antoine Boirel
Lieutenant des maîtres-chirurgiens
de la ville d'Argentan

CHIRURGIEN DE CAMPAGNE SOUS LE ROI-SOLEIL

Traité des playes de teste 1674

Présenté par Françoise Guillon-Metz

Préface du Professeur Jean-Noël Fabiani

L'Harmattan

5-7, rue de l'Ecole-Polytechnique, 75005 Paris
http://www.editions-harmattan.fr
ISBN : 978-2-343-18569-9
EAN : 9782343185699

La plaine d'Argentan ... un long pays onduleux, coupé de vallons ... partout de minces rivières glissaient au pied des peupliers, sous des voiles légers de saules, des ruisseaux brillaient dans l'herbe et baignaient toute la campagne d'une fraîcheur féconde.

Guy de Maupassant (1850-1893)

La lecture des livres de médecine est nécessaire, mais insuffisante à la maîtrise de l'art médical. Il faut soutenir ses lectures par des visites au malade.

Guide du médecin nomade
Razi (854-932)

PRÉFACE

Qu'est-ce qu'un chirurgien ou plus même, un « neurochirurgien », au XVIIe siècle ?

Françoise Guillon-Metz, brillante historienne de la médecine et normande de surcroît, en présentant l'œuvre de Maître Antoine BOIREL, lieutenant des Maîtres-Chirurgiens de la ville d'Argentan, nous fait pénétrer dans un monde, où le talent et le savoir de certains côtoient l'incompétence et le charlatanisme des autres dans un désordre frustrant.

Pour comprendre la situation dans laquelle se débat Maître Antoine, il faut remonter quelques siècles plus tôt quand l'Église sépare dans les faits, médecine et chirurgie. En effet, en 1163, les évêques du concile de Tours dans leur huitième canon, défendirent, aux religieux « de sortir de leur cloître pour étudier ou pour enseigner le droit civil ou pratiquer la médecine ». Ce canon répondait à un désir de l'Église de conserver son élite monastique, dont certains étaient attirés par la connaissance dispensée par les universités naissantes et par les avantages matériels qu'ils pouvaient en tirer. Mais il était exact de noter qu'à la suite de ce décret, qui visait tout autant le droit et la médecine que la chirurgie, les médecins, la plupart membres du clergé durent obtenir des dispenses pour exercer hors de leurs monastères. Quant à la chirurgie, en dehors de quelques cas exceptionnels, elle n'avait plus de praticiens désignés. Ce fut en 1215 pourtant, que le quatrième concile du Latran allait réellement interdire aux prêtres d'exercer la chirurgie [1]: il est fait « Défense aux clercs de dicter ou de prononcer une sentence de mort, ni de rien faire qui ait rapport au dernier supplice ; d'exercer aucune partie de la chirurgie où il faille employer le fer ou le feu ; de donner la bénédiction pour l'épreuve de l'eau chaude ou froide, ou du fer chaud. »

---

1 Concile de Latran IV - 1215 - douzième concile œcuménique, tome I, colonnes 1058 à 1079.

Quand on réfléchit sans parti pris à l'esprit qui conduisit les évêques à prendre cette position, on voit bien qu'ils refusaient que les prêtres s'associent de près ou de loin à la sauvagerie ambiante des laïcs de l'époque, quand tout s'obtenait au fil de l'épée, quand la justice s'effectuait en utilisant la torture et que la peine de mort était couramment pratiquée. N'oublions pas que le 29 décembre 1170, l'archevêque Thomas Becket (52 ans) lui-même fut assassiné dans sa cathédrale de Canterbury pendant qu'il célébrait les vêpres, à la demande de son ancien ami Henri II Plantagenêt ; et cet exemple de sang versé, cette fois contre le haut clergé par le fer séculier, ne peut qu'avoir ému le pape et les évêques rassemblés. La chirurgie par le fer et le feu, qui, soyons honnêtes, sans anesthésie, s'apparentait, elle aussi, à un acte de torture et qui pouvait entraîner la mort, devint ainsi une victime collatérale de cette prise de position, dans un désir de généralisation de la parole conciliaire !

Cette interdiction de la pratique de la chirurgie par les médecins conduisit d'autres professions à s'engouffrer dans le vide ainsi créé (arracheurs de dents, charlatans forains ou barbiers). En réalité, les origines exactes du barbier-chirurgien restent obscures et le début de leurs activités médicales précède sans doute les décisions des conciles, car, dans la pratique, ils sont souvent chargés par les médecins de pratiquer les saignées. Le statut de barbier-chirurgien proprement dit date de 1242 (Montpellier). On peut envisager plusieurs hypothèses pour expliquer cette fusion : outre l'interdiction conciliaire, un besoin accru de saigneurs (influence du galénisme arabe) et une meilleure insertion corporatiste par la tenue d'une boutique en ville.

Les chirurgiens non barbiers subirent alors un préjudice considérable, d'abord psychologique, puisqu'ils étaient refusés en France par les universités qui les considérèrent comme des manuels, ignorant le latin et ne pouvant donc pas accéder à la « scientia » enseignée pour des bacheliers. Ensuite pratique, car les barbiers beaucoup plus nombreux, tentèrent progressivement d'empiéter sur leur domaine de compétence. Leur réaction sera bien expliquée par Françoise Guillon-Metz dans ce livre : Jean Pitard appuyé par Saint Louis créa la Confrérie de Saint Côme afin de mettre un peu d'ordre et d'assurer par un enseignement approprié, hors du cadre universitaire, la formation des chirurgiens.

Malheureusement pour les chirurgiens, les barbiers-chirurgiens plus nombreux et plus actifs auprès du peuple (les maîtres chirurgiens de St Côme exerçant plutôt auprès des bourgeois et des aristocrates !), obtinrent progressivement des droits et des avantages par décisions royales successives.

C'est dans cette situation encore imprécise du statut de la profession qu'il faut intégrer l'œuvre de Maître Antoine Borel. Il se spécialisa très tôt dans le sujet particulièrement délicat des plaies de la tête. Dans les lignes qui suivent, on pourra juger de la qualité de cet homme, de son bon sens, de ses connaissances et de son pragmatisme. Antoine Borel est un chirurgien dans l'âme, de la même veine qu'un Ambroise Paré ou un Guy de Chauliac. Il a tout compris de l'esprit du métier de chirurgien : l'importance de l'anatomie, la prudence dans l'indication et la nécessité d'une instrumentation sans faille. Comme Ambroise Paré, il écrit son *Traité des playes de teste* en français, ce qui le sépare des érudits de son temps qui publiaient encore en latin. Pourtant l'étendue de ses connaissances livresques est immense, il a tout lu des écrits disponibles en son temps, ce qui prouve qu'il était capable d'appréhender tous ces écrits. Mais il n'est pas soumis comme trop de médecins du XVIIe siècle, aux impératifs quasi sacrés de la parole des Antiques. Il soumet tout au jugement de sa propre expérience et expose les faits dont il est certain avec courage et fierté.

Merci à Françoise Guillon-Metz, de nous faire connaître ce premier « neurochirurgien » français. À travers lui, elle expose toute une époque mais elle démontre aussi la continuité de cet esprit particulier, appuyé par le savoir et l'expérience, s'exprimant par le pragmatisme des indications et des gestes, qui guide de tout temps ceux qui ont l'honneur d'exercer le métier de chirurgien.

Jean-Noël Fabiani
Chirurgien Cardio-Vasculaire,
Professeur Émérite et directeur d'enseignement à la Faculté Paris Descartes,
Membre de l'Académie Nationale de Chirurgie,
Membre correspondant de l'Académie Nationale de Médecine,
Membre du Conseil de l'Ordre des Médecins.

INTRODUCTION

Ami Lecteur,

Préparons-nous à une « visite guidée » de la Chirurgie surtout et de la Médecine à l'époque de Louis XIV, en compagnie d'un Maître-chirurgien, remarquable.

1674 : quelques actualités françaises et internationales

Le roi Louis XIV (1638-1715) va avoir trente-six ans, comme son épouse Marie-Thérèse d'Autriche (1638-1683). Sur le plan familial, déjà six enfants de son épouse légitime sont morts ; ne survit que Louis (1661-1712), Dauphin de France, nommé ensuite le Grand Dauphin, qui a treize ans. Nous sommes à l'interrègne de deux maîtresses avec la fin de Mademoiselle de la Vallière (1644-1710) qui va rentrer au Carmel cette même année, laissant trois enfants légitimés et la place officielle à Madame de Montespan (1640-1707), qui a déjà donné plusieurs enfants au roi. Le roi reconnaît officiellement ses bâtards, qui peuvent désormais s'installer à Versailles, avec leur « nourrice » Françoise d'Aubigné (1635-1719), veuve du poète burlesque et handicapé Scarron (1610-1660).

Louis XIV règne personnellement depuis quinze ans, entouré de Colbert (1619-1683) et de Louvois (1641-1691).

Le nom de Johannes Vermeer (1632-1675) apparaît sur le registre de la milice de Delft.

L'Académie française, fondée par Richelieu (1585-1642), obtient le privilège exclusif de son Dictionnaire.

En février un tsunami de 100 mètres de haut, fait 2 500 morts en Indonésie.

Turenne (1611-1675) défait les Impériaux et les Lorrains en Allemagne (Sinsheim).

Depuis un an (20 janvier 1673), s'opposant au Parlement et à la Faculté de Médecine de Paris, le roi autorise l'enseignement de la circulation sanguine au Jardin du Roi.

Philippe d'Orléans II (1674-1723), fils de Monsieur (1640-1701) frère du Roi, duc d'Orléans I et de la Princesse Palatine (1652-1722), futur Régent à la mort de Louis XIV, vient de naître.

Boileau (1636-1711) publie l'Art Poétique, Jean de La Fontaine (1621-1695) continue ses poèmes ainsi que Racine (1639-1699) son œuvre théâtrale. On pleure Molière (1622-1673), mort depuis un an.

L'Armée Française de Condé (1621-1695) défait l'armée austro-hispano-néerlandaise du Stathouder Guillaume d'Orange à Seneffe.

En août, Philippe de Champaigne (1602-1674), le peintre meurt à Paris.

Vauban (1633-1707) est promu Brigadier d'Infanterie.

En septembre, Antoni van Leewenhoek (1632-1723) un drapier hollandais, fabrique un instrument formé d'une sphère de verre qui donne un grossissement de 400 fois. Dans une lettre, il évoque des formes de vie minuscules qu'il a observées dans les eaux d'un lac, proche de Delft.

Antoine Daquin (1620-1696), devenu Premier Médecin, a pris en main la santé du Roi depuis trois ans, à la mort d'Antoine Vallot (1594-1671). Dans son Journal de Santé, l'année 1674 a été très calme, de petites « vapeurs » sont simplement signalées.

En septembre, Nicolas Lémery (1645-1715) rachète la charge d'apothicaire privilégié de Régnier, décédé. Il débute son Cours de Chymie avec un grand succès scientifique et mondain.

Les bâtiments principaux de l'Hôtel des Invalides à Paris sont achevés : les premiers invalides s'y installent.

En octobre, les Impériaux entrent en Alsace par le pont de Kehl, ouvert par Strasbourg.

Toujours en décembre 1674, Madame veuve Scarron (1635-1719) achète le château et le titre de Maintenon à Françoise d'Angennes. La suite vous est connue…

Argentan et la Basse-Normandie en 1674

Argentan appartient à la Généralité d'Alençon ou circonscription administrative créée sous le règne de Louis XIII, à la demande de Richelieu pour contrôler la police, la justice et les finances, la Généralité de Rouen étant trop vaste[1] ; la Généralité est gérée par un fermier général ou intendant avec plusieurs découpages, dont Argentan et le sud du Houlme, de 1636 à 1789 ; à la Révolution, Argentan devient sous-préfecture de l'Orne jusqu'à nos jours.

La démographie, nous donne, dans le canton, 60 000 âmes, trois fois plus qu'au XXIe siècle, dont 6 000 à Argentan même, avec 15 % d'aisés et nobles, 15 % de miséreux, le reste paysans et petits artisans vivotent ; l'espérance de vie à la naissance ne dépasse guère trente ans. La mortalité infantile est majeure, puisqu'un enfant sur deux atteint seulement l'âge de dix ans. D'où une faible croissance de la population. Les crises agricoles engendrent des famines ou des disettes précédées et accompagnées d'épidémies. La dysenterie règne à l'état endémique, d'où l'utilisation du cidre comme boisson[2]. Variole, typhoïde, pneumonie, rougeole s'abattent de temps à autre sur le pays. Sur le plan agriculture, elle reste traditionnelle, affectée de quelques progrès. « *Le terroir de l'élection d'Argentan est de deux différentes natures dont la première partie d'assez bons fonds produisant grains de toutes sortes, fruits à cidre et foins ; l'autre est de médiocre bonté produisant des seigles, avoines, sarrasins, et mauvais pâturages...* » dit l'intendant Lallemand de Levignen en 1727, en rédigeant son *Mémoire sur la Généralité* d'Alençon, s'aidant de celui de 1698. Le principal commerce, source de protéines et de finances, est celui de l'élevage des bœufs et des vaches, qui va constituer la véritable richesse du pays. Aux ventes d'animaux, s'ajoutent celles des fromages comme à Guerquesalles, près de Vimoutiers et surtout à Camembert... où, comme le souligne Lautour de Monfort : *il y a d'excellents pâturages et ces pâturages occasionnent un commerce considérable de fort bons fromages qui se fabriquent en cette paroisse et en portent le nom.*

En cette première moitié du règne de Louis XIV, la bonne ville d'Argentan peine à se relever des troubles de la Fronde, des soulèvements des Protestants et Jansénistes, et d'une épidémie de peste en 1638, où le futur beau-frère d'Antoine BOIREL Charles Eudes d'Houay s'illustra. Ce dernier était le frère de saint Jean Eudes et de l'historien Mezeray. Parlant de ses deux frères et de lui, au gouverneur d'Argentan, Charles Eudes déclara notamment : *nous sommes trois adorateurs de la vérité : le premier la prêche, le second l'écrit, et moi je la défendrai jusqu'à mon dernier* soupir.[3] L'année qui suivit l'épidémie de peste fut marquée par un soulèvement de paysans : celui des Va-Nu-Pieds. La répression fut sanglante et marqua le début de l'émigration vers nos nouvelles colonies d'Amérique... La disparition d'un grand nombre de chevaux durant les guerres de la fin du XVIIe siècle oblige à en importer. Ainsi germa l'idée d'organiser les haras nationaux pour fournir des animaux

1 André- Edgar Poessel : L'Orne et l'histoire - Ed. ESSOR 1963, p. 294.
2 René Plessix : L'Orne de la Préhistoire à nos jours - Ed. J. M. Bordesoulles 1999, p. 160.
3 André- Edgar Poessel : l'Orne et l'histoire Edi ESSOR 1963, p. 294.

nécessaires aux besoins royaux, en offrant d'excellents reproducteurs aux propriétaires locaux. Le climat apaisé, en 1655 Colbert fonde le Haras du Pin où fut créée la célèbre race de chevaux anglo-normande et à Argentan, concurrente d'Alençon, une école de Dentellières à l'aiguille, proche du point de Venise, appelée le point d'Argentan, dentelles que la Cour s'arrache à prix d'or. Deux industries du luxe !

L'itinéraire d'un chirurgien

Antoine BOIREL, l'auteur est né à Argentan le 18 octobre 1621. Il eut pour parrain et marraine des parents maternels, notamment Antoine Jullien apothicaire. Cette utile et lucrative profession, qu'on ne l'oublie point, était à l'époque exercée par des familles qui depuis longtemps, ont conquis une position considérable à Argentan. Antoine BOIREL se destine de bonne heure à la carrière chirurgicale, dont il voyait autour de lui des représentants honorés. Son oncle Maître Nicolas Philippe était déjà un des chirurgiens les plus estimés de la ville : il avait épousé Sapience Jullien, sœur de Marguerite, mère d'Antoine (voir annexe I) ; son grand-père maternel quant à lui, tenait, en la paroisse Saint Germain, une boutique d'apothicaire.

Il dut recevoir une instruction littéraire sérieuse, car ses travaux montrent qu'il lisait couramment les auteurs classiques de l'Antiquité, notamment Aristote, cité une fois dans son texte. Les textes grecs de Paul d'Egine sont commentés aisément. Il fréquente la famille des érudits de Mezeray, qui s'illustreront par Saint Jean Eudes[4] et François Eudes de Mezeray[5] l'académicien et le futur beau-frère, Charles Eudes d'Houay[6], chirurgien.

Son éducation chirurgicale commence dès l'âge de dix à douze ans, son oncle est son premier professeur. Selon l'usage du temps, l'apprentissage de BOIREL est un véritable internat : il demeure chez son maître, tient la boutique, prépare les emplâtres et exécute les saignées. La formation est toutefois artisanale. Lorsqu'une opération appelle Maître Philippe à quelque

---

4 St Jean Eudes (1601-1680) : prêtre français oratorien, fondateur d'un institut religieux consacré à la formation des prêtres, et d'un ordre religieux voué à la réhabilitation des filles repenties. Canonisé en 1925.

5 Mézeray ou François Eudes de Mézeray (1610-1683) : historiographe de Louis XIV et académicien français. Il a écrit une Histoire de France et une Histoire des Turcs, a occupé le poste de secrétaire perpétuel de l'Académie Française.

6 Charles Eudes d'Houay, compagnon chirurgien d'Antoine BOIREL et beau-frère de ce dernier.

distance, son apprenti l'accompagne et il lui vient en aide dans la mesure de ses connaissances. L'absence d'anesthésie générale et d'antalgiques à cette époque nécessite des bras jeunes et musclés, pour contenir les patients, pendant que le chirurgien travaille. Antoine sut profiter des leçons du maître, car il se rappelait encore en 1674, quand il écrivit son *Traité des playes de teste*, les détails de l'opération du trépan pratiquée par son oncle en 1635. Il avait du reste une haute idée du talent de Maître Philippe, qu'il déclare *un chirurgien très habile, un des meilleurs de toute la contrée*. Un praticien même instruit en campagne, ne peut fournir que les éléments indispensables pour un jeune élève. Il est impossible de songer à l'étude de l'anatomie humaine, la rareté des cadavres et l'interdit religieux restant constant. L'Hôtel-Dieu d'Argentan peut fournir un terrain de stage comme pour son cousin Eudes d'Houay. Le grand Ambroise Paré fit une partie de ses humanités chirurgicales à l'Hôtel-Dieu de Paris après un apprentissage en barberie – mais il ne semble pas que ce fut le cas pour Antoine. La barberie n'étant pas son affaire, BOIREL le comprit très vite, comme à son âge et un siècle après Ambroise Paré, et après quelques années d'apprentissage, il « monte » à Paris. En 1643, (il a 22 ans) il travaille chez Maître Colart, chirurgien du duc d'Orléans (1640-1701), frère du Roi, l'un des plus habiles anatomistes de son temps. Ce dernier a participé avec d'autres experts à l'autopsie du roi Louis XIII. C'est là qu'Antoine acquit, sur les os de la tête, les données qu'il a placées au commencement de son ouvrage. Il observe même des anomalies ; après un apprentissage sérieux, il a acquis les connaissances théoriques et pratiques nécessaires. C'est déjà beaucoup pour l'époque et il peut désormais aborder la pratique dans les régions plus reculées du royaume. Ce passage parisien lui a aussi permis de nouer des amitiés durables et fidèles, puisqu'une fille d'Antoine, Marie, épousera le fils, lui aussi chirurgien, de son ancien maître…

Antoine ne séjourne pas longtemps à Paris, il revient dans son pays natal pour y exercer son art. Sa jeunesse lui fait bien, au début, un peu tort, il n'a que vingt-trois ans ; ses premiers clients sont de braves gens, qui, demeurant loin de la ville, s'adressent au chirurgien disponible, en cas d'accident. Il nous rapporte du reste les principales observations auxquelles il a contribué : c'est un enfant de Vrigny, proche d'Argentan, qui reçoit un coup de pierre sur la tête. BOIREL le trépane, le saigne six fois et le guérit.

Un autre jour, il donne ses soins à une jeune fille : *une personne forte et robuste voyant deux jeunes filles s'entre-baiser, les fit tellement choquer l'une contre l'autre, qu'il y en eut une, nommée Geneviève de la Porte, qui, par la commotion qu'elle en reçut au cerveau, perdit pendant six jours la parole, la vue et le sentiment et n'en revint que le septième, par le moyen de fréquentes saignées et de ventouses.*

Ses confrères plus âgés l'appellent en consultation et il assiste Guillaume Do, lors de la trépanation faite en 1648 au sieur de la Pommerie, grainetier de la ville d'Argentan. Il assiste encore les chirurgiens Do et Eudes, ce dernier son beau-frère, pour soigner Madame de Morchesne, fille de condition, religieuse de l'abbaye d'Almenèches, blessée par une grosse pierre, qui lui tomba, du haut d'une galerie, sur la tête. Enfin sa réputation grandit : il est demandé auprès des malades de haute condition, parmi lesquels il cite Monsieur de la Genevraie, qui vient d'être blessé en duel. Il est choisi comme chirurgien juré pour les expertises légales et rapports médicaux. C'est ainsi qu'il fait l'autopsie d'un sieur de la Potière, qui a reçu un coup de pistolet dans la région du cœur. Il dut aussi travailler à l'Hôtel-Dieu d'Argentan et former des élèves.

Il a épousé un peu avant 1650, Catherine le Charpentier dont il eut huit enfants, son fils aîné Pierre est évoqué dans le livre *Petrus BOIREL Chirurgus humillimus filius*. À la mort de Catherine, Antoine épouse en secondes noces Opportune Le Vayer dont il eut aussi huit enfants.

Il ne s'enterre pas dans sa province ; il fait au contraire de fréquents voyages à Paris pour se ressourcer sur les bancs du collège Saint Côme ; nous en reparlerons plus loin. Il prend avis auprès de ses collègues parisiens et constate, en ligaturant l'artère temporale – diagnostiquant bien une artère – que *ceci fait bien apparaître la circulation, n'étant pas sorti une goutte de sang par l'autre extrémité de l'artère ouverte,* l'existence de la circulation sanguine, d'après William Harvey, écrits datant de 1628, mais non admis encore par la communauté des médecins parisiens. C'est à Paris qu'il rencontre Nicolas de Blégny[7], et pendant deux ans, il est un collaborateur assidu du *Journal Zodiacus Médicus* que de Blégny vient de fonder, vers 1675. Mais celui-ci, comme tous les novateurs, en butte à la jalousie de ses collègues et de la faculté, renonce bientôt à sa tâche, et la première publication périodique de médecine s'éteint au bout de quelques années. Antoine BOIREL se décourage à son tour : le manque de soutien, les difficultés matérielles de l'impression le rebutent (le livre est paru trois ans après son écriture) et il n'est pas non plus un universitaire ; à partir de 1681, il ne donne plus de signe de vie dans le monde savant. Il est dommage que son activité journalistique ait duré aussi peu de temps, auprès de Nicolas de Blégny : il a dû lui rapporter quelques observations que nous avons ici. Il est aussi dommage que des dessins anatomiques ne viennent égayer notre intérêt : soit BOIREL considérait que

---

7 Nicolas de Blégny (1652-1722) : essayiste, historien, chirurgien français. D'abord chirurgien de la reine en 1682, il fait de nombreux travaux qui ont impliqué de violentes critiques sur divers sujets de médecine et sur le café, le thé, le chocolat. Il est surtout le créateur du premier journal médical les nouvelles découvertes de toutes les parties de la médecine dès 1679 et la doctrine des rapports de chirurgie en1684. Il fait quelques séjours en prison pour malversations et meurt en disgrâce en 1722.

les dessins anatomiques de Vésale étaient suffisants (ceux, exceptionnels de Léonard de Vinci, étant en sommeil), soit les coûts de l'impression d'un dessinateur professionnel étaient trop élevés, soit les dessins étaient trop spécialisés, ou bien il n'en a pas éprouvé le besoin.

Le frère d'Antoine, Nicolas BOIREL, né en 1629, est souvent mentionné dans le livre. Il s'intitule docteur en médecine et signe toujours sous le nom de BOIREL des Manis, ce qui permet de le différencier des autres Nicolas de la famille. Dans un deuxième temps, sans toutefois laisser un souvenir tonitruant, le BOIREL syphilliographe, évoqué par le Dr Thomas, sur lequel il n'y a pas de prénom, ne pose plus de question :sa publication de 1711 vient d'être étudiée. Il s'agit en fait d'Antoine II, médecin à Paris, fils du chirurgien Antoine I, le père.

La trace d'Antoine BOIREL se retrouve avec sa signature apposée à l'âge de 82 ans, en 1703, sur le registre de l'église Saint-Germain où il tient sur les fonts baptismaux le premier enfant de son fils Antoine III, apothicaire, et lors de son décès le 15 avril 1718 à Madré en Mayenne (à l'âge de 97 ans !) chez son autre fils François, curé de Madré.

Comment peut-on être un chirurgien, qui plus est un « neurochirurgien » au XVIIe siècle ? Autant cette chirurgie en tant que telle était connue depuis la Préhistoire et l'Antiquité, qu'au dix-septième siècle, le statut était loin d'être clair, surtout dans l'esprit des populations rurales. Le métier de barbier chirurgien remonte à l'époque où la chirurgie était condamnée par l'Église. Nous savons que l'Église accordait toute sa crédibilité à Galien, un médecin et chirurgien du IIe siècle après J.-C. La séparation des médecins, des chirurgiens, et des apothicaires date du Concile de Latran IV en1215. Ce Concile non seulement réforme l'Église avec le cadrage de la Sainte Trinité, mais aussi chez les clercs, la condamnation de l'ivrognerie, du jeu, des duels, ou encore la pratique de la chirurgie. Les clercs sont des intellectuels destinés à l'Université récemment fondée et à ses *disputatio* en latin (les actes chirurgicaux leur sont donc interdits) et non les laïcs qui exercent une profession manuelle dont ils peuvent tirer profit.

Au médecin le livre
À la matrone la ventouse
Le clystère à l'apothicaire
Et au chirurgien, le rasoir et la « taille ».

Cette interdiction de la pratique chirurgicale par les médecins, pour la plupart clercs ou membres du clergé, laissa le champ libre aux barbiers qui tenaient rasoirs, lancettes, daviers de dentiste, et possédaient des lames coupantes. Il leur revient ainsi le rôle d'inciser les abcès, de pratiquer les saignées (sans changer d'instrument !) ou de réduire les luxations et fractures. Ces barbiers chirurgiens ne sont pas formés à l'Université ; ils sont considérés comme des manuels ignorants (ce qui était souvent le cas) et à ce titre furent méprisés des médecins formés dans les Facultés de médecine et ayant la connaissance médicale latine et grecque, discutée en latin. La chirurgie et la dentisterie, au regard du corps médical, se trouvèrent reléguées à un rang inférieur pendant de nombreuses années. Parallèlement se diffusait une littérature chirurgicale, venant des Gréco-Latins, revisitée par les Arabes, depuis Constantin l'Africain (1020-1080) qui a recopié, entre autres, les écrits chirurgicaux de Ali Abbas (930-994), puis à l'école de Salerne, qui s'est diffusée dans toute l'Europe. La littérature d'histoire chirurgicale relate volontiers que l'Église aurait décrété qu'elle avait le sang en horreur : *ecclesia abhorret a sanguine*. En réalité on ne trouve aucune trace de cette phrase dans les décrets ou les canons conciliaires ; elle apparaît pour la première fois sous la plume de François Quesnay[8] en 1744, qui commente l'événement de façon imagée. Toutefois, malgré les aléas, une véritable individualisation du métier de chirurgien se fit au fil du temps.

Au XIVe siècle, Guy de Chauliac (1298-1368), chirurgien et docteur en médecine, par son érudition et son entregent auprès des Grands de son monde (quatre papes avignonnais Benoit XII, Clément VI, Innocent IV et Urbain V), a contribué à séparer la barberie de la chirurgie. Il a d'ailleurs lui-même trépané le pape Clément VI, trépanation vérifiée lors de l'exhumation de la tête papale en 1709… En 1268 à la demande du chirurgien Jean Pitard (1248-1328), *expertissimus in cyrurgicae arte*, un Normand lui aussi, *chirurgiecorum statuta obtinuit*, le roi Louis IX, Saint Louis, créa la confrérie de Saint Côme et Saint Damien, les saints patrons de la Médecine et de la Chirurgie. Les chirurgiens qui s'y réunissaient, portaient la robe longue, les apprentis chirurgiens étaient tenus d'y assister. Sur cette base, naquit le Collège de Chirurgie, baptisé Confrérie de Saint Côme. Tout barbier souhaitant exercer la « cyrurgie » passe ses examens devant ses confrères chirurgiens. Malheureusement les siècles, qui suivirent, ne firent que concourir à la confusion. De décrets en édits, d'édits en ordonnances, le barbier chirurgien recouvre de multiples compétences allant du simple barbier coiffeur, à l'étuviste[9], au vrai charlatan, l'arracheur de dents, bien représenté dans la peinture populaire de l'époque, au vrai maître chirurgien de la Confrérie. Tant et si bien que dans cette atmosphère de désordre, la corporation est séparée en deux groupes qui ne s'entendent pas :

---

8 Quesnay François : Recherches critiques et historiques sur l'origine, sur les divers états et sur les progrès de la chirurgie en France, Vol I, éd. Charles Osmont, 1744.

9 Étuviste : personnage, qui fait le poil, la perruque et qui tient des bains publics, lieu à la réputation sulfureuse.

Les chirurgiens barbiers, de robe courte, dont la pratique les fait soigner anthrax et exercer la petite chirurgie. Ils rasent et coupent les cheveux, la barbe, ils mettent les ventouses et ils saignent. En général, ils tiennent échoppe en ville, mais peuvent être ambulants. Ils se transmettent de père en fils les secrets d'une opération et, se « spécialisent » dans la cataracte ou la hernie. La pratique est officieuse mais tolérée.

Les maîtres chirurgiens, à la robe longue, noire comme les médecins. Ils pratiquaient les opérations de l'époque, essentiellement l'opération de la taille vésicale, mais aussi les trépanations, la cure des hernies, les amputations, l'abaissement de la cataracte, l'exérèse des tumeurs dont celle du sein, comme pour la reine Anne d'Autriche, la ligature des varices, les incisions des thromboses hémorroïdaires. Tout cela sans anesthésie générale, sans radiologie, avec une asepsie inexistante, ni pansements adaptés. Autant dire que la survie du patient, en de telles conditions, relevait du miracle ! Et comme dans la poésie, le Chirurgien des Villes n'est pas équivalent au Chirurgien des Champs. Pour le changement de statut et la reconnaissance de leur talent, il faut encore attendre quelques années avec la montée en puissance à la Cour du chirurgien Félix (1635-1703) et le traitement de la fistule anale de Louis XIV, en 1686, qui fut compliqué mais couronné de succès, puis le travail de « fond » du premier chirurgien Mareschal (1658-1736). L'aboutissement de cette « longue traversée du désert » des « cyrurgiens » fut la séparation officielle de la barberie et de la chirurgie, authentifiée par l'édit de 1691 et la création de l'Académie royale de Chirurgie en 1743.

En attendant, l'atmosphère parisienne est à couteau tiré entre toutes ces corporations, médecins, chirurgiens, apothicaires, en cette première partie du règne de Louis XIV, la soif de main mise du corps médical sur les autres professions ne désarmant sous aucun prétexte, à coups de décrets royaux, de décrets parlementaires ou d'influences plus intimistes à la Cour. Le Doyen de la Faculté de Paris Gui Patin excelle par son verbe brillant, mais ô combien vitriolé... De plus au sein du corps médical, la querelle continue entre Médecins d'origine montpelliéraine et les Médecins d'origine parisienne, dont les écoles ne professent pas les mêmes principes, d'une part, les médecins parisiens et les médecins provinciaux, venus des petites Universités, d'autre part, où l'obtention des diplômes est simplifiée, moins onéreuse. Selon le moment et le vent juridique, les médecins font alliance avec les barbiers contre les chirurgiens, et les épiciers contre les apothicaires.

Dans son milieu argentanais, loin des ors de Versailles et des Lumières de la Capitale, Antoine BOIREL est un vrai chirurgien, un érudit (*ars*) et un praticien (*manus*), évoluant au milieu de médecins et d'apothicaires familiaux. Ayant dans la famille, des médecins, frère ou cousin, des apothicaires (grand-père et fils), l'ambiance confraternelle devait être différente, orientée vers la collaboration professionnelle, la bonne entente, le partage des connaissances et des expériences ; on le voit en matière de pharmacologie et de préparation des emplâtres et autres médicaments. On imagine bien l'enfant, qu'il a été, fureter dans l'arrière-boutique du grand-père apothicaire, respirant les odeurs fortes des plantes, rangeant proprement sur les étagères les pots de pharmacie et les mortiers, et donner volontiers un coup de main pour la fabrication d'un emplâtre ou d'une tisane. Tout cela est formateur !

Il sait qu'il est un très bon praticien. C'est un homme d'action sûr de lui, un interventionniste, mais qui sait reconnaître ses erreurs. On sent l'empathie envers le patient dans son écriture. Les textes anciens racontent qu'il fut un des meilleurs de son temps, ce qui n'est pas peu dire, mais son titre de fin de carrière, lieutenant des Maitres chirurgiens attire l'attention.

Qu'est-ce qu'un lieutenant des maîtres-chirurgiens ? Avant la réunion des chirurgiens avec les barbiers, le roi avait son premier chirurgien et son premier barbier. Louis XIV voulut que les droits, qu'avait son premier barbier sur les chirurgiens barbiers, fussent réunis à ceux de son premier chirurgien sur les chirurgiens proprement dits et cette réunion s'effectua par un arrêt du conseil du 6 août 1668. Le premier chirurgien devenait chef et de la chirurgie et de la barberie. La même année, Louis XIV nomme Félix, son premier chirurgien, chef de la communauté des Chirurgiens et Barbiers. Ce dernier exerce sur tous les chirurgiens, sages-femmes et autres exerçants, une espèce de juridiction économique consistant dans le droit d'inspection et de vérification sur toutes les personnes soumises à la juridiction. Le premier chirurgien du roi exerce cette juridiction à Paris et dans toutes les communautés de chirurgiens et de perruquiers du royaume, par l'intermédiaire des lieutenants qu'il nomme à cet effet. Dans les communautés de chirurgiens, les lieutenants doivent être choisis dans le nombre des maîtres de la communauté. Ils jouissent des exceptions de logement des gens de guerre, de guet et de garde, collecte et autres charges de ville et publiques. L'établissement de ces lieutenants fut néanmoins supprimé dans les villes de province en 1692, créant à la place des offices héréditaires de chirurgiens-jurés royaux, dont les inconvénients et abus divers furent vite mis en évidence. Louis XV les rétablit en 1723. Les lieutenants du premier chirurgien existaient donc à l'époque de BOIREL, en 1674, et il était l'un d'entre eux, à la satisfaction et au grand avantage des communautés, nommant à ces places les professionnels les plus propres à les remplir. Le rôle de ce lieutenant, sorte de chef de la chirurgie locale, est juridique (veiller à ce qu'une des professions – barbier ou chirurgien – ne cherche à gagner sur l'autre), éducationnel (veiller à la formation et à la réception des aspirants), économique et financier (entendre et arrêter les comptes) et enfin disciplinaire et quasi ordinal avant l'heure.

Présentation de l'ouvrage

Le traité des playes de teste forme un petit volume 1°8 de 368 pages de 15 centimètres de hauteur relié cuir, avec une table des matières et une page de corrections. L'approbation de la faculté de Médecine de Paris porte la date du 20 juillet 1674. Le livre fut imprimé à Alençon chez Martin de la Motte et la veuve Malassis, Imprimeurs du Roy ; la publication ne fut terminée qu'en 1677. L'exemplaire vient du catalogue : Richesses de la bibliothèque d'Alençon 1998 p. 10. Un autre exemplaire vient de l'ancienne Académie de Chirurgie et se trouve à la BIUM.

Le texte de l'ouvrage est écrit en français du XVIIe siècle et non pas en latin, langue des médecins et de la Faculté de médecine : rappelons-nous Gui Patin (1601-1672)[10]. Au siècle précédent, Ambroise Paré[11] avait ouvert la voie, même si ses élèves sont empressés de retraduire ses œuvres en latin. BOIREL se montre son digne successeur. Quand *Le traité des playes* est définitivement publié, le redoutable doyen est mort depuis cinq ans. On peut considérer ce *traité* de « neurochirurgie » comme le premier traité écrit en français. Pour une meilleure compréhension du texte, les mots sujets à contresens seront annotés, le texte latin ou grec sera laissé identique mais traduit.

En effet Antoine BOIREL se démarque comme un chirurgien professionnel – il a 53 ans en 1674 –, il a fait tout le tour de la bibliographie ancienne, nationale et internationale : il en réfère à Hippocrate 90 fois, Galien 70 fois, Paré 70 fois et bien d'autres. Un vrai chirurgien « francoys », qui s'exprime en latin et en grec tardif… avec des latinismes et hellénismes, pleins de saveur.

Nous avons souhaité joindre, au texte d'Antoine BOIREL, celui du commentaire aphorismique[12] du Docteur Louis Thomas, sous bibliothécaire à la Bibliothèque nationale de médecine et de chirurgie de Paris, publié en plusieurs épisodes dans la Gazette des Hôpitaux, en 1880, dans un souci de

---

10 Gui Patin (1601-1672) : docteur régent en 1627, doyen de la Faculté de Médecine de Paris en 1650, professeur au Collège Royal en 1654, est connu plus pour sa Correspondance émaillée de latin (éditée récemment par Loïc Capron), son scepticisme sur la circulation sanguine de W Harvey, ses positions polémiques sur l'Antimoine et autres, que pour ses écrits scientifiques.

11 Ambroise Paré (1510-1590) : chirurgien de quatre rois, il lutte contre l'influence des médecins ancrés dans Galien et édite plusieurs ouvrages de chirurgie, qui feront foi, en « françois », suite à sa grande expérience de la chirurgie de guerre et de médecine sur la Peste et maladies infectieuses, la Génération de l'Homme. Protestant, il échappe de justesse au massacre de la Saint Barthélémy. Il meurt à 80 ans pendant la famine du siège de Paris au début du règne d'Henri IV.

12 Aphorisme : du grec aphorismos, bref énoncé résumant une théorie ou un savoir scientifique ou autre.

complémentarité du travail. En effet le Docteur Thomas a été le seul commentateur de notre auteur. Ainsi tous les textes à propos de BOIREL sont réunis.

Un autre titre aurait pu donner à cet ouvrage : manuel de neurochirurgie pratique de l'enfant et de l'adulte à l'intention des chirurgiens de campagne, car le texte montre aussi des compétences en pédiatrie. L'avis historique du Docteur Thomas, me paraît bien sévère : « *l'époque voulait cela, il ne faudrait pas s'attendre à trouver dans l'ouvrage, la méthode et la clarté des traités modernes encore moins les discussions telles que nous les comprenons, c'est-à-dire appuyées sur l'observation et l'expérimentation* »[13]. L'expérimentation non, nous ne sommes pas au XIXe siècle, Claude Bernard (1813-1878) n'est pas encore né, mais l'observation et le savoir, oui ! L'auteur sait ce que l'on savait en son temps ; il a étudié tous ses Contemporains, les Anciens : c'est un partisan de la chirurgie « hippocratico-galénique ». Le traité d'Hippocrate περι των εν κεφαλη τραυματων – *peri ton en kephalé traumaton – des plaies de la tête* – n'a pas de secret pour lui, de même que Paul d'Égine, Dissaudeau ou du Laurents. Il n'hésite pas à les confronter au gré de son expérience. Comme la plupart d'entre eux, il pousse jusqu'à la vénération le respect des traditions, en exprimant librement son propre avis au final.

L'ouvrage comporte 24 chapitres qui partent de l'anatomie de la tête, ses connexions, puis détaille la sémiologie, la thérapeutique diététique et environnementale puis médicamenteuse et chirurgicale. L'auteur débute par l'anatomie : l'os frontal, l'os occipital, les os pariétaux, les os temporaux. Puis les têtes de chapitre abordent des fractures de la tête : la fente, la contusion de l'os et ses formes cliniques, de l'enfonçure et ses formes cliniques, de la marque ou du siège des différentes fractures, du contrecoup et de ses formes cliniques ainsi que la commotion ou traumatisme du cerveau.

La partie clinique des plaies de la tête ainsi que ses signes sensibles ou rationnels sont relatés plus précisément : du vomissement bilieux, de l'obscurcissement de la vue, du vertige, du sang qui sort par le nez, par les yeux et par les oreilles.

Les symptômes qui arrivent après le coup : la fièvre, la suppuration du sang répandu hors des veines, les frissons, l'érésipèle qui arrive au visage et d'autres symptômes qui prédisent la mort. La convulsion et pourquoi elle attaque le côté opposé et les mouvements convulsifs. La paralysie et l'apoplexie, on parle aussi de la stupeur.

---

13 Thomas Louis : sous-bibliothécaire à la faculté de médecine de Paris. Il a écrit ce seul article : *Un chirurgien de province au dix-septième siècle : Maître Antoine BOIREL, lieutenant des maîtres-chirurgiens d'Argentan*, Paris édition la Gazette des hôpitaux 1880 p 7 à 46.

Un autre chapitre traite du pronostic général des plaies de la tête.

Le traitement débute d'abord avec le régime universel. Le traitement particulier des plaies de la tête est évoqué : des plaies simples qui n'ont besoin que d'union, de la suture ou couture et d'agrafes puis des plaies compliquées et des plaies contuses.

Un chapitre parle des plaies de la tête avec fractures, des fractures du crâne. Le trépan est enseigné, la manière de le bien appliquer, des considérations que le Chirurgien doit avoir pour cette opération, l'ensemble de tous les instruments nécessaires pour bien traiter les *playes de la teste*. Le traitement de la membrane seulement découverte après l'opération du trépan, des plaies de la membrane, du traitement de la dure-mère contuse, du traitement de la dure-mère tuméfiée et enflammée, du traitement de la gangrène de la dure-mère et du cerveau, de la noirceur qui apparaît quelquefois en la membrane.

Enfin le traitement des plaies du cerveau.

Sa classification associe celle d'Hippocrate[14], enrichie de celle de Galien[15] ; c'est à eux qu'il se rapporte, lorsque des points de doctrine sont discutés. Au-dessus de la lecture des auteurs, il y a les faits, il aime mieux les relater sans commentaire, lorsqu'ils lui paraissent extraordinaires. Ce sont précisément ces appels à l'observation qui nous paraissent très innovants dans une médecine du XVIIe siècle plutôt figée. Ces observations chirurgicales, que l'on a parfois du mal à étiqueter – cas clinique –, tant la description est *ténue,*

14 Hippocrate : (460-370 avant J. C) médecin grec, contemporain des principaux philosophes de l'époque, originaire de l'île de Cos, une île grecque en face de la Turquie actuelle, où se trouvait un temple d'Asclépios, dieu de la Médecine et dont il se prétendait descendant ; considéré comme le Père fondateur de la Médecine. Il affirme : « *les maladies ont une cause naturelle et non naturelle, que l'on peut étudier et comprendre. Il est recommandé de ne pas s'arrêter aux symptômes mais de rechercher une origine profonde et non apparente* ». Il abandonne donc la conception religieuse de la maladie, provenant de ses prédécesseurs. Parmi ses soixante livres, six traitent de la chirurgie : plaies, fractures, le moyen d'interrompre les hémorragies par la compression et l'application de ligatures. Il attache une grande importance aux règles hygiénodiététiques. Tous ses livres n'ont visiblement pas le même auteur, son gendre en autre Polybe y ayant participé. Les écrits se profilent sur deux à trois siècles. Le *Corpus Hippocraticus* servira de référence à des générations de médecin et de chirurgien jusqu' au dix-neuvième siècle.

15 Galien : (120-201 après J.-C.), médecin grec, lettré, à l'esprit cultivé et inventif, au savoir encyclopédique ; il a écrit une très nombreuse littérature médicale, refusant l'appartenance à une école particulière. Né à Pergame en Asie Mineure, il démarre sa carrière comme médecin des gladiateurs dans sa ville natale, perfectionne ses connaissances à Alexandrie d'Égypte, puis exerce à Rome. Il devient médecin de l'empereur et philosophe Marc Aurèle (121-180 après J.-C.), adepte du stoïcisme. Il est un des premiers intellectuels de l'époque à rompre avec la religion romaine, héritée du polythéisme grec et à adhérer à la doctrine monothéiste du christianisme, sur le plan philosophique. En retour, l'Église adoptera, tel un dogme, la médecine humorale de Galien pendant douze siècles.

sont enchâssées dans des théories de l'époque : celle des humeurs[16] et celle des signatures[17] sur lesquelles nous reviendrons, ce qui fait pour nous l'originalité de ce livre.

Ce dernier peut paraître difficile à lire pour un néophyte, parce qu'il est écrit un peu comme un cours universitaire avec arbres décisionnels et notes personnelles, mais nous ne sommes pas très éloignés du *Discours sur la Méthode scientifique* publié par René Descartes en 1637, où la logique scientifique et rigoureuse devient nécessaire dans la mesure des connaissances de ce temps. Par exemple, pour l'inflammation qui *peut arriver aux playes de teste par trois moyens : une grande colère l'usage du vin ou par l'usage des femmes, trois passions qu'il faut absolument éviter.* L'auteur revient parfois sur des sujets évoqués notamment en thérapeutique longue et détaillée, concernant la fabrication médicamenteuse ; tout est dit en ce domaine. Nous n'en sommes pas étonnés : à Argentan, la corporation des Chirurgiens s'associait à celle des Apothicaires, on en comprend la proximité familiale et professionnelle, unis benoîtement qu'ils étaient dans le blason des deux corporations. (Voir blason en annexe.) Les querelles médicales parisiennes semblaient fort éloignées de leurs préoccupations, pour le grand bien des malades. Les observations personnelles ou de la littérature servent à illustrer le discours. L'étude des fractures domine le tout ; les plaies des méninges ou de l'encéphale sont regardées comme des complications des lésions osseuses ? Les plaies du massif facial ne sont pas évoquées ni celles du rachis cervical : cela est dommage car nous imaginons bien que BOIREL en a l'expérience tout comme Ambroise Paré avec les Balafrés célèbres, le duc de Guise. Quant aux traumatismes du rachis cervical, sans précaution de ramassage et sans maintien spécifique, ni réanimation adaptée après l'accident, le pronostic devait être très rapidement fatal.

---

16 La théorie des humeurs : suite à Empédocle d'Agrigente (-490 JC-435 avant J.-C.) philosophe grec qui détermine les quatre éléments : la terre, l'air, l'eau, le feu. Cette théorie est reprise par Aristote de Stagire (-384-322 avant J.-C.), contemporain des Hippocrate et sera une des bases scientifiques de la médecine jusqu'au XIXe siècle ; les quatre humeurs sont retrouvées : le sang, la « bile jaune » du foie, l'atrabile la pire ou la « bile noire » dite aussi mélancolie, la pituite ou lymphe ou flegme. Aristote enrichit chaque élément de qualité ou propriété : le chaud, le sec, le froid et l'humide. A ces quatre humeurs sont associés quatre tempéraments, cholérique ou bilieux, sanguin, mélancolique et flegmatique. Voir Figure 1.

17 La théorie des signatures : sous l'impulsion de Paracelse (vers 1493-1541), un médecin suisse alchimiste, renaît cette théorie, déjà connue en Chine. D'après Aristote, puis Paracelse, il existe une conception de type magique des relations entre le macrocosme, l'Univers qui nous entoure, et le microcosme que forme notre organisme. C'est la théorie « des signes de la nature ». En l'appliquant, on attribue à la couleur, à la forme ou à une partie d'une plante des vertus en rapport avec ses caractéristiques morphologiques. Par exemple, le haricot rouge, ayant une forme d'aspect rénal, va soigner les maladies rénales, la noix et son intérieur ressemblent au cerveau et à la boîte crânienne : on peut donc utiliser la noix comme traitement des altérations du cerveau. Et ainsi de suite.

Après la **dédicace** courtisane au bailli M. Jacques de Royers de Berneville, chevalier, et une épître au lecteur, la religiosité de l'époque apparaît, nous sommes au XVIIe siècle, l'imprégnation religieuse entoure encore le monde médical. « *Je te prie*, dit-il, *de penser à moi pour mon âme par tes prières comme je t'enseigne à penser à toy, pour ton corps, par mes remèdes* ». La foi de l'auteur se manifeste dès les premières lignes d'une œuvre qui se termine aussi par une pensée pieuse : « *et c'est par ce remède que je mets fin à ce livre, duquel le Saint nom de Dieu soit remercié.* » On retrouve dans Antoine BOIREL le continuateur d'Ambroise Paré, son modèle, dont on connaît la devise : « *je les panse, Dieu les guérit* » et pour notre auteur « *et le malade reçut sa guérison* ».

Le *traité des playes de teste* est encore précédé de quelques odes ou **compliments** que lui adressent en vers français, latins et même grecs, ses collègues et parents : le médecin de Sées, son frère Nicolas des Manis, Gilles Cognard, professeur à Argentan, Pierre BOIREL, son très humble fils; l'auteur lui-même adresse à son livre tous ses vœux par une pièce de vers latins, qui prouvent bien son érudition et son goût pour les belles lettres. Nous nous étonnerions aujourd'hui de voir en tête d'une monographie chirurgicale, des divertissements poétiques, en guise de préface. Nos pères, plus poètes que nous, invoquaient les Muses aisément. Le Canon d'Avicenne s'appelle *le Poème de la Médecine* : la pratique des Belles Lettres n'exclut pas un travail scientifique, bien au contraire.

De **l'anatomie :** la classification ancienne ne rappelle en rien notre Rouvière ou autre manuel d'anatomie de référence. Le lecteur peut être déçu par cette partie anatomique, uniquement ostéologique sans même de description des vaisseaux du crâne ou de l'artère temporale dont il parlera plus loin. L'auteur d'ailleurs n'est pas sûr du nombre des os du crâne : *le crâne est composé de divers os, desquels il doit savoir le nombre, que je trouve en Controverse chez les Auteurs quatre... plus quatre autres peut-être.* Il a dû disséquer avec son maître Colart à Paris et faire quelques autopsies, il en parle dans son livre, peut-être sur le tard dans son activité médico-légale. L'enseignement des chirurgiens, au XVIIe siècle, est basé sur les cours théoriques et sur les cours pratiques de dissection, avec les moyens difficiles de conservation des rares cadavres, surtout en période estivale, la chambre froide apparaîtra trois siècles plus tard. Si les travaux d'Hippocrate sont pauvres en description anatomique, du temps a passé « sous les ponts de l'Orne « depuis le Père de la Médecine, Vésale, cité par BOIREL, avait renouvelé la connaissance de l'anatomie, dans son *De humani corporis fabrica* de 1543. Le cerveau, chez notre auteur, est peu décrit et l'on est un peu étonné de ne pas retrouver les travaux d'Hérophile, de l'école d'Alexandrie, notamment sur la fameuse citerne qui porte son nom. Hérophile, dont les œuvres ont été transmises par Galien, aurait décrit l'anatomie du cerveau et des nerfs ainsi que le sinus veineux du crâne dont la réunion à la face endocrânienne de l'écaille de l'occipital s'appelle encore la citerne ou *torcular*. Il serait aussi l'inventeur du *rete mirabile* (réseau artériel et veineux entrelacé), chez l'homme, selon Galien, mais dans la mesure où l'on ne connaît les travaux du médecin alexandrin que par l'intermédiaire de Galien, on peut penser que c'est Galien lui-même qui a attribué ce *rete mirabile* chez l'homme, alors qu'il n'existe que chez l'animal. On faisait jouer un rôle très important à ce réseau artériel dans le système physiologique des souffles et esprits naturels, vitaux et animaux, système que Galien validait. Chez BOIREL, nous n'entendons pas parler de l'existence de ce réseau artériel, car les démonstrations de Thomas Willis (1621-1675), en 1668, l'ont définitivement réfuté, c'est-à-dire peu de temps avant l'édition de cet ouvrage (1674), ou encore parce que BOIREL lui-même n'y croit plus. Il est inquiet, toutefois, dans la région temporale, par la présence des gros muscles masséters et temporaux, qu'il faut réparer ainsi que par les sutures. Mais il le dit plus loin : il n'hésitera pas à en parler à ses collègues de Saint Côme. Enfin William Harvey (1578-1657) a déjà édité, depuis une quarantaine d'années, en 1628, le schéma de la circulation sanguine. BOIREL fait une remarque sur le sujet – mais le détail de la circulation cérébrale n'est pas encore bien précisé. Nous aurions même l'impression qu'il confond encore artères et veines quand il parle de *retour artériel vers le cœur*.

Du **diagnostic :** Les signes d'analyse, sous l'emprise des organes des sens (soit les moyens du bord de l'époque, venant de l'Antiquité) sont la vue, le toucher avec le doigt et la main sans gant, et avec la sonde, le craquement avec l'oreille (nous pensons que, là, il faut un gros fracas osseux et le blessé est-il vraiment en état de faire le test ?), et l'encre noire, véritable épreuve diagnostique pour retrouver le trajet des fractures. Les signes venant du raisonnement ou interprétation, sont l'interrogatoire, comme actuellement, et un examen clinique partiel : la paralysie, les vomissements, le vertige, les convulsions, la fièvre etc. Pour la fièvre, BOIREL préconise que le chirurgien digne de ce nom doive connaître toutes les formes de fièvre. Alors le chirurgien se fait médecin, comme ces chirurgiens des champs de bataille qui gèrent la dysenterie, la fièvre typhoïde ou le typhus, la variole, en même temps que l'amputation. Là, il se montre comme un esprit critique et un bon observateur. L'épisode de la fièvre montre son sérieux, lorsqu'il nous dit que, contrairement aux autres qui ont vu des fièvres tierces (c'est-à-dire à trois temps), lui n'a vu que des fièvres continues. *Pour moi, j'en laisse le jugement à de plus sçavans, n'ayant jamais vu que de fièvres continues.* Ce qui suppose une connaissance générale de la médecine. Le diagnostic différentiel est discuté avec les atteintes des sutures qui semblent beaucoup préoccuper BOIREL, qui suit Hippocrate dans ce sens. *Deux choses rendent le siège difficile à connaître quand il est dans la suture il est presque impossible de voir le siège, lorsqu'il est situé dans une ou entre deux des dents de la suture*. Une observation d'hydrocéphalie : la fille d'un dénommé Saint Thibault âgé de neuf ans vient appuyer ses dires. Il cite parallèlement à celle de Fabricius, celle d'André Vésale. En tout cas, le diagnostic positif reste difficile à l'époque pour un chirurgien de campagne – son habileté et sa réputation, dont il n'abuse pas, fait qu'il peut intervenir en seconde main, et dans un contexte philosophique de discussion et de réfutation, hérité des Grecs, que l'on imagine autour du blessé, en compagnie de ses collègues chirurgiens et médecins. Galien n'a-t-il pas écrit *que le bon médecin est aussi philosophe...* Comme à son habitude, le chirurgien s'active dans l'urgence et le suivi, tandis que le médecin observe et ordonne.

La ***classification*** *d'Antoine BOIREL des* plaies de la tête peut paraître complexe, reprise sur les textes anciens. Elle est très logique, partant du moins grave vers le plus grave où le pronostic vital est engagé. Il distingue la simple fissure, du traumatisme crânien qu'il appelle contusion avec l'*enfonceure* ou traumatisme crânien grave. Le contrecoup et sa physiopathologie sont largement explorés. La mise en évidence de la commotion cérébrale consécutive aux traumatismes de la tête sans fracture du crâne semble le fait d'armes de BOIREL, le plus notable dans l'histoire de la Chirurgie. Deux auteurs affirment cette idée : le Docteur Thomas en 1880 et l'érudit professeur M. Gmerck, dans son Histoire de la Pensée Médicale occidentale au XVIIe siècle en 1997. Pierre Dionis, le *circulateur* et enseignant de Chirurgie au Jardin des Plantes de Paris, s'en est d'ailleurs bien inspiré pour son Cours Opératoire, destiné aux élèves chirurgiens de Paris, en 1706... Ce traité de notre Normand serait donc une pierre supplémentaire dans l'immensité de l'Histoire de la Médecine. Ce luxe de diversité de fractures assez scolaire – et scolastique – n'a plus lieu d'être au XXIe siècle grâce à la radiologie, mais il faut noter que le terme *subgrondation*, fracture en forme d'auvent, est encore retrouvé dans le Dictionnaire de la Médecine de Bégin en 1823. Pour avoir plus de clarté sémiologique sur les plaies diverses et fractures, il faudra attendre la Première Guerre mondiale et la radiographie (les « Petites Curie »), son appropriation par les chirurgiens, pour pouvoir faire un bilan précis des lésions, c'est la fin de 1914 et encore avec difficultés (Annexe V).

De la physiopathologie :

La physiopathologie du XVIIe siècle est basée sur les théories hippocrato-galéniques avec le système des quatre humeurs, le mode de pensée analogique, et la théorie des contraires. Tout ceci sera détaillé au fur et à mesure du texte. Ici, les humeurs qui nous interpellent sont la pituite du cerveau, qui est une humeur froide et humide, et le sang, une humeur chaude et humide. Ces deux humeurs, étant humides, nous comprendrons bien qu'il faille dessécher et proposer des médications desséchantes dans le cadre de la théorie des contraires. Ces humeurs doivent être cuites pour être éliminées sous forme de déchets ou sous l'action de la thérapeutique purgative par en haut et par en bas. Ces humeurs sont aussi anthropomorphes : elles accourent « au secours des zones blessées » et manifestent des « sympathies » entre elles ; en découle un certain nombre d'explications physiopathologiques de la fièvre, de la douleur et des signes cliniques expressifs comme les convulsions :

La partie blessée peut aussi produire la fièvre, ou à cause de son sentiment exquis, ou par les humeurs qui y affluent. On ne peut pas nier, qu'il n'y ait en la tête plusieurs parties très sensibles, vu le grand nombre de nerfs et de membranes s'y rencontrent. C'est ce qui donne lieu aux humeurs d'accourir sur la partie, qui les reçoit pour trois raisons. La première, par ce qu'étant affaiblie par la playe elle reçoit facilement les humeurs superflues de tout le corps, et particulièrement les plus subtiles, chaudes et fluides, qui excitent l'inflammation. La seconde, à raison qu'il est impossible qu'une partie blessée puisse bien cuire et digérer son propre aliment, à cause de sa faiblesse, d'où se fait en elle-même un grand amas d'excréments, lesquels, ne pouvant être poussés par elle hors de la playe, s'enflamment par le long séjour où ils sont. Et le troisième est, que toute playe s'étant accompagnée de douleur, la nature accourt incontinent à la partie affectée pour la secourir, par le moyen du sang qu'elle porte en abondance, ce qui y cause inflammation, d'où naît la fièvre.

Une fois l'état des lieux authentifié, il faut amener la plaie à la suppuration.

Il n'y a pas de doute que ce sang épanché ne cause la fièvre, puisqu'il faut qu'il se convertisse en pus selon Hippocrate. Selon Galien, l'inflammation advient aux ulcères quand elles tendent à suppurer et qu'elle vienne à la suppuration, lorsque le sang est tellement corrompu et bouillant, qu'il se pourrit et est converti en pus. Galien toujours lui, dit que le cœur principe de vie s'échauffe en même temps que ce sang bout et se brûle, si bien qu'après la chaleur communiquée à tout le corps, il amène la fièvre et engendre avec la fièvre, la douleur.

La douleur du patient est prise en compte avec une explication par analogie.

Cette douleur dans la génération du pus à double cause : l'une vient des parties nerveuses voisinant le lieu sur lequel réside l'inflammation, qui sont fort affligées et enflammées, l'autre cause vient de l'ébullition du sang qui, de la même manière que les légumes s'enflent en bouillant, et occupe par conséquent un plus grand lieu qu'auparavant.

Le chapitre concernant les convulsions tant universelles que particulières et les mouvements convulsifs font l'objet d'un chapitre complet, tant sur le plan sémiologique que sur le plan physiopathologique. Il nous est difficile de différencier les convulsions post-traumatiques de celle d'un tétanos post-traumatique, lui aussi si fréquent en Normandie, et que les chirurgiens prendront en charge beaucoup mieux aux siècles suivants.

La convulsion se fait par réfrigération ou dessiccation. Une réfrigération suit ordinairement une grande hémorragie, selon Hippocrate, ce qui n'est pas faux sur le fond. *Jacquotius dit que les nerfs se refroidissent rapidement en celle-ci, tant à cause de la grande quantité de sang qui s'est perdu qu'à raison des esprits qui s'évanouissent avec lui. Galien dit que cette réfrigération arrive ou par la négligence des chirurgiens, ou par trop grande précipitation à procurer des remèdes trop froids pour épaissir et arrêter le sang. Les nerfs se dessèchent aussi pour la même cause ce qui les rend convulsifs ; la dessiccation, étant apportée par les grandes chaleurs et les fièvres ardentes. La circulation est-elle. Les nerfs sont comme des canaux destinés par la nature à porter au moyen des esprits la faculté animale aux parties.*

BOIREL sait qu'il existe des nerfs sensitifs et des nerfs moteurs.

Toujours à propos des convulsions : *Et comme le mal est porté au cœur par le moyen des artères,* [la circulation sanguine est-elle bien intégrée ?] *Le cerveau pâtit par le moyen des nerfs. Il faut donc savoir que le cœur est la fontaine de la chaleur naturelle, et le cerveau le domicile de la raison, duquel le mouvement volontaire se fait par le moyen des nerfs et des muscles, et qu'à cause du cœur la fièvre surviendra et le délire à cause du cerveau, le sanglot à cause de l'estomac qui est fort nerveux. Pareils accidents peuvent arriver par l'application d'un médicament lequel par sa mauvaise qualité, blessant le nerf et le cerveau par le moyen du nerf, excite incontinent les mouvements convulsifs.*

Les complications neurologiques longuement.

La paralysie et l'apoplexie peuvent aussi arriver dès le commencement mais la fièvre qui survient les guérit pourvu qu'elle vienne sans frisson car elle se fait par la force de la nature, qui se veut délivrer de ce qui lui est contraire. Elle soulage le malade, lui réchauffant tout le corps qui s'était refroidi en appelant les esprits en lui. Cette petite fièvre enfin absorbe et consomme la pituite épandue dans le cerveau par une grande commotion, en desséchant ce qui est humide.

La physiopathologie de l'hémorragie, quel que soit son endroit est longuement expliquée. Le sang sort par *anastomose des veines, ou par diapédèse c'est-à-dire par transcolation* (passage au travers d'un tamis) par les pores des vaisseaux *comme la sueur au travers des pores du corps ou par anabrose, c'est-à-dire corrosion,* soit instrumentale soit par les humeurs.

Du pronostic

L'opinion de BOIREL sur le sujet est très claire ; il ne se fait aucune illusion : les plaies des gros vaisseaux, les plaies abdominales, pleuro-pulmonaires, cardiaques et cérébrales sont de pronostic très funeste. Il relate un très bon état des lieux, pour l'époque, sans asepsie ni antisepsie, sans antibiotiques, et sans radiologie performante.

Personne ne met en doute que les playes de la tête ne soient de la dernière importance. Un chirurgien passe pour un homme de bon sens et bien avisé, qui ne dira pas, d'abord son jugement sur l'événement des playes de la tête, et qui considérera bien avant toute chose, qu'elle est leur essence, leur nature leur cause mais qui envisagera même sérieusement leurs symptômes et leur grandeur. Car Celse dit de ne pas toucher à celles qui sont incurables, s'il ne veut encourager la disgrâce de passer pour homicide de celui que le sort et son malheur ont fait mourir, que de suspendre son jugement dans les plaies se contentant d'en faire voir le péril, s'il y en a ou la sûreté, de peur de paraître ignorant et de s'être lourdement trompé, promettant la guérison d'une playe que l'art n'aura pu donner, ou charlatan faisant grand et périlleux ce qui n'est rien en effet.

Parlant des plaies du cerveau, il dit : *j'en ai pansé plusieurs dont il est sorti du cerveau et qui ont guéri. Mais ces exemples sont bien rares, et on les doit plutôt rapporter à la main de Dieu qui les fait, qu'à la force de l'art... Les plaies de la tête qui tuent pour la plupart sont celles qui pénètrent jusqu'à l'os, ou qui les fracturent. La dure-mère peut même être blessée sans causer la mort. C'est l'inflammation du cerveau qui est néfaste. C'est par l'ignorance de ceux qui les traitent, s'en trouvant d'assez ignorants pour ne pas trépané une tête ou la ruginer, quoiqu'ils y reconnoissent fractures fentes ou contusions.* Certes l'Art est délicat : les exemples transcrits plus en avant, témoignages d'autres auteurs montrent bien la difficulté d'intervenir à temps.

Respectant le triangle d'Hippocrate, la maladie le malade et le médecin, chacun doit faire ce qu'il a à faire.

Si le chirurgien ne fait pas son devoir comme il faut, il est criminel : soit qu'il néglige le régime de vivre, la saignée et la purgation, soit que tirant avec violence quelques fragments, il blesse la membrane, soit enfin qu'il ne traite pas et rugine sur les sutures qui causent l'inflammation. Le malade ne l'est pas moins en son endroit quand il ne garde aucune règle et qu'il s'abandonne trop aux travaux du corps ou à ceux de l'esprit. La cacochyme mis ou mauvaise disposition où il se trouvait avant sa blessure, peut la rendre incurable bien qu'elle soit petite, et son âge n'en fait pas moins non plus que l'air et la saison.

C'est La Théorie de l'Air et des Miasmes... et BOIREL de rapporter son expérience : *l'expérience nous le fait assez voir en ces régions ici, où l'air est sec, et où peu de personnes meurent de playes de la tête, quoique très grièvement blessées et pansées par de jeunes chirurgiens peu sçavants et très novices en l'art.*

L'interférence des saisons et la cosmologie participent aussi au pronostic : l'été et l'hiver sont dangereux pour les plaies de la tête. L'hiver à cause de son froid et de l'humidité, *ces qualités étant ennemies du cerveau l'air froid pouvant être réchauffé par un feu tempéré. L'été à raison des humeurs qui s'échauffent et se corrompent plus facilement en cette saison comme une autre. La pleine lune leur est encore très contraire par l'abondance des humeurs dont tout le corps et la tête se remplissent.*

Le malade est sur la voie de la guérison, quelquefois :
Il reconnaît une bonne guérison, par l'absence de fièvre, le bon appétit du malade... une bonne raison un bon sommeil et une bonne liberté du ventre, la playe est vermeille et jette un pus louable c'est-à-dire de bonne qualité *l'os garde sa couleur naturelle et la dure-mère a son mouvement libre.*

Du traitement :
Lucide sur les connaissances de son époque, il écrit : *il est nécessaire d'avoir une connaissance parfaite du mal du patient, à laquelle il est très difficile de parvenir.* Conscience humble des limites de l'Art ! Il s'en remet à son bon sens et à son expérience, pour décider s'il opère ou s'il n'opère pas. L'anesthésie est accessoire, avec le pavot, *fomentations avec des têtes de pavot,* mais il ne parle pas d'ingestion d'alcool, le Calvados, qui coule à flots en Normandie et si utilisé dans les conflits locaux ou généraux à venir... Il est curieux de connaissances et n'hésite pas à autopsier les malades difficiles ou incompréhensibles pour lui. Un conservatisme prudent le caractérise ; il ne se lance pas dans les nouveautés, soit de techniques chirurgicales, soit médicamenteuses qui n'ont pas fait leurs preuves, au risque, dit-il, *de tuer le malade.* Après une discussion sérieuse, il affirme son avis. Il ne fait pas preuve de beaucoup d'originalité d'un point de vue technique et cite volontiers les emplâtres les plus utilisés de Paré, ceux qui marchent visiblement.

Le traitement des plaies est d'emblée médical. Le lecteur ne pourra s'empêcher de sourire aux paroles de Molière que l'on ne peut pas ne pas évoquer, dans un texte du XVIIe siècle : ***Clysterium donare, postea seignare, ensuitta purgare***. BOIREL est tout à fait dans son temps et adhère à la théorie des humeurs et la nécessité d'évacuer les déchets par la saignée, par la purge et le clystère.

La réanimation du patient se trouve détaillée :
Le froid est l'ennemi du cerveau, il faut donc corriger l'air par le moyen d'un grand feu dans la chambre du malade, les fenêtres fermées. Des tisanes ou bouillons à boire, on évitera les boissons alcoolisées, le vin le cidre le poiré, au fil des jours des bouillons aux herbes. La réalimentation est prévue aussi au septième jour puis au quatorzième jour avec le détail des interdits. Le rythme

veille-sommeil, le repos, l'absence de bruit, la paix psychique sont préconisés. Les recommandations n'ont pas changé depuis. S'y ajoute l'abstinence sexuelle avec les autres passions.

La physiologie sexuelle du XVIIe siècle nous est enseignée, passage nanti d'une observation intéressante mais difficile à analyser et qui a aussi inspiré le docteur Louis Thomas au XIXe siècle. BOIREL cite d'ailleurs une observation supplémentaire de Fabricius, confortant son idée. *La colère* qui surpasse encore c*es deux passions la joie et la crainte mais aussi par l'acte vénérien* (lié aux plaisirs de Vénus) peuvent aggraver l'état neurologique du patient. En parlant de « l'acte vénérien », *Paré le défend absolument.* Et BOIREL de citer l'observation du sieur Pin Barbot jeune marié, qui se fit deux plaies à la tête à la suite d'une chute de cheval ; il eut une perte de connaissance au moment de la chute, puis repris conscience le lendemain et tout alla à peu près bien jusqu'au 13e jour où il s'agita, se mit en colère, cassa une porte, se promena toute la journée, et rendu le soir chez lui coucha avec sa femme. Il fut pris de rhinorrhée, pendant quatorze jours, ce qui faisait le 27e jour de sa plaie, la fièvre devint continue et il mourut au 35e jour. Voici le compte rendu de l'autopsie : *nous trouvâmes toutes les parties du corps assez disposées. Mais dans la tête nous remarquâmes tous sur le bregma droit opposé à la plaie quelque peu de sang entre le crâne et la dure-mère. Nous trouvâmes aussi un vaisseau ouvert dans la membrane déliée avec du sang répandu en petite quantité. Tout ce sang extravasé était rouge est vermeil comme sortant du vaisseau, et était exempt de toute puanteur, ce qui ne pouvait provenir, selon mon avis, que de la veine, qui s'étant ouverte par sa colère, ou pour avoir couché avec sa femme, ne s'était pas refermée, vu l'hémorragie qui lui dura si longtemps.* Cette observation, quoiqu'incomplète, morceau d'anthologie, nous interpelle, non seulement pour la partie neurochirurgicale longuement discutée par le Docteur Thomas mais aussi pour les notions de physiologie de la sexualité de l'époque. Notre auteur écrit : *que la colère fasse ces désordres-là, l'histoire de ce jeune homme en est un témoignage assuré. On ne peut savoir ce que le coït, si on doutait qu'il fut capable de pareille chose, puisque l'appétence seule, excitée par la mémoire du plaisir et de la volupté, enflamme et alume tellement le sang et les esprits, qu'ils ne peuvent quelquefois se contenir dans les vaisseaux, et le plus sain même se trouve tout enflammé, à joindre que cette humeur séreuse qui est contenue dans les prostates glanduleux, et qui a une petite acrimonie, piquante et aiguillonnante avec prurit et démangeaisons, irrite les parties à faire leur action, dans laquelle tout le corps recevant du plaisir et frétillant de volupté, souffre comme une convulsion ; d'où le coït est appelé par quelques-uns une épilepsie. Il ne faut donc pas s'étonner si cet acte est défendu aux playes de la tête.* L'affaire est très logique. Comprenant bien que l'activité sexuelle est comparée à une crise d'épilepsie, il vaut mieux que le patient s'en abstienne…

L'observation du côté féminin nous manque bien, d'autant que l'auteur n'envisage pas le traitement des fractures du crâne chez l'homme et chez la femme, comme l'enfant et le vieillard, de la même manière…

Pour revenir aux humeurs, et évacuer tous ces excréments issus de la coction, toutes ces humeurs qui veulent sortir, il faut les aider par le clystère, la saignée, les ventouses, et la purge. Aucune discussion possible. Mais c'est le médecin qui prescrit : *il faut tirer du sang dès les premiers jours* de l'accident *et privilégier la saignée du bras ; quant à la purgation même si elle est chaude il n'en arriverait aucun mal puisqu'elles ne font qu'échauffer et les intestins et les autres parties voisines. C'est aussi l'intention que le chirurgien doit avoir, afin de détourner les humeurs, et d'empêcher qu'elles ne se jettent sur la partie.* Le médecin ordonne et l'apprenti apothicaire exécute le clystère, le chirurgien, lui, BOIREL, saignera le malade, comme indiqué dans les textes par le Docteur Thomas. Par ailleurs, il se plaint du manque de compliance des malades, aidés par leurs assistants dans le non-respect des prescriptions médico-chirurgicales : un problème récurrent ! Les autres « maladies », la fièvre, les convulsions, sont aussi traitées par le traitement médical.

On guérit la fièvre par deux moyens : par résolution, par l'évacuation de la matière bilieuse qui la cause. Elle est évacuée par la saignée et par la purgation, la saignée s'y pratique afin de rafraîchir, (…). On y ordonne aussi la purgation, mais c'est plus pour évacuer l'humeur bilieuse et pourrie dans les veines, que celle qui occupe le visage. Je les ai pratiqués toutes les deux avec d'heureux succès.

Pour le choix des médicaments, son bon sens naturel reprend le dessus en dépit des diktats.

Si la présence d'un médecin est ici requise pour ordonner la saignée et la purgation, elle est beaucoup plus nécessaire pour l'administration des topiques dont il convient de se servir pour réprimer ou résoudre de telles tumeurs. Je m'en sers d'aucun, ne voyant aucunement que cette matière bilieuse puisse tendre sitôt à résolution. Les réppélens sont encore moins pratiques, le retour du dehors en dedans étant toujours mauvais par la loi des contraires, qui veut qu'il soit bon du dedans en dehors. Il y aurait à craindre que cette tumeur ne retourna affliger le cerveau. Pour le traitement préventif des playes de la tête, pour arrêter l'écoulement, adoucir la douleur et empêcher la récidive des signes cliniques on utilise quelques topiques révélants et desséchants. L'usage du vin et l'usage du cataplasme lorsque la playe est au front et plus sujette à l'inflammation, toutefois le vin est trop humide et contraire aux os les cataplasmes doivent ramollir et rafraîchir autant l'inflammation ; en fait le troisième type est choisi par notre auteur, empêcher l'inflammation, adoucir la douleur lorsqu'elle y est survenue, résoudre ou digérer ce qui aura été laissé en la partie.

L'utilisation du vin – du vin rouge – est intéressante car de nature froide et sèche, il repousse l'écoulement.

Le bandage est tout à fait utile, difficile, serré, opprimant les plaies de la tête mais il doit être contentif.

Les procédures chirurgicales

Elles sont celles du XVIIe siècle : l'installation du malade, ses pansements, son suivi particulièrement. *La fracture reconnue nous indique de faire ouverture de l'os ou non, évitant toutefois les sutures,* dit Hippocrate. Nous l'avons dit au début, Antoine BOIREL ne se précipite pas pour opérer si le terrain ne lui convient pas. Il travaille à domicile, n'a donc pas de table opératoire particulière et n'utilise pas de gants chirurgicaux. IL faut dire que le premier gant chirurgical débute quasiment un siècle plus tard, en 1758 avec le Docteur Johann Walbaum et son gant de cæcum de mouton qui est plutôt utilisé en gynécologie (proche du condom en intestin de mouton de Casanova). L'environnement du malade reste important : chaleur, bruits à éviter, repos et alimentation. La matière chirurgicale nous paraissant être du domaine spécialisé, le lecteur intéressé se reportera à l'annexe 5 et les tableaux I, II et III, qui détailleront ces procédures techniques. La lecture des arbres décisionnels, dérivés des écrits de BOIREL permet de se faire une idée des traitements et de leurs complications, plus simple que le décryptage du texte, volontiers touffu par désir de bien faire de *l'autheur* et de tout mettre.

De la douleur

De l'Antiquité jusqu'au XIXe siècle où les médicaments efficaces contre la douleur, sont synthétisés, le traitement de la douleur est tout à fait secondaire pour un chirurgien. Les cris du patient représentent le quotidien du praticien, en cours d'exercice. Ce dernier s'inquiète même, si son patient ne se manifeste pas… dans le cas de notre « neurochirurgien », la plupart des patients sont dans le coma et ne peuvent donc se manifester, ce qui lui permet d'œuvrer tranquillement. Toutefois pour ne pas effrayer par ses bruits de sciage, il fait mettre du coton dans les oreilles du patient. Le patient est donc seul, maintenu par de solides acolytes à des sangles étroites et croisées, avec sa douleur, un peu de *têtes de pavot* au moment du traumatisme, pendant et après la chirurgie.

Éthique et charlatanisme

J'ai parlé un peu plus en avant de la confraternité de notre auteur.

Sur un cas difficile, il fait appel à plusieurs médecins, les sollicitant pour un avis, sur une saignée et autres attitudes thérapeutiques ; il paraît respectueux des confrères, déontologique, dirions-nous aujourd'hui et digne disciple d'Hippocrate : *il faut prêter assistance aux blessés, mêmes s'ils apparaissent dans une situation désespérée*, suivant en cela le serment. Il relate dans le même ordre d'idées : *il ne faut pas laisser un malade sans assistance ainsi que firent plusieurs médecins et chirurgiens de Rome qui abandonnèrent un gentilhomme, ami du duc d'Urbino, travaillé d'une grande commotion du cerveau et guéri par de Vigo.* BOIREL est même au courant de la chronique internationale ! À plusieurs reprises, il nous parle des « *doctes medecins* » auxquels il peut faire appel, car il est rarement seul sur l'urgence et le suivi, et plus loin, il le souligne, *le médecin qui l'accompagne est du même avis que lui : il faut trépaner.* Son expérience et sa notoriété le font appeler par ses confrères, dépassés par les événements : il reprend les choses en main vigoureusement et sans tarder, en deuxième main « *cette plaie avait été causée par un coup de pierre reçu sept jours auparavant* » et la patiente s'en remet. Il se peut dans l'exercice, qu'il ait affaire à un barbier qui soit arrivé avant lui. Il le décrit bien : il s'agit d'un jeune homme d'un milieu rural, d'abord soigné par sa mère et un barbier de campagne. Il rentre en colère contre *cet ignorant*, lui montre son « *asnerie* » et reprend le travail du patient. La différence entre un chirurgien chevronné et un barbier de village est-elle visible pour le petit peuple, habitué à s'automédiquer et à avoir recours au plus accessible et au moins onéreux… en campagne.

De la pharmacologie

Curieusement, dans un manuel de « neurochirurgie », cette partie pharmacologique, très fournie, fourmille de formules, comme s'il n'y avait pas d'apothicaire proche et que l'on veuille vulgariser les préparations, c'est-à-dire les faire à domicile ; en campagne, les médecins et les apothicaires étaient rares et coûteux, surtout rassemblés dans les grandes villes, les chirurgiens de campagne exerçant la médecine et l'apothicairerie tout en même temps. BOIREL à Argentan, a appris l'art de la pharmacie, en apprentissage chez son oncle Nicholas Philippe, chirurgien avant lui, où il devait préparer les clystères et le matériel à saigner, et dans l'apothicairerie de son grand-oncle et de son grand-père Jullien, entre la boutique et le laboratoire. A-t-il voulu faire partager non seulement ses connaissances et son expérience chirurgicale mais aussi son expérience en pharmacologie ? Nous ne le saurons pas. BOIREL se classe aussi parmi les adeptes de la polypharmacie et il n'y a pas de sa part beaucoup de discussions. Cette conception thérapeutique repose sur la pluri-utilisation de substances différentes et variées, des mondes végétal, animal et minéral, dans une même préparation. Autrement dit, plus il y a de substances dans un médicament, plus il sera efficace, jouant ainsi sur la largesse du spectre d'activité. Cette théorie de la polypharmacie est souvent confondue avec le galénisme. La fameuse Theriaque ou le Mithridat en sont de parfaits exemples, avec plus de soixante composants, à quelques différences près. Notre doyen parisien Guy Patin y était, paradoxalement, très opposé.

Où en est-on justement d'un point de vue pharmacologique, en 1674 ? Moïse Charas (1619-1698), l'apothicaire parisien à l'enseigne « Des Vipères d'Or », va faire paraître sa *Pharmacopée Royale galénique et chimyque* en 1676, dans deux ans. Le détail de la préparation pharmaceutique, dans cet ouvrage repère de l'époque, est encore en latin, en ce qui concerne les ingrédients, mais non plus en ce qui concerne l'exécution du médicament. Les cataplasmes, les baumes n'ont pas changé de quasiment depuis la période hippocratique puisque notre chirurgien utilise ce cataplasme hippocratique en première ligne. Les onguents populeum, pompholix, ou vert remontent aussi à la même période, à l'époque égyptienne pour certains d'entre. Là non plus, nous ne savons pas quel type de pharmacopée était utilisée par notre auteur et par sa famille apothicaire : il existait en effet des pharmacopées régionales à côté de la pharmacopée parisienne. BOIREL fait fabriquer les médicaments classiquement utilisés en chirurgie, écrits en français, à partir des disponibilités botaniques normandes, sans originalité propre. On utilise ce qui marche et ce qui a fait ses preuves auparavant, essentiellement chez Ambroise Paré. (Annexe II et Annexe IV)

Cette période aussi fleurit en Ouvrages de Charité ou de vulgarisation pour les personnes charitables s'exerçant auprès des patients pauvres et malades. L'ouvrage de Madame Fouquet (1590-1681), fille du contrôleur général des finances Maupéou, et mère du célèbre surintendant Nicholas Fouquet, est le plus connu : les *Remèdes faciles et domestiques de Madame Fouquet.* Il était destiné aux personnes charitables, par essence, des femmes nobles, dévotes, futures recrues de Saint-Vincent-de-Paul et des ecclésiastiques, qui côtoient les plus démunis de la société, afin que ces derniers puissent se soigner à peu de frais et avec des plantes communes, faciles à trouver dans la nature et à « triturer » à la maison. La première édition de cet ouvrage, grand succès de librairie, date de 1675. L'idée de vulgarisation et de partage des notions de soins est donc dans l'air du temps… et se poursuivra aux siècles suivants. Parallèlement des médecins vont aussi écrire des œuvres charitables qui vont connaître également de grands succès. En 1633, paraît une édition de toutes les œuvres charitables de Philibert Guybert (1575-1633), à laquelle participe Guy Patin, avec un traité qui a dû attirer l'attention de notre chirurgien : u*n Traité de la saignée*, (il s'agit d'une traduction du traité de Galien sur la saignée, publiée en 1606 par Louis Savot) ainsi qu'une M*éthode agréable et facile pour se Purger tout doucement.* Ces ouvrages ont perduré jusqu'en 1696. Les livres comprenant l'ouvrage, ne devaient pas manquer d'intéresser les médecins et les chirurgiens au même titre que les dames charitables : *le Médecin* C*haritable* est le premier en date de 1623, puis *l'Apothicaire Charitable,* en 1625. Ces ouvrages n'apportent rien sur le plan scientifique ; ils sont simplement destinés à vulgariser la médecine et l'art du médicament. Sous la plume de Guy Patin, le Doyen, caricature vivante tout droit issue de Molière, nous ne sommes pas à l'abri de coup de griffes, à l'égard des médecins montpelliérains et des apothicaires, sous couvert et de place de charité… ce qui est le cas dans cet ouvrage. Par contre, le vrai *Médecin des Pauvres*, œuvre du Dr Paul Dubé, de Montargis (1612-1698), est vraiment un ouvrage de charité, écrit par un homme pieux et qui, plus est, d'origine médicale montpelliéraine : il vient d'être publié en 1669 et sera réédité jusqu'en 1738. Il comprend la *Chirurgie des Pauvres,* dont le second traité se préoccupe de la *guérison des playes en général.* Il n'est donc pas exclu que notre auteur BOIREL se soit trouvé dans cette mouvance de partage professionnel de la chirurgie et d'œuvres charitables, à l'égard de ses confrères chirurgiens plus démunis, isolés en campagne et moins instruits que lui.

Postface du Docteur Louis Thomas

Dans un souci de cohérence et de complémentarité, il nous a paru opportun de relater à la suite du texte principal, le texte unique, du Docteur Louis Thomas, une sorte « d'aphorisme » du dix-neuvième siècle. Agréable à lire, plutôt littéraire, ce commentaire a été publié dans la Gazette des Hôpitaux en 1880, en plusieurs épisodes, comme un feuilleton, pour le grand bonheur des lecteurs de l'époque. Pourquoi ce texte, un tantinet condescendant, par un obscur sous bibliothécaire de la faculté de Médecine de Paris ? D'abord pour l'intérêt chirurgical évident de son auteur et parce que BOIREL et lui sont « pays », auraient dit les braves Normands. La vision, honnête, du Docteur Thomas nous intéresse sur notre auteur normand. Un certain nombre de vérités apparaissent : le « neurochirurgien » ne répond pas au désir d'être courtisan à Paris, encore moins universitaire, mais répond à un désir d'être utile à tous, chirurgien, médecin ou foule érudite. Notre commentateur reconnaît la non-compilation du texte d'Antoine, tout en sachant qu'il cite beaucoup Hippocrate et Galien mais que le nombre de cas cliniques personnels est incontestable, contrairement à d'autres auteurs, que le Docteur Louis Thomas a bien répertoriés.

Il nous est apparu une petite confusion dans le paragraphe sur la famille BOIREL Thomas ne parle que d'une seule épouse, la deuxième, Opportune Le Vayer et lui attribue comme fils Pierre le chirurgien, qui est en fait de Catherine Le Charpentier ; deux autres fils sont médecins, Nicolas (?) et Antoine.

Sur le plan clinique Thomas fournit une bonne explication de la commotion cérébrale :

- la concussion est faible il n'y a pas de rupture d'aucune partie du cerveau,
- la concussion est forte : les veines sont rompues ou nerfs ou membranes ou le cerveau.

Il insiste aussi sur le rôle de la compression du cerveau et de son incidence sur les hématomes intra et extraduraux. BOIREL, selon Gmerck, qui a lu Thomas, différencie la commotion cérébrale simple de la fracture du crâne ; selon lui, *la technique d'examen clinique et le raisonnement diagnosique préfigurent le mode de pensée des pionniers de la médecine anatomoclinique de 19e siècle.*

En témoigne l'observation en deux temps du sieur Dupin-Barbot, 22 ans qui présente un traumatisme crânien frontal gauche et bregmatique gauche avec perte de connaissance pendant douze heures ; il est pansé pendant treize jours, puis accès de colère et activités diverses, donc « génésiques ». Le lendemain : rhinorrhée puis fièvre pendant quatorze jours, soit au total vingt-six jours de maladie et mort du patient dix jours après. L'autopsie montre ce que Thomas pense être un vieil hématome du côté opposé au traumatisme et du sang rouge dans la membrane désliée. Thomas se pose la question d'un hématome en deux temps ? Pour nous, plutôt une brèche ostéo-meningée, au niveau hypophysaire ?

Le Docteur Thomas ne s'est pas du tout intéressé à la thérapeutique. Peut-être n'était-elle pas vraiment différente de celle de son temps ?

Les observations médico-légales, et celles parues dans d'autres publications mettent en avant notamment les relations brèves mais fructueuses avec Nicolas de Blégny, autre chirurgien, sulfureux mais original et créatif. La Faculté de Médecine ne pouvait tolérer de tels comportements innovateurs !

Un essai de chirurgie comparative ne va malheureusement pas très loin, car Thomas évoque des auteurs étrangers qui nous sont peu connus en histoire de la Médecine française. Dissaudeau est assez vite balayé ; Henri de Mondeville (1260-1320), le chirurgien et médecin de Philippe Le Bel n'est pas évoqué. Pourtant bien avant Ambroise Paré, il comprit que la suppuration n'est pas un processus de guérison, mais bien une complication et que cette suppuration, attendue par les chirurgiens fidèles à la théorie hippocratico-galénique des humeurs, peut être combattue par lavage, dessèchement et suture. Cette nouveauté lui attira l'hostilité des chirurgiens et des médecins de l'époque et lui ouvrit plusieurs siècles de « trou noir », avant que ses mérites ne soient reconnus au dix-neuvième siècle. Guillaume de Salicet (1210-1277), un grand pragmatique, lui aussi, est tombé dans l'oubli pour cette époque.

Le Dr Thomas clôt le débat, en classant Maitre Antoine BOIREL parmi les chirurgiens de deuxième ordre, mais en vrai praticien, tombé inconsidérément dans l'oubli.

Commentaires

En matière de conclusion de cette introduction, nous évoquerons plusieurs éléments de discussion :

Les raisons de l'oubli d'Antoine BOIREL.

Pourquoi est-il tombé dans l'oubli ? Comme d'autres en leur temps.

Pour des raisons sociologiques : l'auteur est provincial, même s'il fréquente régulièrement le collège de Saint Côme. Il n'est pas un universitaire en vue, ni un chirurgien de la Cour même si son ancien maître Colart était bien introduit auprès de Philippe d'Orléans Monsieur, mais il n'y a eu qu'un seul Félix célèbre pour sa cure de fistule anale royale.

Pour des raisons médico-chirurgicales : son ouvrage est très pratique, avec probablement des visions avant-gardistes du métier, un partage des connaissances, tout cela n'est pas pour plaire à la Faculté de Médecine de Paris, conservatrice à outrance et qui tenait encore, pour une cinquantaine d'années, la dragée haute aux chirurgiens et aux apothicaires. Des raisons de publicité de publication unique et de « niche chirurgicale » : BOIREL aurait été plus connu s'il avait « commis » un traité complet de chirurgie comme les autres, et non seulement sur les plaies de la tête.

L'absence de dessins contributifs au sein du livre rend la lecture plus rébarbative que lorsqu'il y a des illustrations mais tout le monde n'a pas sur place l'atelier du Titien pour ses dessins anatomiques et leur coût, par un graveur de l'école des Beaux-Arts locale, peut ne pas être négligeable.

Pour des raisons d'amitié ou de relations aléatoires : il a contribué avec son ami Nicolas de Blégny à fonder un journal, qui a connu le sort des journaux de Théophraste Renaudot, lui aussi médecin dissident. Pas de nouveautés, on reste conservateur du temple. De Blégny étant un personnage particulier, sa disgrâce a pu retentir sur notre Antoine BOIREL.

Pour des raisons d'édition : sur le plan matériel, l'éditeur de l'ouvrage y est pour beaucoup dans la diffusion de l'ouvrage. Un éditeur alençonnais a sûrement bien moins de poids qu'un éditeur parisien, comme D'Houry. Le parent d'Antoine BOIREL, son fils ANTOINE II, qui a écrit sur la syphilis, ne s'y est pas trompé : il a fait imprimer son ouvrage, lui aussi tombé en oubli, chez cet éditeur bien connu des médecins et des pharmaciens.

Enfin pour des raisons de publicité médicale ou de « marketing historique ». Bien qu'ayant un fils chirurgien, Pierre, le « marketing » du père n'a pas été aussi efficace au cours des siècles, que celui d'un Hippolyte Larrey vis-à-vis de son père Dominique Larrey. Ce dernier a été si bien organisé, encore à l'heure actuelle, que Percy, pourtant chirurgien en chef des armées napoléoniennes, est complètement occulté par l'image de Larrey.

Pour terminer, nous espérons que le Maître chirurgien Antoine BOIREL lieutenant du premier chirurgien du roi, va retrouver la place qu'il mérite dans l'Histoire de la Médecine et surtout celle de la Chirurgie, une place modeste, qui nous a permis de faire le tour d'une famille médicale de province, de la thérapeutique médico-chirurgicale de l'époque, et qui est une pierre de plus à l'édifice scientifique des temps.

TRAITÉ DES PLAYES DE TESTE

ÉPISTRE

A haut et puissant Seigneur Messire Jacques de Royers de Benneville[1], chevalier, Marquis de la Brizoliere, Baron de Sept-forges, Boullay et Lougé, Seigneur de la Ville de Domfront, Vicomte Viquier et Chatelain du Breil, de Feins et Genetay etc.

MONSIEUR

C'est par respect, c'est aussi par gratitude et sans déguisement, c'est encore par intérest que j'ose prendre la liberté de Vous dédier cet Ouvrage. Mon respect est tel pour Votre Illustre Personne, qu'en vérité il ne peut estre plus grand. Aussi seroit-il difficile de n'en avoir qu'un médiocre pour un Homme en toutes manières aussi considérable que Vous êtes. Votre naissance est si haute qu'on ne la trouve que dans le Sang de nos Princes et des premiers du Royaume. Votre mérite est encore sans comparaison au-dessus de Votre naissance et Vôtre dignité, pour être commune à bien d'autres, a néanmoins en Vous un si grand éclat, qu'elle y est comparable aux plus élevés et aux plus augustes. Tant de Grandeurs ensemble éblouissent tous ceux qui ont l'honneur de Vous connaitre. Et dans cet éblouissement que ne pouvant rien davantage, j'ose Vous consacrer ce fruit particulier de mon estude.

1 Jacques II Royers de Benneville, de la Brizoliere ou Brisoliere (1657-1716), comte de la Suze etc., est grand Bailli de la noblesse d'Alençon. Il a 20 ans… C'est vraisemblablement à ce titre qu'il est en relation avec Antoine Boirel, chirurgien et un des notables d'Argentan.

C'est aussi par gratitude, car que ne dois-je point à Votre puissante protection ; Si Vous exigiez que ma reconnaissance fut égale à l'obligation que je vous ay, je serais contraint de vivre ingrat, et d'y vivre jusqu'à la mort. Mais je ne crains pas cette exactitude rigoureuse, d'une générosité comme la Vôtre qui fait le bien pour le bien, et sans vouloir d'autre retour que la sensibilité de ceux qu'elle comble de ses biens-faits. Cela estant je suis sûr qu'on ne peut être à Votre égard moins ingrat que je le suis. Et c'est dans ce sentiment que je Vous dédie ce petit traité, comme je Vous dédirois tous les livres et tout ce qu'il y a de précieux s'il estoit en mon pouvoir.

Enfin j'avoue de bonne foy que ce n'est pas non plus sans intérest que je donne mon livre au public, sous la gloire de Votre protection. Car comme un livre qui entre dans le monde tombe en toutes sortes de mains, il court de grands risques, s'il y paroit sans Patron, et sans Patron aussi fameux que Vous. Mais estant connu comme Vous êtes sous la glorieuse Qualité d'un des esprits du monde le plus délicat et le plus éclairé, il n'est pas faisable que Vôtre Grand nom paroisse à la teste d'un livre, et que par-là l'on juge que Vous ne l'avez pas dédaigné, sans que tout ce qu'il y a de gens raisonnables en conçoivent d'abord une fort grande estime. C'est dont pour l'intérest de mon livre que je luy ai choisi un Patron comme Vous. J'adjoûte que c'est aussi le mien. Car je m'asseure qu'il n'y aura personne qui ayt un peu de bon sens, qui n'avoue que je ne pouvois plus judicieusement consacrer ce traité qu'à la conservation en particulier d'une teste aussi précieuse, et aussi importante que la Vôtre. Ce double Intérest fait assez juger, que mon dessein n'est pas de m'acquitter par ce présent de tout ce que je Vous dois : puisque tant s'en faut je m'y charge de nouvelles dettes, et de l'obligation d'être encor plus s'il est possible, que je n'ay esté jusques icy.

MONSIEUR
Votre très humble et très obéissant serviteur
ANTOINE BOIREL

AU LECTEUR

Si le bien que nous connoissons dans les choses doit estre le fondement de l'Eloge qu'elles attendent, celui que je te présente dans ce livre doit estre l'établissement de la réputation qu'il mérite. Car il n'y a pas moins de satisfaction et de profit pour le Chirurgien à s'en servir, qu'il y a d'honneur et de plaisir pour tout le monde[1] à le lire, qu'il serve au Chirurgien, son usage le luy fera voir; qu'il délecte le commun, sa lecture le luy faira expérimenter ; qu'il ne soit pas indigne de toy, sa matière te le fera connoistre et si la Chirurgie en général comme la Médecine, possédent ces trois biens ; qu'il y ait de profit à l'étudier, du plaisir à la savoir et de l'honneur à l'exercer: ce livre, qui en particulier regarde la tête, comme la partie la plus nécessaire pour la conduite du reste du corps et la plus considérable pour l'exercice des opérations de l'âme rendra ton estude utile, ta science agréable et ton occupation honnête, et si enfin la recherche des secrets de la nature n'est pas indécente, si leur expérience n'est pas infructueuse et si leur considération n'est pas désagréable, celle des playes de la teste de l'homme, qui est un chef d'œuvre de la nature, vaut bien peu si elle ne t'arreste pour exercer avec profit, ce qui te touche, considérer avec plaisir ce qui te regarde et recevoir avec honneur ce qui te relève. Au reste sans un plus long avant-propos, je te prie de penser à moy pour mon âme par tes prières, comme je t'enseigne à penser à toy pour ton corps par mes remèdes.

ANTONIO

---

1 Nous sommes au XVIIe siècle, le lecteur peut être un Chirurgien, un Médecin mais aussi des érudits de la noblesse, de la bourgeoisie. (cf. *Le Journal de Samuel Pepys* - Mercure de France, 2001)

ÉPIGRAMME ET ANAGRAMES EN LATIN ET GREC EN FRANÇAIS

L'astre aux mortels si précieux,
Dont la carrière est mesurée ???
Qui finit son tour spacieux
Sans jamais finir la durée
Parmy les brouillards ennuyeux
Fait voir à tous son beau visage
Et montre à notre œil curieux
L'éclair brillant dans le nuage
Tu es ce Soleil gracieux
De qui les douces influences
Sont un remède précieux
Qui ravivent nos espérances ;
Ton esprit d'un œil radieux
Ta vertu bonne à notre usage
Chassant les maux pernicieux
Nous fait voir clair dans le nuage.

EGEDUIS COGNARD, PROFESSEUR

A ANTOINE BOIREL PERE LE PLUS TRES AIME PAR PIERRE BOIREL LE PLUS HUMBLE FILS.

CHAPITRE PREMIER
Auquel est contenu la figure[1] de la teste tant naturelle que non naturelle[2], sa composition et sa connexion.

Quand Hypocrate nous dit (De cap vul), que les Testes des Hommes ne se ressemblent point, et que le lieu des Sutures n'est pas toujours certain, son dessein est, à mon avis, d'apprendre au Chirurgien qu'il est de son devoir de connoître à fond la figure, la composition et la connexion de la Teste affin qu'il prenne au vray l'idée des fractures qui peuvent y arriver, et qu'il en entreprenne avec plus de jugement la guérison et la santé. Galien qui semble avoir eu tout le génie d'Hypocrate, est de ce sentiment (lib de ossib ad sironnes), et c'est ce qui luy fait prononcer cet Oracle, qu'un Chirurgien artiste[3] doit avoir sur toute la connoissance de la partie blessée, pour y porter avec toute seureté le remède convenable. Il est donc vray qu'un Chirurgien doit connoître toutes ces choses et doit pour cet effet envisager la figure de la Teste, ou comme naturelle, ou comme non naturelle. (Gal lib d'offib chap1)

La naturelle est ronde, en ovale, et plate par les côtés, sa rondeur la rend d'une capacité plus grande, la desfend mieux des accidents du dehors et lui donne un mouvement plus libre et plus facile ; elle est oblongue ou en ovale pour contenir le grand et le petit cerveau (idem de art medic chap 1) ; ayant deux éminences, l'une au-devant, à raison des apophyses mamillaires, principaux organes de l'odorat et l'autre au derrière[4], à cause de la medulle spinale[5], qui en cette partie prend son origine du Cerebellum[6]. Au reste elle est applatie par les côtés, affin qu'elle soit non seulement en égal contre-poids, mais (idem lib 9 de usu part) aussi pour recevoir les muscles temporaux et nous donner plus de facilité de voir à nos côtés (De cap vul). Hypocrate remarque en cette figure de Teste trois sutures, qui jointes ensemble ressemblent à la Lettre Grecque H dont la plus courte ligne est celle qui va par le milieu de la Teste en sa partie supérieure.

---

1 La figure : l'anatomie.

2 La chose naturelle étudiée en chirurgie du xviie siècle est l'anatomie, la physiologie, la chose non naturelle est la pathologie et la thérapeutique.

3 Chirurgien artiste : du grec *kei* « main » *rourgia* « travailler » celui qui travaille dans un art où le génie et la main doivent concourir.

4 Éminence en avant du frontal : l'épine nasale du frontal et l'éminence en arrière est la protubérance occipitale externe.

5 Medulle spinale : moëlle épinière.

6 Cerebellum : mot latin conservé, le cervelet.

La Teste non-naturelle devient telle quelquefois par accident, aussi bien que par le défaut de la vertu formatrice[7], qui lui donne une figure contraire à la précédente. Je la remarque chez notre Auteur de trois sortes (loco citato) : car où les deux éminences de devant et derrière manquent, ou l'une des deux seulement. Si les deux éminences manquent, on la voit pour lors ou exactement ronde, ou pointue ; celle-cy est appelée des Grecs φοχον (phozon)[8], et l'autre στεχεγελον (stecgelon)[9] ; à ces deux figures on ne trouve que deux Sutures, lesquelles jointes ensemble représentent, dit Hypocrate, la Lettre Grecque X, ou plutôt selon d'autres Auteurs, la Lettre Grecque Y, à laquelle se rapporte mieux le texte de notre Autheur, qui dit, qu'à cet endroit de la Teste, les Sutures se rencontrent de telle sorte que l'une passe en travers d'une Temple à l'autre et l'autre en long par le milieu de la Teste. Sous la figure de la Teste pointue, on y comprend aussi celle-là où l'une des deux éminences manque, en sorte que si elle manque par devant la Teste sera platte en cette partie et relevée par derrière : au contraire, de celle-là où l'éminence parait au-devant, qui rend la partie postérieure platte.

A ces deux figures de Teste, je ne trouve aussi que deux Sutures, lesquelles jointes ensemble représentent la Lettre Grecque T, avec cette différence toutesfois que la Lambdoïde est la plus courte ligne en la Teste où l'éminence manque par devant, et la Sagittale la plus longue, qui va se terminer jusques au nez, ce qui se change en celle où l'éminence manque par derrière, puisque la Coronale[10] se rencontre la plus courte ligne, et la Sagittale la plus longue, qui va se terminer jusqu'au col[11].

Si la figure de la Teste est d'une grande considération, sa composition n'est pas de moindre conséquence, et le Chirurgien qui voudrait traiter méthodiquement une fracture du Crane doit employer tous ses soins pour en avoir une parfaite connoissance. Il la regardera donc de deux manières, ou comme composée d'un seul os, ou composée de plusieurs.

S'il considère la Teste fabriquée d'un seul os, c'est-à-dire deux Tables, au milieu desquelles est une substance molle et spongieuse tissue de petites veines et artères, appelée des Grec διπλοε[12] (diploê), qui contient pour la nourriture du Crâne un suc médullaire et rougeâtre que l'on voit apparemment resuder lorsqu'on applique le trépan sur le Crâne d'un homme vivant. J'ay tiré cette définition d'Hypocrate, qui dit (De cap vul) que l'os est double au milieu

---

7 La vertu formatrice : vertu qui forme et figure toutes les parties du corps aussi bien mâle que femelle, mais qui vient surtout du mâle. Elle contient en elle toutes les vertus ou facultés et mouvements du corps. Pour Aristote, c'est la femelle.

8 Phozon : phoros qui porte en avant.

9 Stecgelon : stege es : toit, abri.

10 Coronale : frontale

11 Col : de collum, le cou

12 Diploe : substance spongieuse qui sépare les deux tables du crâne : terme anatomique utilisé par Ambroise Paré.

de la Tête, ayant le dessus et dessous très dur, la duplicature en estant molle et pleines de fistules[13]. Les Auteurs ne donnent pas au Diploé l'usage seulement de contenir la matière destinée de Nature pour la nourriture du Crâne, mais ils veulent aussi que ce soit pour le rendre plus léger, et empescher que la fracture ne pénètre facilement toutes les deux Tables.

Si le Chirurgien considère plus largement le Crâne, il le trouvera composé de divers os, desquels il doit savoir le nombre que je trouve en Controverse chez les Auteurs, car les uns n'en admettent que quatre, qui sont le Coronal, l'Occipital et les deux Pariétaux. A ces quatre, les autres y adjoutent les deux Pétreux[14], quelques-uns y comptent l'Etmoïde et les autres y mettent un huitième, qui est le Sphénoïde : tous os qui sont joints ensemble en la Teste naturelle et séparés les uns des autres par deux sortes de sutures propres et communes. Les propres sont de deux sortes : vrayes et fausses. Les vrayes sont trois, dont la première est dite Coronale, la seconde Lambdoïde et la troisième Sagittale. La première commence aux deux Temples[15], et montant transversalement au coupeau[16] de la Teste, sépare l'os Coronal des pariétaux. La seconde commence de costé et d'autre, tout au bas de l'os Occipital et montant en haut se sépare aussi des pariétaux ; elle est dite Lambdoïde, à raison que par sa forme, elle ressemble à la lettre Grecque. La troisième est située en la partie supérieure de la Teste, laquelle passant tout droit d'une de ces premières Sutures à l'autre, sépare les deux pariétaux les uns des autres, elle traverse quelque fois la suture Coronale, et venant se communiquer jusques au nez, divise l'os Coronal en deux, quelquefois aussi elle coupe la Lambdoïde et se continue jusques au trou de l'os Occipital, ce qui arrive plus souvent aux enfants qu'aux personnes âgées. Ces trois Sutures vrayes sont faites en forme de dents de scie ou de peignes, dont les unes entrent dans les autres, et ce sont ces trois Sutures, qui jointes ensemble en la Teste naturelle ressemblent à la lettre Grecque H, les deux plus longues lignes étant les Coronale et Lambdoïde et la plus courte la Sagittale.

Les Sutures fausses se trouvent aux temples nommées Escailleuses, à raison qu'elles s'assemblent en forme d'écaille de Poisson, étant vray que l'os Temporal se trouve couché sur le Pariétal afin de lui servir comme de rampart et de défense Quelques-uns les appellent temporalles parce que elles circonscrivent lesos des Temples et les séparent des os Pariétaux ou Bregmatiques. Hypocrate n'a fait estoient partie de la Coronale séparément ; (liber 9 de usu part ultimo et liber de obi. chap 1), il ne les nomme pas aussi du nom de Suture mais de deux Lignes également distantes, qui ont leur situation près des Oreilles s'étendant selon la longueur de la Teste de la partie postérieure à l'antérieure, il les nomme agglutinations faites en écaille, et les appelle pour

13 Fistules : terme latin pour canal ou conduit.

14 Pétreux : os temporal.

15 Temple : la tempe ; vient du latin vulgaire, réfection savante sur tempus ou tempe.

16 Coupeau : le sommet.

cet effet πεγοκολλεματα λεπιδοειδε[17] : d'où les recens qui leur donnent le nom de Sutures les appellent λεπιδοιδεισ[18]. Et partant, on doit reconnoître en la Teste naturelle cinq Sutures propres qui sont la Coronale, la Sagittale, la Lambdoïde et les deux Ecailleuses.

Les Anatomistes nous donnent encore deux autres sortes de Sutures qu'ils appellent communes, parce qu'elles servent à séparer les os du Crane des os de la Face. Mais comme ils ne servent pas à mon sujet, je n'en parleray pas ni des deux os Sphénoïde et Ethmoïde ; Le premier ne pouvant être blessé que vers la Temple et le dernier ne se trouvant que vers la partie supérieure de l'Orbite qu'elle constitue.

Galien donne cinq usages aux Sutures (liber 9 de usu part chap 17). Le premier est pour la transpiration des vapeurs et excréments brulés et aduste[19], le second afin que par icelles la dure-mère soit suspendue aux os de la Teste. La troisième pour donner entrée et issue à quelques vaisseaux. Le quatrième est pour la génération et composition du Péricrâne[20], et le cinquième empêche que la fracture ne se communique d'un os à l'autre. Le même Auteur (13 metb) y ajoute encore un sixième, qui est pour l'application des Médicaments. Et Aristote par Dulaurents[21], un septième (liber 2 chap 8) qu'il dit être pour rendre la capacité du Crâne plus spacieuse.

---

17 Pegocollemata : de pegos on vigoureux compact et collaolmai ; s'agglutiner au passif, s'agglutiner vigoureusement.

18 Lepidosises de lepidotos on : couvert d'écailles.

19 Aduste : ayant subi une combustion.

20 Pericrâne : membrane épaisse qui recouvre le crâne.

21 Dulaurents : ou Du Laurents André (1558-1609). D'abord médecin de Marie de Médicis, il devint Premier médecin d'Henri IV. Son œuvre est modeste, médico-chirurgicale.

CHAPITRE 2
DE L'OS CORONAL
Traitant de l'os coronal, de sa substance et de ce que l'on doit y remarquer.

Le premier des os qui sont sujets à être blessé en la Teste est le Coronal, situé en la partie antérieure, de figure demy circulaire, uny et poly par dehors et inégal en sa partie interne. Galien (lib de ossibus chap1) nous dit que sa substance est médiocre entre celles des autres os de la Teste, étant plus dense que les Pariétaux et moins que l'Occipital et que les Pétreux. On remarque en sa partie basse deux sinuosités très amples, séparées par des fibres osseux et écaillettes, qui contiennent dit Dulaurents (Liber2 chap 9) un corps mollet et moelleux couvert d'une Membrane. Ces cavités doivent être bien remarquées par le Chirurgien pour deux raisons : la première afin de reconnoitre les fractures qui arrivent en cette partie, de peur qu'y ayant enfonçure jusques dans cette cavité, il ne juge pas que l'os soit totalement fracturé; la seconde d'autant qu'il est absolument défendu de Trépaner en cette partie à cause, dit d'Alechamps[1] (en sa Chirurgie Françoise) qu'elle est pleine d'air et d'une humidité blanche et glueuse[2], et qu'elle est ordonnée en ce lieu,et construite par la Nature,pour préparer l'air qui monte au cerveau, ainsi que dans le poulmon il est préparé pour le cœur. Quelques-uns croyent aussi que l'air qui est contenu dans cette cavité reçoit les espèces des odeurs, afin de les représenter à l'instrument principal qui les discerne, ce que je ne veux icy discuter, ne servant en rien à ma matière. Il y a encore au milieu du front nommée veine droite, qu'il faut éviter autant qu'il sera possible en faisant incision au cuir Musculeux[3] pour découvrir quelque fracture. Cette incision se doit toujours faire selon la longueur du front et jamais transversalement selon les rides.

Si la substance de cet os est médiocre entre celle des autres os de la Teste, les playes qui y arrivent tiennent aussi le milieu,quant au danger entre les playes de l'occiput et du bregma pour deux raisons : la première pour ce que

---

1 Dalechamps ou D'Alechamps (1513-1588) : médecin, botaniste, philologue et naturaliste français, célèbre pour ses traductions latines et grecques. En 1570, il publie *sa Chirurgie Françoise*, traduit l'œuvre de Galien et de Paul d'Égine avec commentaires. Il a contribué beaucoup plus que beaucoup d'auteurs du XVIe siècle à faire progresser les sciences et à vulgariser les œuvres de l'Antiquité.

2 Glueuse : synonyme rare de gluant ou visqueux.

3 Cuir musculeux : la peau.

l'offense[4] se communique aisément au Cerveau,à cause des yeux et des cavités qui sont en cet os ; la seconde vient par la chaleur et humidité qui sont plus grands en cette partie qu'en la postérieure et qui la rendent plus sujette à l'inflammation, laquelle peut aussi arriver à toutes les plaies de la Teste par trois autres moyens : soit par une grande colère,ou par l'usage du vin ou par l'usage des femmes :trois passions que l'on doit absolument éviter lors de telles playes ainsi qu'on remarquera cy-après.

4 L'offense : la blessure.

CHAPITRE 3
DE L'OS OCCIPITAL
De sa substance, de sa situation et de ses parties.

L'os Occipital commence au milieu de la Teste à l'endroit que les Cheveux se contrument[1], et descend depuis le lieu où la Suture Sagittale se perd en la Lambdoïde jusqu'au Col, Hypocrate (de chap vul) dit que sa substance est plus êpoisse et plus dure que celle des autres os. Aussi doit-elle être telle, non seulement pour ce que en tombant il est plus sujet à être offensé, l'Homme n'ayant ny mains, ny yeux en la partie postérieure pour se défendre et contre garder[2], mais aussi à cause que l'exhalaison des vapeurs ne doit pas se faire par iceluy[3]. Tous les os de la Teste sont unis et polis en leur face externe, celuy-cy au contraire est rude, aspre et inégal en sa partie inférieure, ce qu'on doivent être bien remarquées par le Chirurgien pour deux raisons : la première afin de reconnoitre les fractures, qui arrivent en cette partie, de peur qu'y ayant enfonçure jusques dans cette cavité, il ne juge pas que l'os soit totalement fracturé ; la seconde d'autant qu'il est absolument défendu de doit bien considérer, affin que rencontrant de l'inégalité par la sonde on ne juge pas que l'os y soit fracturé. Cette inégalité est mise de nature en ce lieu-là pour servir à l'origine et à l'insertion des Muscles postérieurs de la Teste. Nous remarquons encore une Creste en sa partie interne, qui rend cet os en son milieu plus espois[4]. Il se trouve aussi quelques-fois composé de plusieurs pièces toutes séparées par Sutures, et la suture Sagittale descendre jusques au Col, principalement aux Enfans. D'où vient que les Auteurs recommandent de considérer l'âge de la personne ; en l'an 1644, je demeurois à Paris chez Monsieur Colart Maitre Chirurgien, j'ay vu le Crâne d'un Homme parfait auquel j'ay remarqué l'Occipital composé de deux os séparés par Sutures, qui jointe ensemble faisoient cette figure lambda.

Cet os est plus difficile à blesser que les autres et les playes en sont moins dangereuses pour quatre raisons. Premièrement parce qu'étant couvert de plus de chair que les autres, il résiste davantage aux injures[5] Externes ; secondement à raison de sa dureté et solidité qui l'empêchent de se corrompre et carier[6] si promptement. En troisième lieu à cause qu'il y a à dessous peu de

1 Se contrument : poussent.
2 Contregarder : se conserver.
3 Iceluy : celle-ci.
4 Espois : lourd, épais.
5 Injure : blessure.
6 Carier : se nécroser ou pourrir.

cerveau, et d'autant enfin que la chaleur est moindre et plus foible au derrière qu'au-devant de la Teste, le pus qui est une Œuvre de cette chaleur ne si engendre pas si tost et quand même il y en auroit, le Cerebellum qui est au-dessous ne souffriroit pas aisément à cause de sa solidité, ce qui fait que les offenses en sont de moindre importance.

CHAPITRE 4
DES OS PARIETAUX
Dits des Grecs bregmatiques, et de ce que l'on doit y remarquer.

La substance des os Pariétaux appelés des Grecs Bregmatiques, est la plus foible, la plus déliée, et la plus rare de tous les autres os de la Teste ; d'autant dit Du Laurents (Lib 2 cap 10) que la Teste a en cette partie besoin d'une plus grande évaporation, à raison du grand nombre de veines et d'artères, qui se terminent en cet endroit du cerveau, ces os sont plus grands que tous les autres de la tête. Leur figure est carrée, ils sont bornes par devant de la Suture coronale, par derrière de la Lambdoïde, par en bas des écailleuses et sont par en haut séparés en deux de la Sagittale. Leur époisseur n'est pas partout égale. Car par la partie qu'ils s'assemblent avec les os Temporaux en manière d'écailles ou de tailles, ils sont solides et s'amenuisent peu à peu, estant aussi plus renvres[1] à l'os du front qu'à l'occipital. Par la partie qu'ils sont articulés avec l'os du front, les commissures y sont entr'ouvertes et le sont tellement aux enfants nouveaux-nais, que l'on peut croire que toute cette partie est membraneuse, qui devenant après cartilagineuse, s'endurcit enfin avec l'âge, et prend la nature de l'os. C'est ce lieu icy que le vulgaire appelle la fontaine de la Teste[2], où on sent au toucher le mouvement du Cerveau[3]. Vasseus[4] dit que cette fontaine est (in tabula 3) faite de la partie supérieure de l'os de front et de l'extrémité des Pariétaux ; enfin c'est en cet endroit que les Chirurgiens ont accoutumé d'appliquer des cautères[5], ce que Du Laurents (lib 2 cap. 10) désapprouve fortement en raison des vaisseaux et des filets de la dure-mère qui s'y rencontrent.

---

1 Renvres : rentrées.
2 Fontaine de la teste : la fontanelle.
3 Le mouvement du cerveau : les battements artériels sont connus depuis l'Antiquité égyptienne (papyrus d'Edwin Smith).
4 Vasseus ou Jean Le Vasseur (?-1550) : disciple de Jean Sylvius, Dubois, le premier maitre de Vésale puis son ennemi juré. Anatomiste. Il a écrit un petit travail en latin, en fait une reprise de l'anatomie et de la physiologie de Galien, qui a connu plusieurs éditions ; il y décrit la circulation de l'air dans le système cardio-pulmonaire, la position du pylore et des ligaments postérieurs.
5 Cautere : du grec kauter. Deux dénominations en médecine : soit l'instrument qui sert à bruler les tissus par l'intermédiaire d'un fer rougi, soit l'ulcération artificielle que l'on provoque à l'aide d'un caustique pour entretenir la suppuration Pour les outils : Annexe VII sur les outils chirurgicaux.

Les coups qui se reçoivent sur cette partie sont ordinairement plus violents, d'autant qu'ils sont reçus perpendiculairement, c'est-à-dire de droit fil, et comme cet os qui n'est couvert que de très peu de chair qui lui serviroit de défense, s'il y en avoit davantage, est très foible et infirme, n'étant pas os de naissance, à joindre aussi la rencontre de deux Sutures coronale et sagittale. Je ne m'étonne pas si Hypocrate dit (de cap vul), qu'il est plutôt contus, fendu et enfoncé qu'aucun des autres os de la Tète. Il nous assure aussi que les playes qui arrivent en cette partie sont mortelles ou plus difficiles à guérir que les autres, non seulement pour les raisons ci-dessus alléguées mais encore à raison que l'offense se communique promptement au cerveau qui est en plus grande quantité en cette partie, plus chaud et plus humide, principes d'inflammation et de pourriture ; et que les deux grands ventricules desquels se forme l'esprit animal[6] est contenu sous cet os ? (? dans le texte Ndlr) ce qui fait dire à nôtre Autheur (loco citare) que celuy-là qui est blessé mortellement en cette partie, doit mourir plutost, que s'il étoit blessé autrepart.

---

6 L'esprit animal : le terme d'esprit, spiritus en latin, pneuma en grec, signifie à l'origine souffle. C'est un concept qui a eu un long règne en médecine. Cette notion vient de la pensée grecque, reprise au Moyen Âge et à la Renaissance. Ce sont des vapeurs très subtiles au moyen desquelles les puissances de l'âme agissent sur le corps. Les esprits jouaient, dans la physiologie, le même rôle que joueront plus tard les propriétés ou les forces vitales. Galien à la suite de la médecine grecque, distinguait trois espèces d'esprit : l'esprit naturel, l'esprit vital, et l'esprit animal, au sens latin anima l'âme. Il expliquait tout par les esprits. Les Anciens avaient considéré que le corps humain était fait de parties solides (le contenant) et de parties liquides (les humeurs ou contenu) auxquelles le pneuma l'esprit donnait l'impulsion. Galien en impose trois : l'esprit vital est situé dans le cœur, l'esprit animal dans le cerveau, l'esprit naturel dans le ventre.
Le rôle de l'esprit vital est sous la direction du cœur, qui répand la chaleur innée que l'on appellera plus tard la chaleur animale. Le rôle de l'esprit naturel est sous la dépendance des organes du ventre qui préside à l'assimilation des aliments, à la nutrition, elle-même sous la dépendance de quatre facultés naturelles : attractive, rétentrice, altérante et expultrice. Le rôle de l'esprit animal, que nous rencontrerons à plusieurs reprises, sous la dépendance du cerveau, qui le produit grâce à l'esprit vital reçu par le cœur, est de commander par l'intermédiaire des nerfs à la sensibilité et à tous les mouvements du corps ; le cerveau est de plus le siège de l'âme, de la mémoire, de la pensée, de l'intelligence.
Selon la médecine galénique, la santé est maintenue par le bon fonctionnement des organes. Si ce bon fonctionnement est rompu, la maladie arrive, causée par le froid, la chaleur, le traumatisme (c'est notre cas dans ce texte), la pléthore, la putridité des humeurs la cacochymie. Avec l'arrivée de Descartes (1596-1650), les choses changent. Ce dernier – un bon philosophe est un bon médecin – s'entiche des esprits animaux et rejette les autres. Les esprits naturels et les vitaux sombrent dans l'oubli. Les esprits animaux subsistaient parce que Descartes les avait adoptés. Ce philosophe, ce puissant rénovateur des idées, mais qui prend pourtant encore beaucoup aux Anciens, combine la théorie des esprits, qu'il emprunte à Galien, avec la circulation du sang, que vient de découvrir William Harvey en1628 c'est-à-dire une quarantaine d'années avant notre texte. L'écrivain est le premier en France qui ait compris et bien décrit ce grand phénomène :

« tous ceux, dit Descartes, que l'autorité des anciens n'a pas tout à fait aveuglés, et qui ont voulu ouvrir les yeux pour examiner l'opinion d'Harvey touchant la circulation du sang, ne doutent point que toutes les peines et les artères du corps ne soient comme des ruisseaux par où le sang coule sans cesse for promptement, en prenant son cours de la cavité droite du cœur par la veine artérieuse, dont les branches sont éparses à tout le poumon et jointes à celle de l'artère veineuse par laquelle il passe du poumon dans le côté gauche du chœur, puis de là, il va dans la grande artère dont les branches éparses par tout le reste du corps sont jointes aux branches de la veine cave qui portent derechef le même sang à la même cavité droite du cœur » (Les passions de l'âme). On ne peut décrire plus exactement et plus brièvement la circulation du sang : la circulation pulmonaire et la circulation générale, toutefois la circulation cérébrale n'est pas évoquée.

Les maladies sont donc liées au désordre des esprits mais aussi des humeurs.

Les humeurs comme les éléments, sont au nombre de quatre depuis l'Antiquité et sont dotées de qualités :

- le sang en rapport avec l'air, est chaud et humide
- la bile en rapport avec le feu, est chaude et sèche
- le flegme ou phlegme en rapport avec l'eau, est froide et humide.
- la bile noire ou atrabile la plus nocive en rapport avec la terre, est froide et sèche c'est la mélancolie.

Toutes ces humeurs sont congénitales, et ne sont nocives que lorsqu'elles sont en excès. Dans l'état de bonne santé, elles jouent normalement leur rôle dans un fonctionnement harmonieux. Ce sont des humeurs constitutives. Elles sont douées d'animation : par exemple dans la goutte, les humeurs se précipitent sur l'orteil incriminé ou l'articulation atteinte. Les saisons l'âge, le sexe le tempérament viennent moduler cet ensemble complexe. Le traitement, on l'aura compris, cherchera à arrêter, évacuer, intercepter ou dévier les flux d'humeur selon différents processus : saignées, purges, expectorations, sudations, cautérisation, cataplasmes, ventouses, fumigations ou chirurgie.

CHAPITRE 5
DES OS TEMPORAUX
De leur substance, et de ce que l'on doit y remarquer.

Il est temps de parler des os Temporaux, la substance desquels je trouve différence chez Hypocrate (loco citare), car s'il dit que du reste de l'os de la Teste celuy des temples est le plus foible, il semble se contre-dire un peu après quand il asseure que de tout l'os de la Teste celuy du sommet et des oreilles est non seulement plus fort et plus dur que celui de devant, mais qu'il est plus couvert de chair, laquelle s'y trouve plus époisse et plus dense. J'en fais aussi deux différences, car s'il est vray que sa partie supérieure est fort mince et déliée à raison de sa connexion squammeuse[1]. Il est vray de dire que sa partie inférieure est très dure et inégale, qui luy donne le nom d'os pétreux, et est si épois en ce lieu que Celse[2] (lib 8 cap. 10) dit qu'il ne s'y engendre point de poil. Ces os sont circonscrits par leur partie supérieure des Sutures écailleuses par leur inférieure de la Sphénoïde qui est la première des communes, dont je n'ay pas parlé cy-devant,du fait qu'elles appartiennent plutost aux parties de la Face que de la Teste. La Suture Lambdoïde les sépare aussi du côté de la partie postérieure. Leur figure est circulaire selon les Modernes, et triangulaires selon Galien.

On remarque en ces os deux sortes de parties,les unes internes et les autres externes (de ossib chap 10). Des internes, il n'y a que la cavité faisant le méat auditoire[3] qui puisse servir à ce sujet. On trouve en leur partie externe trois Apophyses,l'une nommée Mastoïde, l'autre Stiloïde et l'autre fait une partie du Sygoma. Il s'y rencontre encor deux trous, dont l'un donne entrée à l'artère carotide et l'autre, issue au nerf de la cinquième conjugaison[4] et une cavité, qui fait l'articulation de la mâchoire inférieure : toutes choses qui sont très considérables d'autant qu'elles rendent ces os foibles.

Le Pronostic qui se tire des playes et fractures qui arrivent sur ces os doit être fait selon la diversité des parties qui s'y rencontrent,comme s'il arrive

1 Squammeuse : du latin *squama* écaille.

2 Celse (Auréliues Cornélius Celsius dit Celse (?- 70 av. J-C) : médecin ou érudit médical latin ?, il a écrit *de médecina* et y décrit la technique de chirurgie de la cataracte, la phlébotomie, l'inflammation, et différentes plaies et fractures.

3 Méat auditoire : conduit auditif.

4 Nerf de la 5e conjugaison : il s'agit du nerf facial ou 7e paire ; nerf moteur (muscles de la face cou et autres, sensitif (audition et gustation de la langue) secrétoire (glandes lacrymales, nasales mandibulaires et sublinguales).

Playe en leur partie inférieure ; cest-à-dire derrière les oreilles. Nous tirerons le même pronostiq que si elle êtoit faite en l'os Occipital,duquel il est cy-devant parlé,mais lorsque la Playe sera en la partie supérieure de ces os ; laquelle il faut non seulement entendre mais aussi partie de l'os Sphénoïde, et de l'extrémité de l'os du front, dits vulgairement le temple, pour ce que le poil qui apparoit premièrement chenu[5] en cette partie est comme l'avant-coureur de la vieillesse, je diray que les plaies y sont mortelles pour quatre raisons. La première à cause de l'articulation arthrodiale[6] avec la mâchoire inférieure. La seconde vient du conduit de l'ouye, qui est nerveux, membraneux et voisin du cerveau. La troisième à raison du muscle crotaphite[7] ou temporal, qui fait, dit Hypocrate (de cap vul), mouvoir la mâchoire en haut et en bas, et la dernière est à cause des veines et artères qui passent par les temples, quatre causes qui font la débilité de ces os. Il n'y a pas de doute que l'excellence des muscles crotaphites ou temporaux, n'apporte un grand péril aux playes qui y arrivent à cause du grand nombre de nerfs qu'ils reçoivent du cerveau, et lequel par droit de voisinage devient participant de leurs maux et de leurs offenses, puisqu'on en voit qui sans playe, mais par une grande secousse de ces parties périssent quelque fois.

Hippocrate (lib 2 de artic) nous enseigne que leur extension seule, dans la luxation de la maschoire inférieure, peut causer la mort si on ne la réduit pas promptement, à cause de la fièvre qui y survient, et de la perte des sens. Car leur affection se porte premièrement aux parties voisines, se communique ensuite au cerveau, d'où naissent la fièvre aigue s'ils sont enflammés et l'assoupissement[8] s'ils souffrent extension. Leur solution[9] ou leur pourriture[10] sont bien plus car ils causent la Paralysie.

Si le péril est grand du côté des muscles temporaux, il n'est pas moindre du côté de ce vaisseau insigne[11] (artère temporale superficielle NDT) qui passe le temple, ce péril vient non seulement par l'affinité qu'il a avec le cerveau, dans lequel il entre tout proche de l'articulation de la mâchoire inférieure mais aussi de sa grandeur dit Jacotius[12] ou plutost de son mouvement (in lib 50 coatorum hipp. Comment 1 articu 41), étant une partie de l'artère carotide, laquelle êtant coupée jette une si grande quantité de sang, que par l'interception des esprits, l'assoupissement ou la mort surviennent de même

---

5 Chenu : tout blanc.

6 L'articulation arthrodiale : l'articulation temporo-mandibulaire est une diarthrose qui unit la fosse mandibulaire de l'os temporal avec le condyle de la mandibule.

7 Muscle crotaphite ou muscle temporal décrit par Galien.

8 L'assoupissement : état voisin du sommeil dans lequel les fonctions de relation sont complétement suspendues ou ne s'exercent qu'imparfaitement, équivalent du coma.

9 La solution : au sens solution de continuité ou rupture.

10 La pourriture : corruption ou nécrose.

11 Insigne : notable ou remarquable.

12 Jacotius ou Jacot Didier (1500-1599) mort presque centenaire. Médecin français qui a édité l'œuvre de Cicéron et de médecins grecs en latin.

que par leur refroidissement. Et ce sang ne peut être facilement arrêté à cause du mouvement de l’artère.

CHAPITRE 6
DES FRACTURES DE TESTE
Et premièrement de fente, fissure ou scissure de première espèce.

Apres avoir expliqué la nature et la composition du Crane, il faut parler des fractures qui y arrivent, et de leurs espèces et différences. Galien n'en admet que trois, plusieurs sont de son advis mais, comme mon dessein est de suivre Hypocrate (6 morbi et 2 de morborum causis), et de m'en éloigner que le moins que je pourray de son texte, je diray qu'il y a cinq espèces de fractures, desquelles il y en a trois simples et deux composées. La première des simples est appelée des Grecs φωγμα (phogma), qui est à dire, fente, fissure ou scissure. La seconde θλασμα (tlasma), contusion, ou collision Et la troisième εδρη (edre), marque ou siège. La première des composées est nommée isflasis (isphlasis), enfonceuse et la seconde απεκγμα (apekema), ou συμφωρη (sumphoré), calamité. Sous ces cinq espèces sont comprises plusieurs autres espèces que j'expliqueray en traitant de chacune en particulier. Au reste toutes ces espèces de fractures n'arrivent en la Teste que par causes externes, comme chutes, coups de bâton, de masse, de pierre et d'harquebuses, d'êpée et autres semblables, qu'Hypocrate comprend sous le mot de *telum*[1], *et* dont il sera traité amplement au chapitre des signes.

La première espèce de fracture dont parle Hypocrate, est dite en Grec ρωγμη (rogmé) (de cap vuln), fente, fissure scissure, qui est une division d'os, en laquelle l'os est fendu superficiellement par la violence de quelque coup sans que l'os n'aye changé de sa place. Elle n'arrive jamais sans contusion, d'autant que l'os ne se fend que par excès de contusion, et lorsqu'il ne peut plus se retirer en soi-même sans se séparer. D'où l'on peut conjecturer qu'elle n'arrive qu'aux personnes âgées, auxquelles les os ont âquis leur dernière dureté. Car autrement il ne s'y feroit que contusion, comme nous voyons arriver aux enfants, encor bien qu'elle fut faite de pareils instruments que la fente.

Hypocrate (loco citate) fait quatre différences de cette espèce de fractures, dont la première est de trois sortes, car elle est dêliée[2] et se nomme τρικισμοσ (trixismos), capillaire, ou apparante dite ρωγμη (rogme) : ou elle est médiocre, tenant le milieu entre l'apparente et la dêliée. Paul Oeginette[3] (lib 6

---

1 Telum : javelot, flèche, poignard, etc. ou toute arme offensive.

2 Déliée : détachée.

3 Paul d'Égine : de son nom latin Paulus Aegineta, est un médecin grec du septième siècle, né

chap. xc) dit que la fente déliée ou capillaire, est une fissure si êtroite et subtile, qu'elle n'apparoit point au sens et qu'êtant quelquefois inconnue, ne se découvrant par aucun signe manifeste de soy, elle cause la mort du malade. C'est lui qui l'a nommée τρικισμοσ (trikismos) à cause qu'elle ressemble à un poil. D'autres la nomment aveugle parce qu'elle est comme cachée au chirurgien. La seconde espèce ou différence de fente est longue ou courte. La troisième droite ou courbée. La quatrième superficielle ou profonde : celle-cy s'entend non seulement pour la fente qui n'est continue qu'en la première table, mais aussi pour celle qui passant toutes les deux, va jusqu'à la dure-mère. Car si la première table restant seine, elle se trouve en la seconde, ce n'est plus cette quatrième espèce de fente dont nous parlons mais plutost le cinquième genre des fractures du Crâne.

Le Chirurgien peut facilement reconnaitre cette espèce de fracture, si l'os est dénué[4] et visible et, si la fente est apparente, c'est-à-dire large. Mais si elle est déliée, ou capillaire, et que l'os ne soit pas beaucoup découvert de sa chair, il doit promptement le découvrir de la manière que j'enseigneray cy-après, évitant toutefois tout autant qu'il pourra, le lieu des Sutures, et les muscles temporaux. L'incision faite, la playe dilatée et ouverte, le sang arrêté, et l'os nettoyé, qu'il observe soigneusement le mal qu'il aura, et s'il ne peut le reconnoitre, de l'autorité de Celse (lib 8 chap 4), il appliquera de l'encre sur l'os, le ruginera ensuite et s'il y demeure quelque noirceur en long, il peut juger qu'il y a fracture. Paré mesle (lib 10 chap 6) un peu d'huile dans l'encre afin de la faire mieux pénétrer en la fissure. Conseil qui doit être suivi contre l'opinion de plusieurs autres, qui ne se veulent servir d'encre à écrire, à raison des noix de galles[5] qui entrent dedans, et du vitriol[6] qui la rendent trop adstringente et fort acre, mais bien d'encre à Imprimer, et croient en cela

---

dans l'île d'Égine. Il fit ses études à Alexandrie et voyagea beaucoup (médecin itinérant). Il est le dernier médecin grec célèbre de l'Antiquité tardive, et son œuvre servit de référence dans les siècles suivants, tant dans l'empire byzantin que dans le monde arabe (son ouvrage principal fut traduit au IXe siècle par Ibn Ishaq). En Occident, il ne commença à être connu qu'à partir du XIe siècle d'après les sources arabes (traductions de Constantin l'Africain). Il écrit de nombreux traités médicaux essentiellement une compilation des textes des médecins antiques, en latin *de re medica libri septem*. Sa source principale est Oribase, dont il est surtout un abréviateur. Son livre sur la chirurgie témoigne d'une importante contribution personnelle, notamment le traitement des plaies de guerre (extraction des points de flèche et des projectiles de fronde) ; on y trouve aussi une technique de ligature vasculaire, avant Ambroise Paré, et des opérations audacieuses pour l'époque (trachéotomie, trépanation, section de côte). Le texte grec fut, pour la première fois, imprimé à Venise en 1528.

4 Dénué : mis à nu.

5 Noix de galles : il s'agit d'excroissance produite sur le chêne par la piqûre de certains insectes, qui servaient à teindre en noir et à faire de l'encre. L'encre d'imprimerie est faite de suie de résineux et d'huile de lin.

6 Vitriol : dénomination de l'acide sulfurique, vient du latin *vitroleum*, de verre ; c'est un corrosif puissant.

suivre le sens d'Hippocrate, qui, en cette rencontre[7] recommande seulement une liqueur très noire, laquelle par sa noirceur fait paroitre la fente et la contusion en l'os, lequel demeure blanc au reste après avoir été ruginé. Galien dit qu'il ne faut le rascler ou ruginer que jusques au diploé, ce qu'on doit toujours pratiquer en toute fente capillaire, afin de se rendre certain, si elle pénètre toutes les deux tables ou non. On peut encor reconnaitre la fente par d'autres moyens que vous trouverez au chapitre des lignes sensibles.

Hypocrate (de cap vuln) nous recommande l'ouverture de l'os en quelque fente que ce soit à cause de la contusion qui l'accompagne mais principalement dans la profonde que l'on reconnoitra telle par l'impression ou noirceur qui demeurera le long de la fissure, après avoir ruginé l'os, mais comme quelque-fois la fente est très longue, il n'est pas de nécessité de faire une ouverture aussi grande qui pourroit estre son étendue, ainsi que le veulent plusieurs. Celse est de ce sentiment (lib 8 chap. 4). Lorsqu'il nous dit que deux cas arrivent aux grands coups, et violentes percussions du test[8] : l'un qu'il ne soit fisseuré et l'autre qu'il ne soit enfoncé. S'il est scissuré, les bords, dit-il, peuvent être serrés et comprimés, ou parce que l'un monte sur l'autre, comme en la suggrondation[9], ou d'autant qu'ils se sont violentement rejoints. Et à celle-cy il conseille de faire un trou à la distance de la largeur d'un doigt de la fente avec le tariére[10], de ce trou mener le ciseau jusqu'à la fissure par deux lignes tirées à la figure de la lettre C, en sorte que la sommité de cette figure soit au trou fait par le tariere, et les deux extrémités à la fissure, ce qu'il continue de la même maniére, lorsqu'elle est d'une longue estendue. Opération qui ne se pratique plus,le trépan faisant assez d'ouverture pour donner issue au sang ou à la sanie[11] qui peuvent facilement sortir par une seule ouverture. Si un des bords de la fracture monte sur l'autre, il donne advis de couper avec la plane[12] ou ciseau ce qui sera avancé. Et par ce moyen, dit-il la fissure sera assez ouverte pour suivre le reste de la cure[13]. Galien (lib 6 meth) se servoit en cette espèce de fracture de petits burins, ou de cyclisques[14], autrement gouges, instruments, que l'on doit pousser le plus souvent avec un maillet de plomb de peur d'estonner[15] ou faire trembler le cerveau. Il se servoit aussi de tarières lorsque la fissure estoit avec contusion : au lieu desquels le trépan est en usage, quoique quelques-uns ne mettent pas grande différence entre ces deux instruments, je les trouve toute -fois beaucoup dissemblables, ainsi qu'on pourra le voir ci-dessous.

---

7 Rencontre : occasion.
8 Test ou teste : orthographe variable du mot tête.
9 Suggrondation du latin *subgrundatio*, venant de la traduction grecque, avant-toit, auvent.
10 Voir Annexe VII sur les outils chirurgicaux.
11 La sanie : le pus séreux.
12 Voir Annexe VII sur les outils chirurgicaux.
13 La cure : le traitement.
14 Cyclisques : vient du latin *cyclos*, outil en forme de demi-cercle.
15 Estonner : au sens d'ébranler.

CHAPITRE 7
DE LA CONTUSION
Seconde espèce des fractures du Crane et différences.

Contusion nommée par Hyppocrate θλασισ (tlasis) et par Galien θλασισ (tlasis) ou θλασμ (tlasma) (De cap vuln. De morb. causis. lib 2 cap. 11), est une solution de continuité en l'os, jouxtant les plus petites particules, par compression de la substance ostée en elle-même, et ne peut être appercuie. Paul (libr 6 cha xc) ne met pas cette contusion au nombre des fractures, disant que ce n'est qu'une impulsion ou inflexion du test en dedans, sans interruption de sa continuité, comme nous voyons arriver aux vaisseaux d'estein[1] ou de cuir crud [2] quand on les frappe. Paré (liv 10 cha 5) semble estre de cet advis et dit qu'elle arrive souvent aux enfants. Mais Galien qui est l'interprète de notre Autheur demeure d'accord avec lui que la contusion est une espèce de fracture, en laquelle la superficie de la partie offensée demeure entière, et sans solution de continuité manifeste. Il dit à la vérité qu'elle ne peut arriver qu'aux os, qui ont encore quelle que mollesse, ainsi qu'on peut le voir par son texte. Contusion, dit-il, se fait principalement és parties charnues (de morb causis lib 3cap 10). Elle se fait aussi quelquefois aux os de la Teste, et notamment des enfants.

Car il faut nécessairement que ce qui reçoit contusion cède, et se retire en soy-même, et pour cet effet il doit être mol et non exactement dur. La contusion convient donc aux parties charnues, et aux os tendres, qui soutiennent le choc extérieur d'un corps dur et fort, par le moyen duquel se trouvent plusieurs petites solutions de continuité au profond de la partie offensée, sa superficie demeurant entière et sans solution visible à la différence de l'enfonçeure, en laquelle, quoy qu'elle aye esté faite des mêmes causes que la contusion, il demeure une cavité en sa partie intérieure. Car il faut nécessairement que durant le choc toutes les parties qui sont aux environs de la playe se retirent en elles-mêmes, et que ce qui reçoit contusion se cave[3]. Mais il n'est pas nécessaire, que, ce qui fait la contusion estant ostée, la cavité demeure. Car il advient ordinairement que les choses molles se remettent en leur lieu aussitost que la cause contondante s'est retirée. Ce discours nous apprend que cette espéce de fracture, est, aussi bien que la fente, causée par

---

1 Vaisseaux d'estein : vaisselle d'étain ou pot pharmaceutique pour la thériaque.

2 Cuir crud : peau non travaillée.

3 Cave : creuse.

gros et pesants bâtons, chutes de haut et sur choses dures, et autres qui seront déclarées cy-après.

Je trouve quatre espèces et différences de contusion. La première est grande ou petite. La seconde profonde ou superficielle, ce qu'il faut entendre autrement qu'en la fente, d'autant que la contusion ne peut être profonde qu'elle ne soit superficielle, c'est-à-dire que la seconde table ne peut être contuse, que la première ne le soit aussi, et la première peut être contuse que la seconde ne le sera pas. La troisième subdivision espèce ou différence de contusion, est longue ou courte. La quatrième large ou étroite. Galien nous donne encore une autre différence qu'il dit (de morb. causis 3 chap. xc) être composée, et à laquelle il ne donne point de nom : elle arrive, dit-il quand l'os demeure non seulement enfoncé, mais aussi lorsqu'il y a fracture en sa face externe.

Quoi qu'il soit très difficile chez Hypocrate (de cap. vuln) de reconnoitre cette espèce de fracture, nous en trouvons toutefois un moyen chez Jacotius (in lib 80 coac Hypoc sect 30 fent 4 chap 7), qui nous donne advis de découvrir promptement l'os afin de voir s'il pèche aucunement en sa couleur. Il faut pour cet effet l'examiner de trois manières : ou comme vivant, ou comme mort, ou comme poury. Comme vivant il doit estre blanc, étant une partie Spermatique[4], ayant toutefois un peu de vermillion, à cause d'une partie de sang fort déliée qui coule en sa substance pour sa nourriture, lequel trois jours après le coup reçu, se retire de l'os contus, le laissant tacheté de marques blanches ainsi que souvent nous voyons en arriver aux Ongles. Et c'est pour cette seule raison, dit Jacot, que la contusion se peut connoitre dans son commencement : le temps passé, l'os devint pâle, et quelquefois noir, signes qu'il est mort ou poury.

Si la fente capillaire apporte grand péril pour n'estre pas aperçue par le Chirurgien, à plus forte raison la contusion en l'os doit être périlleuse source de danger puisqu'on ne peut la voir, ni reconnaitre son espèce, non plus que sa grandeur. Pour éviter ce péril, il faut promptement, dit notre Autheur (de cap. vul), perforer l'os contus, soit que la contusion soit visible, soit qu'elle soit invisible. Cette ouverture se fait pour donner issue à la matière, qui croupissant sous le Crane le corromproit facilement, aussi bien que la dure-mère, l'humidité estant mére de la corruption[5]. Les instruments dont on peut se servir à faire ouverture en cette espèce de fracture, sont Rugines, Trépan exfoliatif, Trépan à couronne, élévatoires et d'autres dépeints chez Paré, qui dit qu'on peut appliquer le Trépan sur l'os contus.

4 Une partie spermatique : les organes appelés crémasters sont des prolongements des méninges de la moelle épinière qui arrivent aux testicules avec les veines artérielles, par le moyen desquels le sperme jaillit dans la verge. Les vaisseaux spermatiques sont des veines qui se portent sinueusement de la veine cave aux testicules et par lesquelles ceux-ci se nourrissent (Paul d'Égine). Ceci pour dire que l'origine est cérébrale.

5 Corruption : putréfaction ou pourriture.

Je me suis servi heureusement de tous ces instruments, et j'en puis donner une exemple que je croy n'être pas commune. En l'an mille six cent soixante, je fus appelé pour aller en la Paroisse d'Urou[6], proche d'Argentan, voir la fille d'un nommé le Frère, âgée de dix à douze ans, travaillée de fièvre, avec aliénation d'esprit, accidents survenus à une playe, qu'elle avoit en la Teste, sur le milieu de l'os Coronal. Cette plaie avoit été causée par un coup de pierre receu sept jours auparavant que je l'eusse vue, et dont Maitre Henry Jary la pensoit, lequel voyant ces accidents demanda du conseil. Je dilatay la plaie aussi-tost que je fus arrivé, et découvris l'os que je trouvay contus de la grandeur d'un denier, cette contusion, estoit assez visible, par la blancheur qui l'accompagnoit et qui la faisoit différer d'avec l'os sain, lequel retenait le peu de vermeil qu'il doit avoir dans sa santé. Enfin je séparay la portion de l'os contus avec une Rugine triangulaire, mais ce qui est rare et que je n'ai jamais veu que cette fois, est que cette partie s'en alla toute en poudre, en très peu de temps, cette contusion occupant toutes les deux Tables, je fus obligé de découvrir la dure-mère, de dessus laquelle sortit beaucoup de pus, qui fit cesser tous ces accidents et donna lieu à cette fille de recevoir heureusement sa guérison.

6 Urou : petite commune située à l'est et à 3 km d'Argentan.

CHAPITRE 8
DE L'ENFONCURE NOMMEE ισφλασισ *(ISPHLASIS) OU* ιγγεισωμα *(ENGEISOMA), de ses espèces et différences.*

Enfonçure dite en Grec ιγγεισωμα (engeisoma)[1], par Galien (6 morb), est la troisième espèce des fractures qui arrivent en la teste, et se définit une division du test, par laquelle on remarque en l'os, poussé avec violence vers le cerveau, une cavité avec fente ou fissure. On peut remarquer par cette définition que la contusion diffère de l'enfonçure, en ce que l'enfonçure n'arrive jamais sans fente et qu'elle est toujours accompagnée de cavité, et qu'en la contusion l'os revient en sa même situation, et la fente ne s'y rencontre pas, si ce n'est en celle qu'est décrite par Galien, à laquelle il donne point de nom, je ne veux pas dire toutefois que l'os ne se puisse enfoncer sans fente, puisque nous le voyons arriver aux enfants nouveaux -nés, et à ceux qui ont encore les os tendres et mols.

Les causes de cette fracture sont coups, chuttes, ou autres corps externes, par lesquels le crane est poussé vers le cerveau, en sorte qu'il y demeure toujours cavité avec fente ou fissure selon Hypocrate (de cap vuln), chez lequel je trouve deux différences d'enfonceure, l'une grande ou petite, et l'autre profonde ou superficielle. Celle-cy n'arrive qu'en la première table lors qu'elle se trouve enfoncée jusques au diploé, où à la seconde table, et la profonde s'entend des deux tables enfoncées, qui se trouvent encore de trois sortes. La première est nommée εκπισμα (expisma)[2], la seconde ιγγεισωμα (ingeisoma)[3] et la troisième καμαρωσισ (camarosis)[4], ικπιεσμα icpiema[5] qui est à dire effraction est une brisure d'os en plusieurs pièces, par laquelle les morceaux, ou parties brisées, s'enfoncent en dedans et pressent la dure-mère. D'Alechamps nomme celle-cy cette brisure enfoncée ιγγεισωμα (ingeisoma) ou sugrondation est une division d'os par laquelle l'os enfoncé cache ses extrémités sous l'os sain, d'Alechamps (En sa chirurgie françoise liv6 chap15) l'appelle enfonçure non brisé καμαπωσισ (camarosis), cameration ou

1 Isphalasis ou engeisoma : même terme grec pour parler d'enfonçure.

2 Expisma : brisure d'os du crâne de la première table (encopé selon Paul d'Égine).

3 Ingeisoma ou sugrondation : brisure d'os la seconde table en auvent.

4 Camarosisou camara, as : voute ; les deux tables sont brisées et les os s'enfoncent dans les méninges (la voussure selon Paul).

5 Icpeima : surélévation, comme la note précédente.

vouture[6] est définie par Paul Aeginette une division du Test avec réchauffement de l'os blessé. (lib 6 cap xc).

Plusieurs suivent cette opinion et croient qu'en la cameration le crane fait une bosse, et s'élève en dehors, sans manifeste solution de continuité, et en donnent des exemples rapportées dans Dissaudeau[7], que je passe volontiers sous silence, parce qu'elles ne concluent rien. D'Alechamps (loco citato) dit que dans la vouture et dans l'enfonçure, une partie de l'os s'abaisse vers la membrane, et l'autre s'en éloigne, et s'élève contremont[8] mais différemment. Car en l'enfonçure le milieu de l'os fracturé s'abaisse vers la membrane, et les bords s'élèvent, ce qui se fait tout au contraire en la vouture ou les bords de l'os fracturé s'enfoncent vers le cerveau et le milieu s'élève. Il tire cette opinion, de Galien (6 meth) qui dit que les fractures nommées ιγγεισωματα (ingei somata) arrivent quand l'os, rompu, est appuyé sur les membranes par son milieu, et καμαπωσισ (camarosis), ou καμαπωματα (camaromata) camération ou vouture est quand l'os à son milieu élevé, et que les bords de la fracture, au lieu où l'os blessé commence à être séparé du sain, se tournent plus en dedans et portent sur la membrane. Pour moy je serais de l'opinion de Dissaudeau (En son commentaire sur Hyp de cap vuln) qui dit qu'en la cameration ou voûture, l'os s'y trouve enfoncé, ne plus ne moins que nous voyons en une voûte dont le haut veut tomber, et en ay vu quantité de pareilles. Je ne fais toutefois grande différence entre toutes ces trois espèces de fractures, auxquelles je donnerois volontiers le nom d'embareure, qu'est le terme dont se sert Paré (liv10 chap. 6), désirant[9] toutes une même curation[10].

Il n'y a point d'enfonceure de quelque nature qu'elle puisse être, qui ne porte très-grand péril avec elle, à cause du grand estonnement[11] que le cerveau en reçoit, par le coup dont elle est causée, lequel doit être plus violent, que l'enfonceure est grande et que les os sont brisés ou séparés. Hypocrate (de cap vuln) nous deffend de faire ouverture de l'os pour cette espèce de fracture lorsqu'elle est grande ; la petite ne la désirant aussi que très-rarement. La raison en est assez connue, parce que l'ouverture du crane s'y trouve assez grande, pour donner issue à la matière, à joindre qu'il ne faut découvrir le cerveau que le moins que l'on peut de peur de le refroidir, le froid en estant ennemi selon le même Auteur (Aph18 lib 5). Je l'ay toutefois faite en plusieurs rencontres[12] avec heureux succès, ainsi qu'on pourra le voir par la suite, ou je rapporteray quelques exemples, après avoir montré que pour la guérison de

6 Vouture pour voussure.

7 François Dissaudeau (?- 1623)) : docteur – régent de la Faculté de Médecine de Paris. Il a écrit le *livre du grand et divin Hippocrate des plaies de teste*, l'a traduit du grec et en a fait un commentaire en 1612, réédité plusieurs fois jusqu'en 1658.

8 Contre mont : en allant vers le haut.

9 Désirant : nécessitant.

10 Curation : traitement.

11 Estonnement : choc.

12 Rencontre : observation.

l'enfonceure, l'ouverture du Crane est nécessaire en trois cas. L'un quand l'ouverture ne s'y trouve pas assez grande, pour donner issue au sang et à la matière. L'autre pour plus facilement oster les fragments ou esquilles qui piquent les membranes, d'où la douleur survient, l'inflammation, la fièvre, le délire et enfin la mort. Le troisième cas pour lequel la section est requise en l'enfonceure est quand l'os enfoncé se tient près de l'os sain, ou cache ses extrémités sous iceluy. Celse (lib 8 cap 4) dit qu'il suffit de couper à celle-cy, ce qui est avancé, avec la plane ou le ciseau, ce moyen donnant assez d'ouverture, ainsi qu'il est cy-avant remarqué. Mais pour les deux autres, plusieurs (Au chap. de la fente) sont en controverse des moyens, et du lieu, ou on doit la faire. Galien (6 M,th) dit qu'en telle fracture, tout ce qui est blessé est facilement coupé avec la lancette lenticulaire[13] (c'est-à-dire faite en espèce de lentille par son extrémité) qui entre promptement dans les fractures qui sont beaucoup éloignées de leur habitude naturelle, mais il suppose icy deux choses dans lesquelles on ne peut se servir de cet instrument. L'une que les pointes des os, qui peuvent piquer les membranes, soient encore adhérantes à l'os sain, et l'autre que l'ouverture soit assez grande pour introduire ce ferrement[14] auquel cas je trouve les tenailles incisives, autrement bec de Perroquet[15], de beaucoup plus seures et plus promptes, car avec elles nous pouvons facilement et sans émotion couper l'os, tant et si peu que nous voulons. Ce que j'ai fait en l'année mille six cent soixante-huit, en la Paroisse de Fleurey[16], ou je fus mandé pour penser le Laquais de Monsieur d'Argences, blessé d'un coup de pied de cheval sur l'os coronal partie moyenne, en lequel je trouvais une enfonceure à mettre le pouce et les os tellement comprimés et pressés les uns contre les autres, qu'il me fut impossible de les élever avec l'élévatoire[17] que j'introduisis par un trou que j'avois fait avec une rugine triangulaire, ce que voyant, et l'ouverture estant assez grande pour mettre le bec de Perroquet, je m'en servis si heureusement, que ce Laquais reçut sa guérison en six semaines de temps, sans fièvre ni aucun autre accident, puisqu'il ne garda même pas le lit pendant toute sa blessure.

Cette fracture se trouve quelquefois sans ouverture, à cause des bords rejoints. Ce qui oblige le même Galien (loco citato) de se servir du Trépan abaptiste, c'est-à-dire sans immersion, et qui n'enfonce pas contre les membranes de la Teste, mais comme ce Trépan n'est plus en usage, on se sert présentement du Trépan de Botallus[18], qui peut être nommé avec plus de

---

13 Lancette lenticulaire : Annexe VII.

14 Ferrement : outil en fer.

15 Bec de perroquet : instrument de chirurgie type pince avec une extrémité ressemblant à un bec de perroquet ; la partie inférieure est plus courbe que la supérieure. Annexe VII.

16 Fleurey ; petit bourg au sud d'Argentan à 7 km.

17 Élévatoire : Annexe VII.

18 Trépan de Botal : Leonardo Botallus (1530 - ?) est un anatomiste italien et médecin. Connu sous le nom de Botalli, Botallo, ou Botal, élève de Fallope, il fait ses études à Pavie. Il étudie

vérité, *Trepanum securisatis*[19], que celuy de Galien. Je l'ay appliqué en la même année sur la Teste d'un Couvreur en paille[20] qui, par une chute du haut d'une maison, se fit une enfonceure sur le Pariétal gauche. L'ouverture faite, je voulus relever les os enfoncés. Mais je trouvay toute la seconde table séparée en plusieurs fragments, qui m'obligèrent de couper la première avec le bec de Perroquet, et ensuite j'ostay avec de petites pincettes οσαγπαγ (osagrag)[21] plus de cinquante petites esquilles d'os (vocat Gal 6 meth) dont la plupart étaient coulées[22] et cachées sous l'os sain. Celse (lib 8 chap. 4) à cette intention se sert du bec de Corbin[23] quand le morceau tient encor, pourvu qu'il branle et qu'il puisse étre séparé. S'il ne peut être facilement osté, il met par-dessous une lame, contregarde de la membrane qu'il nomme μηγιγγοφυλαχ (megjngophulos)[24] (lib 8 chap. 3) et sur icelle il coupe tout ce qui s'avance en dedans, et qui est piquant. D'icelle il relève aussi ce qui est enfoncé, et dit que par cette curation l'os rompu se reprend et consolide à l'endroit où il adhère encor, et que celui qui est tout rompu tombe les jours suivants sans aucune peine. Je me suis servi pour la même intention d'une petite scie, et spécialement pour couper partie de l'os sain, sous lequel partie de l'os rompu s'était coulée et cachée. Tous ces instruments sont dépeints dans Paré et dans d'Alechamps, et le Chirurgien doit en être muny. Mais comme ils ne sont pas propres à relever les os mols et tendres des jeunes enfants, qui s'enfoncent quelquefois sans fractures, le même Paré en décrit un autre que le Chirurgien doit avoir aussi : il ressemble à un tirefond, pareil à celuy duquel les Tonneliers se servent pour retirer un fond du dedans en dehors, duquel (liv 10 chap 5) il déffend l'usage jusques après l'application de la ventouse avec grand feu, sans effet.

---

la circulation sanguine sur le plan anatomique. En France, il devient le médecin du roi Charles IX ; il y a peu de choses connues sur Botal ainsi que sur son lieu de mort. Ses ouvrages posthumes lui accorderont sa renommée.

19 Trepanum securitatis : trépan sécurisé.

20 Paille : chaume.

21 Osagrag, terme grec : accomplies expérimentées.

22 Couler : verbe en patois normand pour dire glisser.

23 Bec de Corbin : Annexe VII.

24 Megingophelaz : les méninges.

CHAPITRE 9
DE LA MARQUE OU SIEGE en l'os ses espèces et différences.

La quatrième espèce de fracture est facile à reconnoitre, puisque la marque de l'instrument par lequel elle a esté faite, demeure imprimée dans l'os. Elle est pour cet effet nommée par Hypocrate εδρν (edré)[1] (de cap vul), et est une fracture en l'os causée par quelque ferrement, lequel estant retiré, y laisse son impression, en sorte toutefois que l'os demeure en sa propre situation. J'en trouve de deux sortes, l'une est simple et l'autre composée. La simple est quand il n'y a que la seule marque de l'outil de fer, ou simple coupure, sans fente ou contusion, et tire ses différences de la diversité des incisions, et des diverses figures des instruments offensifs, selon lesquels elle est dite longue ou courte, droite ou circulaire, profonde ou superficielle, avec cette observation qu'elles doivent être faites, par un corps léger, bien tranchant ou très pointu. Celle-là ou l'os est coupé droit s'appelle διακοπ (diacop)[2]. Celle qui est courbe ou circulaire, se fait ordinairement quand le coup est donné de côté par un instrument bien tranchant comme d'une épée, et à celle-cy la pièce de l'os n'est pas quelquefois tout à fait séparée, mais tient encore à l'os sain, elle est nommée par Paul εκκοπη *(*eccope)[3] et par d'Alechamps (liv 6 en sa ch franc), pièce taillée et non levée, ou bien elle est dite par les mêmes Auteurs αποσκεπαπγασμσε (aposcepargimux)[4], pièce taillée et levée, quand le morceau de l'os se trouve tout à fait coupé et séparé (locis citatis) de contusion. J'ay vu cette dernière à un nommé Duvey Sergent, qui eût esté Trépané sans moy par le Chirurgien qui le pensoit, quoy qu'il ne lui eût apparu aucun mauvais accident, et ce qui me surprenoit d'avantage est que le Médecin en estoit du sentiment[5]. Je l'ay vue encor à plusieurs autres qui tous ont été guéris comme d'une playe avec dénudation d'os.

La marque ne peut estre composée que quand elle est accompagnée ou de fente avec contusion, ou sans fente, d'autant que en cette espèce de fracture, il faut que l'os demeure toujours en sa propre situation, et qu'il ne soit point enfoncé avec la coupure. Autrement ce seroit une (de vuln cap) enfonceure et non un siège en l'os selon Hypocrate. Je ne parleray point des différences du

1 Eidre : la marque ou le siège.
2 Diacop : pour diacopto couper rompre, incision.
3 Eccope : encopé choc ou coupure en dedans.
4 Aposecpargimux : écrit en français pour aposcengnumi détacher disjoindre, aposcepargimus fente avec une hache selon Paul.
5 Sentiment au sens d'avis.

siège composé, puisque les mêmes qui sont décrites aux chapitres de fente avec contusion et de contusion sans fente y conviennent.

Le siège simple ne porte pas grand péril au patient, pourvu qu'il ne soit point situé sur les Sutures, ou sur les muscles temporaux, à cause de l'incision qui s'y trouveroit, cette fracture n'arrivant jamais en l'os que la chair ne soit ouverte, mais le pronostic qui se tire du composé avec fente et contusion, ou avec contusion sans fente, est toujours suspect, ainsi qu'il est dit cy-devant.

Les différences de cette espèce de fracture en font diversifier le traitement, car il n'est pas nécessaire, dit Hypocrate (de vulner capitis), de faire une ouverture en l'os, où il n'y a qu'une simple marque qui de soi est assez grande pour donner lieu à la matière de ne pas croupir en iceluy. La composée le requiert de quelque nature qu'elle puisse être, pour les mêmes raisons déduites aux Chapitres précédents, ou j'ay montré que tout os contus doit être osté, ce qui se fera avec les instruments proposés cy-dessus.

CHAPITRE 10

DU CONTRE-COUP et de la commotion et concussion du cerveau, vexation[1] traitant du contre-coup, de ses espèces et différences et de la commotion ou concussion du cerveau avec leurs différences et leur traitement.

La cinquième espèce de fractures qui arrive à la Teste est nommée par Hypocrate συμφορη (sumphoré)[2] calamité, parce qu'il en croit la guérison impossible, par l'impuissance qu'il y a d'y porter le remède, et d'apprendre du malade le lieu de sa blessure. Paul Aeginette la nomme απηκημα απεχεμα[3], reson[4] ou retentissement. Ambroise Paré et d'Alechamps le nomment contre-fente, et contre-coup, que je définiray pour accorder les diverses opinions des Autheurs qui ont écrit, une fracture du Crâne, arrivant quelque-fois en la partie opposée à la playe, et le plus souvent en le même os, en sa partie la plus éloignée de celle qui aura receu le coup. Les causes de ce Contrecoup aussi bien que des autres fractures sont tous coups violents, des chutes de haut lieu, et autres causes, où corps poussés avec violence, et qui doivent avoir esté receus perpendiculairement, comme estant la chose, qui ébranle et donne plus de retentissement en la Teste.

Les espèces et différences d'apecheme[5] sont tirées du lieu où elles arrivent. Elles arrivent ou en le même os qui a reçu le coup, ou en l'os opposé au lieu qui aura esté frapé. Si elle arrive en le même os, elle s'y fait en deux manières. La première se remarque lors que cet os se trouve fracturé en un autre endroit que là où le coup a esté receu : comme par exemple, si l'os coronal a été frappé par le costé droit et qu'il se trouvât fracturé au costé gauche. La seconde manière est quand la première table de cet os, qui a esté frapé, se trouve entière et la seconde fracturée, ce qui se fait par le moyen de l'air et du sang contenu entre ces deux tables que nous appelons diploé, lesquels échauffés, poussés et agités, par la grande chute, ou coup, ne cherchent qu'à sortir. Je trouve diverses opinions touchant cette espèce de fracture, qui arrive au costé opposée à la playe. Les uns disent, pour soutenir la négative qu'Hypocrate parlant de cette calamité[6] ne dit pas qu'elle arrive au costé opposé, mais en un

1 Vexation ou concussion : du latin *concussere* secouer : une secousse, un ébranlement.
2 Sumphore : calamité ou malheur.
3 Apecema : du verbe grec apekazo au parfait se représenter par l'imagination, conjecturer.
4 Reson : le fait de se rendre compte.
5 Apecheme : hellénisme : conjoncture.
6 Calamité : événement malheureux.

autre lieu de la Teste, que là où le coup a esté receu. Paul d'Egine (loco citato) paroit suivre ce sentiment, quand il dit que ceux qui donnent l'exemple du verre, ou de la cloche, qui se casse et rompt d'un autre costé que celuy qui a été frapé, se trompent lourdement, pource que la cloche et le verre sont vuides et le test de la Teste est plein, dur et ferme. Mais ce qui abuse ces Autheurs-là, est que dans les chutes, plusieurs parties de la Teste peuvent être frapées ensemble, en sorte qu'il arrive quelque-fois fracture au costé opposé du lieu où se trouve la playe ; à joindre que selon Galien (de usu part lib 9 chap. 17) les Sutures sont mises dans la Teste, pour empêcher qu'une fracture ne se communique d'un os à l'autre. Ces Sutures arrestent aussi l'air, et les esprits[7] qui ne peuvent retentir en la partie opposite. Plusieurs autres toutefois disent l'avoir veu, et notamment Paré (lib x chap. 8) qui nous en donne une Histoire, d'une pareille fracture arrivée à l'un des serviteurs de Monsieur du Mats, qui ne fut reconnue qu'après sa mort. Celse admet aussi cette fracture, que je crois ne pouvoir arriver que dans deux cas. Le premier est aux personnes qui n'ont point de Sutures, et le second aux personnes auxquelles elles se sont effacées.

Les Sutures manquent (Celsius lib 8 cap1) quelque-fois dès la première conformation : mais la nature prévoit à ce défaut, faisant au Crane plusieurs petits trous, qui exercent le même office que les Sutures. Elles peuvent aussi s'effacer, ce qui arrive aux vielles gens, ausquels elles se remplissent de cal, non pas à tous, mais à quelques-uns seulement. Et je croy que du Laurent entend parler de ceux-cy, quand il dit, que ceux qui n'ont point de Sutures au Crane sont misérablement affligés de douleur de Teste. Les os estant comme continus à telles personnes, la Contre-fente y peut arriver, par les mêmes raisons qu'elles arrivent en le même os, ou comme une cloche, dont il est parlé cy-dessus, qui se casse par un costé ayant esté frapée par l'autre, moyennant le retentissement[8] et la réverbération[9] du coup.

Quoy qu'Hypocrate déplore (de vuln cap) la personne qui est en cet estat, je trouve toutefois trois moyens conjecturatifs[10], par lesquels on peut reconnoitre cette espèce de fractures. Le premier vient de la part du blessé qui se plaint de quelque douleur ou pesanteur au lieu où doit être la fracture, et y porte souvent la main. Je trouve le second chez Celse (lib 8 cap 4), qui après nous avoir dit que l'os ayant esté frappé d'un costé, peut se fendre de l'autre, nous advertit de considérer la cause de la playe et l'augmentation des accidents[11], dans lequel temps, il donne advis de faire ouverture en quelque partie de la teste, si on la trouve plus tuméfiée et plus molle. Paré (liv 10 cha 8) nous donne le troisième moyen pour reconnoitre l'apecheme, quand il

7 Les esprits : ibid.
8 Retentissement : bruit.
9 Réverbération : réfléchissement.
10 Conjecturatifs : rendre visibles ou compréhensibles.
11 Accidents : participe présent du verbe latin *accido*, survenir de façon imprévue accidentelle, ou cas fortuit.

conseille au Chirurgien d'appliquer sur la Teste, rasée de son poil, un emplâtre composé de poix liquide, de poix noire, thérébenthine, et poudre d'iris et de masthic. Et dit que s'il y a fracture, cet Emplastre[12] attirera quelque humidité au lieu où elle sera, et que cette partie se tuméfiera et enflera.

Cette fracture de quelque nature qu'elle puisse estre est très dangereuse, et le plus souvent mortelle, d'autant que l'on ne peut vrayement connoitre le lieu blessé. Et c'est la raison pour laquelle Hypocrate n'en propose aucune cure en son Livre des Playes de Teste (lib de locis in homine 6 meth lib 8 cap 4). Il dit toutefois autre-part qu'il y faut faire ouverture. Galien et Celse sont de cet advis, mais plusieurs autres soutiennent le contraire, appuyés sur des raisons que je déduiray cy-après, lorsque je parleray de la cure de telles Playes. Je diray donc pour conclure ce chapitre qu'entre les espèces d'os fracturés qui arrivent au Crane, il y en a quatre qui peuvent décevoir le Chirurgien, qui sont la contusion, la fente capillaire, et les deux espèces d'apecheme. On peut adjouter à ces quatre espèces d'os fracturés qui arrivent au Crane, il y en a quatre qui peuvent décevoir le Chirurgien, qui sont la contusion, la fente capillaire, et les deux espèces d'apecheme. On peut adjouter à ces quatre une autre chose (l. de morbis.) aussi déplorable que le contre-coup, et dont notre Autheur n'a point encor parlé en son livre des playes de la teste, mais bien ailleurs. C'est la commotion ou ébranlement, et concussion ou secousse du Cerveau de Paré (liv x cha 9), qui arrive des mêmes causes que les fractures du Crâne, et qui produit pareils accidents. Elle est souvent accompagnée, dit Hollier[13], de ruption[14], et solution de continuité. Galien (in coac Hipc lib 1sent) le confirme assez, quand il dit qu'en la concussion véhémente du Cerveau, il faut craindre qu'il ne se fasse rupture de quelque nerf. Celse (in Aphor 58 lib 7) y adjoute la veine et Hollier (lib 8 cap 4 loco citato) aussi. Cette concussion produit ordinairement la perte du mouvement, et du sentiment[15],la stupeur et le délire, dit Hypocrate (Apho14 lib7) : accidents plus funestes, que si ils arrivent aux Playes de Teste accompagnées de fractures visibles, selon Hollier (loco citato) : puisque aux nerfs rompus la convulsion doit survenir, et que cette convulsion est suivie de la mort : et aussi que le sang qui sort des veines rompues ne peut estre reconnu qu'après la mort du blessé, auquel on aura ouvert le Crane, dans lequel on trouvera, et la membrane, et le Cerveau gangrenés ou tous teints de sang.

---

12 Emplastre : voir annexe 2.

13 Hollier : ou Jacques Houllier, en latin Jacobus Hollierius (1498-1562) médecin français ; il fait ses études de médecine à Paris, à partir de 1525. En 1536, il reçoit le bonnet de docteur en médecine. Il devint professeur de médecine en 1538 et se voit confier la tâche de compléter les *institutionnes chirurgicae*. Médecin humaniste, Jacques Houllier fut un célèbre commentateur d'Hippocrate, chef de file des hippocratistes parisiens.

14 Ruption : du latin *ruptio* rupture.

15 Sentiment : connaissance.

Galien (in 59 Apho 7) dit que cette concussion du Cerveau se fait principalement aux lieux qui sont vuides, ce qui se void le plus souvent chez les Vieillards. Monsieur Guillemau[16] commentant sur ce passage, dit : On appelle le Cerveau s'ébranler, lorsque demeurant en son siège quelque chose se froisse avec l'os. Car encore bien que le Cerveau semble, principalement aux femmes, remplir tellement la capacité du crâne, qu'aucun espace ne reste vuide. Aux vieillards toutefois, et à ceux qui sont trop adonnés à l'amour, il a accoutumé de s'affaisser et arrester de sorte, en la partie de devant, que pour ce sujet quelque chose de vuide s'y fait. Et de là vient que telles personnes deviennent chauves. Cet accident, dit-il, n'arrive point aux Enfans, autrement il arriveroit au Cerveau, veu les causes externes qui le leur ébranlent ordinairement, mais aux Vieillards par quelque occasion, que Galien dit estre un mouvement violent et externe, qui fait que la vertu animale[17] s'amasse et se resserre en soy-même. Or ce qui est ému[18], dit-il, et levé, est en partie étendu, en partie distrait et tiré en divers endroits, jusques à ce que la faculté animale s'étant tirée et unie étroitement, rend l'animal muet et du tout immobile. Je trouve deux sortes de concussion, l'une foible ou médiocre, et l'autre forte. La foible ou médiocre se fait lorsqu'il n'y a ruption d'aucunes parties dans le Cerveau. Mais la forte n'arrive jamais qu'il n'y ait quelques veines rompues, ou nerfs, ou membranes, ou le Cerveau mesme. Nous voyons peu de personnes mourir de la première, et j'en donnerais plusieurs exemples que j'ay veues de mon temps. Je me contenteray seulement d'en apporter un qui arriva en l'année mille six cent quarante-six. Une personne forte et robuste, voyant deux jeunes filles s'entre-baiser, les fist tellement choquer l'une contre l'autre, qu'il y en eut une nommée Geneviève de la Porte qui, par la commotion qu'elle en receut au Cerveau, perdit pendant six jours la parole, la veue et le sentiment, et n'en revint que le septième par le moyen des fréquentes saignées, et des ventouses que je luy appliquay.

On ne guérit pas si facilement de la forte concussion, car la convulsion la suit ordinairement à cause de la ruption des nerfs : et de la grande perte de sang qui sort des veines rompues (loco citato). D'où Galien parlant sur cette occasion dit, que ceux desquels le Cerveau, ou une partie d'iceluy endure convulsion, ne reviennent point. J'en produirois icy plusieurs exemples, si Hypocrate (de morbis popularibus lib 5) ne m'en fournissait pas un en la fille

16 Guillemeau ou Guillemot Jacques (1549-1613) : il est issu d'une famille de chirurgiens son père étant à l'époque chirurgien auprès d'Henri II, et sera par la suite attaché à François II et Charles IX, jusqu'à son décès en 1569. Après un apprentissage auprès de son père et de son oncle, il suit les cours au couvent des Cordeliers. Jacques Guillemot continue ses études auprès d'un maître prestigieux à Paris, Ambroise Paré, dont il retraduit les œuvres en latin… puis après deux ans il part à Montpellier ; Guillemeau sort de l'anonymat en pratiquant, à la demande de ses confrères, conscients de ses excellentes qualités d'anatomiste, l'autopsie de Charles IX, décédé le 29 mai 1574.

17 L'esprit animal ou vertu animale : ibid.

18 Ému ; ébranlé.

de Nerus, âgée de vingt ans,qui ayant receu, dit-il, comme par manière de jeu, d'une sienne amie, un coup de main sur l'os bregma, fut incontinent surprise de vertige, et aussitost qu'elle fut transportée en sa maison, elle fut travaillée d'une fièvre violente avec douleur de teste, et rougeur au visage. Le septième jour elle jeta par l'oreille dextre[19] plein un verre de pus rougeâtre et de mauvaise odeur, dont elle reçut quelque soulagement, mais derechef la fièvre la surprit, l'assoupissement[20] survint sans pouvoir parler, et fut travaillée de convulsion de la partie dextre du visage avec difficulté de respirer. La convulsion et le tremblement universel arrivèrent, elle perdit la parole et la veue, et enfin elle mourut le neuvième (jour).

On void par tous ces accidents qu'il est très difficile de venir à la cure de cette commotion, mais comme il ne faut pas laisser un malade sans assistance (ainsi que firent plusieurs Médecins et Chirurgiens de Rome, qui abandonnèrent un Gentilhomme, amy du Duc d'Urbino[21], travaillé d'une grande commotion du Cerveau, lequel ne laissa pas de recevoir sa guérison, quoy qu'incommode, par les soins de Maitre Jean de Vigo[22] (pracl liv3 chap 5). Il faut luy donner tous ces soins et commencer par la saignée, plusieurs fois réitérée sans épargner son sang dans les premiers jours. Les ventouses et les sangsues ne doivent pas aussi être négligées et, après avoir rasé la tête, on doit se servir pour topiques[23] de médicaments répercussifs[24], comme est le cataplasme d'Hypocrate[25], que l'on doit continuer jusques au quatrième jour, auquel jour, on se servira de résolutifs doux et aimables[26],tel qu'est cette

---

19 Dextre : la droite par opposition à la senestre, la gauche.

20 Assoupissement : le coma.

21 Le Duc d'Urbino : ancienne possession pontificale sur le bord des Marches, au-dessus d'Ancône, le fief d'Urbino est créé en 1155, leur seigneur était un des vicaires impériaux ; un siècle après, le pape contrôle la région ; de 1502 à 1506 le duché est envahi et occupé par César Borgia, puis de 1516 à 1523 par Laurent de Médicis. Après 1624, le duché est rattaché aux états pontificaux. Ces changements d'influence accompagnés de guerres expliquent l'observation relatée par BOIREL. Rappelons que le grand-père d'Antoine était pharmacien, les très colorés pots à pharmacie d'Urbino ont dû aussi charmer son enfance.

22 Jean de Vigo (1450-1525) ou Giovanni da Vigo, médecin et chirurgien italien. Médecin du pape Jules II de 1503 à1513. Son œuvre s'appelle *Practical : la practique et la cirurgie.* Vigo a laissé sa marque essentiellement en médecine militaire, dans le traitement des blessures par arme à feu, que les Anciens ignoraient et pour lesquels il recommande la ligature des vaisseaux sanguins. Comme il croit que la poudre des « bâtons à feu » est un poison, il prescrit le même traitement (cautérisation) que pour les morsures d'animaux venimeux ou les chiens enragés. Il est le premier médecin italien à étudier la syphilis et à proposer un traitement par le mercure.

23 Médicaments topiques : remèdes qui n'opèrent qu'appliqués sur la partie malade, à action locale. Ils s'opposent aux médicaments, pris intérieurement, on dira maintenant par voie orale. Fomentations, liniments, emplâtres, onguents et cataplasmes sont des topiques ; voir Annexe II.

24 Médicament répercussif, comme le cataplasme d'Hippocrate : médicament qui fait rentrer les humeurs en dedans, lorsqu'elles sont en mouvement pour sortir ; voir Annexe II.

25 Cataplasme d'Hipocrate : Annexe II.

26 Aimable : vient d'*amabilis*, digne d'être apprécié.

décoction que j'ay tirée de Paré (livre 10chap 23), et dont je me suis servy plusieurs fois avec heureux succès. Il la compose de six onces de racines de Guimauve, Iris, Cyprès, Calamus Aromaticus aussi deux onces, feuilles de Sauge, Marjolaine, Bétoine, fleurs de Camomille, de Mélilot, de Roses rouges, de Stoechas (an), demi poignée, sel commun trois onces, qu'il faisoit bouillir ensemble avec du vin rouge et de l'eau des Maréchaux[27], dont il fomentoit[28] la teste deux fois par jour avec feutres et éponges, et ensuite appliquait le cérat[29], duquel De Vigo se servit pour la commotion de ce Gentilhomme. Il a la faculté de résoudre modérément, dessécher et attirer par les pores l'humidité qui est sous le crane. Par sa vertu aromatique, il conforte le Cerveau et l'esprit animal, dont voicy la composition : Prenez du son bien broyé quatre onces, farine de Lentilles deux onces, Roses, fleurs et Camomille, Mélilot, de chacun demy poignée, six noix de Cyprés, huiles de Roses et de Camomille an et iij, cire blanche ij beta grec Encens, Mastic an 3 iij Myrrhe 3ij. Les choses qui demandent à être pulvérisées réduites en poudre très subtiles et mêlées avec vin rouge, et vin cuit, (faute de vin cuit, on peut se servir de vin rouge note de l'auteur). On fait liquéfier la cire avec les huiles sur le feu pour mélanger le tout, en sorte que la consistance moyenne soit entre l'emplâtre et le cérat. Mais surtout il faut bien observer le régime universel.

Si nonobstant tous les remèdes tant généraux que particuliers, les accidents augmentent, il faut promptement venir à l'ouverture afin de donner issue à la matière contenue, qui croupissant pourriroit l'os, la membrane, et le cerveau. Celse nous enseigne le lieu où elle doit être faite (lib 3cap 4), par la douleur que le malade ressent, quand il nous dit :Qu'il arrive quelquefois, quoique rarement, que tout l'os de la teste demeure entier, et que par la violence du coup il se rompt en dedans une veine dans la membrane du cerveau dont il sort du sang, lequel devenu en grumeaux engendre de grandes douleurs, et enfin le pus aveugle les yeux. Mais ordinairement il y a douleur vis-à-vis, et la peau étant ouverte en ces endroits l'os s'y rencontre pâle. La manière de faire cette ouverture sera enseignée cy-après.

27 Emplâtre de Paré : Annexe II.

28 Fomentait : posait une décoction ; Annexe II.

29 Annexe II.

CHAPITRE 11
DES CAUSES ET SIGNES
Des Playes de teste et parties blessées, et premièrement des signes sensibles.

Galien (lib 2 Meth) nous donne trois indications pour parvenir à la cure de toute maladie : mais cela ne se peut faire sans une parfaite connoissance du mal, à laquelle il est très difficile de parvenir, si le mal mesme par quelque indice ne se produit à nous. C'est pourquoy il me semble à propos avant que de proposer la cure des fractures cy-devant décrites, de montrer les signes par lesquels nous pouvons les reconnoistre. J'en trouve de deux sortes, les uns sont sensibles et les autres rationnels. Ceux-cy découvrent la fracture par le moyen de la raison, et ceux-là nous montrent à la veue et au doigt, non seulement s'il y a fracture en l'os, mais de quelle nature elle peut estre. Il faut donc pour se servir des sens que l'os soit découvert de son périoste, que nous nommons en la teste péricrâne. L'os est visible en cette playe, ou il ne l'est pas : s'il est visible, on peut découvrir à l'œil s'il est blessé ou pas, et quelle est l'offense qu'il aura reçeue, car la contusion, la fente large, le siège et l'enfonçure y peuvent paroistre. La fente toutefois et le siège peuvent tromper le Chirurgien, lors que elles sont situées sur les sutures, quoy que l'os soit visible et à découvert. Mais il peut par deux moyens reconnoistre sur l'os dénué de la fente capillaire, l'un par certaines petites gouttes de sang, ou humeur, qu'il verra sortir en forme de rosée par la fente au travers de l'os, s'il commande au patient de tousser, ou essayer à pousser son haleine dehors, se serrant le nez et fermant la bouche. L'autre moyen est en appliquant sur l'os dénué de l'encre, comme il a déjà esté dit, ou un peu de cire qui l'humecte à l'endroit que la fente doit estre, par le moyen de certaine vapeur qui sort au travers d'icelle.

Si l'os dénué n'est pas visible, Hypocrate (de vuln cap) nous donne avis de nous servir du doigt, ou du moins de la sonde, pour essayer de reconnaitre quel mal il aura reçeu, son essence et sa grandeur, afin d'y apporter le remède qui luy sera nécessaire, et pourrons par ce moyen remarquer le siège, l'enfonçure et la fente large, mesme la moyenne, pourveu que la sonde soit comme Celse nous la dépeint (lib8 cap 4). Elle ne doit être ny trop aigue[1] ni trop pointue, de peur que trouvant quelque cavité en l'os, elle ne donne quelque soupçon de fracture. Elle ne doit aussi pas estre trop grosse de peur qu'elle ne passe sur les petites fentes sans les sentir, car lorsque nous trouvons par le bout de la

1 Aigue : tranchant.

sonde l'os uny, poly et glissant, nous l'estimons entier. Nous jugeons au contraire qu'il y a fracture quand nous trouvons quelque aspérité, ou quelque inégalité, pourveu que la playe ne se rencontre point sur les sutures. On peut encore frapant l'os dénué du bout de la sonde le reconnoitre fracturé ou non par le son cassé, enroué ou clair qu'il rendra ; c'est ce que l'on doit observer dans la fente capillaire, qui ne peut, dit notre Autheur (de vuln capit), estre aperceue ny des yeux ny par la sonde. Les signes particuliers rapportés sur chaque espèce de fracture peuvent aussi avoir lieu icy.

CHAPITRE 12
DES SIGNES RATIONNELS
Et premièrement des signes qui se tirent des causes des plaies de teste.

La veue, le doigt et la sonde, ne nous apprenant rien de la fracture du crâne, quoy qu'il soit découvert et dénué, il nous faut avoir recours à la raison, et nous servir des signes rationnels, qui se tirent chez Hypocrate (de vuln capitis) des causes de telles fractures, des accidents qui y surviennent, et des parties blessées. Ces trois considérations sont d'une si grande importance, qu'elles ne servent pas moins pour le pronostic que pour le diagnostic.

Les causes, dit notre Autheur (loco citate) s'apprennent du malade, s'il répond juste à la demande qu'on luy fait, comment et de quoy il a esté blessé ? Car s'il n'est pas de bon sens, s'il resve[1], s'il est dans un grand assoupissement, ou bien dans un mot, s'il est convulsif, ou paralysé, on peut sans son aide croire qu'il y a fracture au crâne, ou concussion au cerveau. Celse veut (lib 8cap 4) mesme que les membranes soient blessées. Mais s'il a le jugement sain, on pourra savoir de luy de quoi il a ésté frapé, si lors du coup il avoit la tête nue, s'il s'est fait en sa teste quelque retentissement, ou s'il n'a point vu mille esprits de feu sortir de ses yeux, car toutes ces choses supposant toujours la violence du coup, font douter en mesme temps de la fracture du crâne. Ce n'est pas que l'on doive estre certain qu'il n'y en ayt, s'il n'apparoit pas aucun de ces signes. Et si l'os n'est pas mesme découvert, Hypocrate (de cap vu) ne veut pas que l'on en demeure là : il faut, dit-il, interroger plus soigneusement le malade, et savoir de luy comment et de quoi la playe luy a esté faite.

Toute playe de la teste n'arrive que par trois moyens, soit, dit le même Autheur, (loco citate), que l'homme aye esté blessé par un autre, soit que quelque chose luy soit tombé sur la teste, ou qu'il soit tombé luy-mesme, et qu'il se soit blessé. L'homme est blessé par un autre de deux manières, ou en le frappant tenant la chose offensive en la main, ou en la luy jetant à la teste. Cet homme aura esté frapé par mégarde, ou à dessein : s'il a esté frapé par mégarde, c'est-à-dire, en badinant[2], il faut croire que le coup ne sera pas si violent que s'il avoit esté fait à dessein et de propos délibéré suivant, toutefois la nature de l'instrument dont il aura esté blésse. Car en l'année mille six cent

1 Resver : *estre en délire à cause de fiévre chaude ou quelque mal semblable* (1694).
2 En badinant : en faisant le niais ou en folâtrant.

cinquante-quatre, le fils d'un de nos Bourgeois badinant, jetta le bout d'un quarreau[3] de bois à la tête du fils du bon-homme Caré, demeurant au Tripot des Forges[4], et l'attrapa par l'os pariétal gauche, de sorte qu'il luy fit une telle embareure dans le dit os, qu'au travers du cuir (n'y ayant point de playes en iceluy) on remarquoit le mouvement du Cerveau, quand on y appuyoit la main. Il mourut le septième jour quelque diligence quelque j'y peusse apporter.

L'homme qui frape à dessein et de propos délibérée, est ordinairement en colère, et dans cet état le coup est plus grand, et d'autant plus, si l'homme qui frappe est hardy, grand, fort et robuste, et s'il manie, maistrise et dispose facilement et à sa volonté, l'instrument dont il frape l'autre, pour ce qu'il en donne un plus grand coup que s'il ne le manioit qu'avec peine. Il faut encor considérer, si le coup est donné de haut en bas, ou perpendiculairement, parce qu il sera plus violent que s'il avoit esté donné de costé, dit Hypocrate (de cap vul).

Il faut remarquer deux choses chez celuy qui est tombé, le lieu d'où, et le lieu sur lequel il est tombé, d'autant que la cheute de hauteur est beaucoup plus grande et plus périlleuse, que si l'homme tomboit de bas lieu, ou de sa hauteur seulement. Elle le sera encore plus, si le lieu sur lequel il est tombé est fort dur et mousse : car il est en danger, dit Hypocrate (loco citato), d'avoir une fente, une contusion, ou une enfonceure de l'os en dedans hors de sa place ; mais celuy qui tombe en pleine campagne sur quelque chose plus molle, a rarement, ou point du tout ces offenses en l'os. Le Chirurgien doit savoir aussi l'état dans lequel etoit son blessé lors de sa cheute, car s'il étoit fort dispos, il a pu se garantir[5] avec les mains, mais s'il étoit saoul et yvre, n'ayant point de sentiment, il sera tombé comme une masse, et partant pourra estre beaucoup plus blessé. Le Chirurgien doit avoir les mesmes considérations pour la chose qui tombe sur la tête et qui blesse, car la chose dure, pesante, qui tombe de haut lieu, fait beaucoup plus de mal que quand elle est molle et légère, dit Celse, et qu'elle tombe de proche (lib 8 cap 4).

Pour bien juger de toutes ces fractures, il faut que le Chirurgien considère la substance de l'instrument, son poids et sa forme. Sa substance est molle ou dure. Qui ne sait qu'un corps dur fait un plus mal que lors qu'on est est blessé d'une chose molle ? Et n'est-il pas vray que plus un instrument est lourd et pesant, plus il y a péril de fente en l'os, de contusion et d'enfonceures ? Si cela est, il faut demeurer d'accord par la loy du contraire, que les espèces de fractures n'arriveront pas en l'os, si la chose qui frappe est molle et très légère.

La figure de l'instrument sera simplement aigue ou mousse, et rebrouchée[6], ou longue, large, aigue et trenchante, ou ronde et orbiculaire, et unie de tous les côtés, mousse, pesante et dure. Si elle est aigue simplement, elle sera

---

3 Quarreau de bois : est le diminutif de quarré (1606) qui s'écrira carreau en 1694. Espèce de pavé plat de terre cuite ou pierre, marbre.
4 Les Forges : petit village en direction d'Alençon situé à une vingtaine de kilomètres.
5 Se garantir : se protéger.
6 Rebrouchée : ne pas faire d'impression en parlant d'un objet tranchant.

marque ou siège en l'os. La mousse et rebrouchée y fera contusion, fente et enfonçeure. La longue, large, trenchante et aigue imprimera en l'os sa marque ou siège, si l'instrument est léger. Mais s'il est pesant, il ne sera pas seulement cause de marque en l'os mais aussi de contusion. Les choses offensives qui sont rondes et orbiculaires, unies de tous cotes sans éminences et qui sont mousses pesantes et dures, sont en l'os, dit Hypocrate, (de cap vuln et coac) des fentes manifestes et obscures, des contusions et des enfonceures. Ces mesmes choses, dit-il, sont aussi contusion en la chair, la mâchent et la déchirent. Au reste ces espèces de fractures arrive quelquefois toutes ensemble selon la substance, le poids et la figure de l'instrument qui les cause, et quelquefois les unes sans les autres.

CHAPITRE 13
DES SIGNES RATIONELS QUI SE TIRENT DES ACCIDENTS des plaies de la tête, où il est parlé du vomissement bilieux, de l'obscurcissement de la vue, du vertige, du sang qui sort par le nez par les yeux et par les oreilles.

Guidon (Gui de Chauliac)[1] nous dit (traité 3 doct 2 chap. 1), que des accidens qui arrivent aux playes de teste, les uns nous font connoitre les fractures du crane, les autres les playes des membranes ou du cerveau mesme ; les autres, s'il se forme quelque aposteme[2] et les autres nous enseignent s'il y a quelque matière, qui descendant, ou passant au travers des sutures de la teste, ou des fentes qui sont contre nature dans l'os, comprime et offense les membranes et le cerveau qu'elles enveloppent. Enfin de tous ces accidens, dont les uns paroissent au commencement, et les autres quelque temps après, on doit tirer les signes diagnostics et la matière du pronostic.

Celse nous apprend ceux qui se produisent dans les commencements (lib8 chap. 4) par la leçon qu'il donne au Chirurgien, de s'informer aussi-tôt que l'homme a esté blessé, s'il a vomy de la bile, s'il est devenu aveugle, s'il a perdu la parole, s'il luy est sorty du sang, ou par le nez, ou par les oreilles et s'il est tombé sur le lieu sans sentiment et sans mouvement, d'autant que ces choses n'arrivent point que l'os ne soit fracturé. Ce n'est pas qu'il soit nécessaire que tous ces accidens arrivent ensemble aux playes de teste où il y a fracture. Il suffit que quelques-uns, ou la plupart d'iceux y paroissent. Et quoique Celse assure, qu'ils n'arrivent point que l'os ne soit pas cassé, j'ay veu plusieurs blessés travaillés de tous ces accidens sans apparence de fractures, dont j'apporteray seulement cette histoire. En mille six cent cinquante-quatre, Rolland Boeffey, Bedeau de l'Eglise St Germain

---

1 Guy de Chauliac (1298–1368) surnommé Guidon : de milieu modeste, issu de l'école de Montpellier, chanoine, il sera le médecin de trois papes en Avignon ; il est l'auteur de *la Grande Chirurgie* publiée en 1363. L'ouvrage sera traduit en plusieurs langues et constituera longtemps une référence en matière chirurgicale. Il s'initie lors de ses études à l'anatomie et à la Cyrurgje auprès de maîtres italiens à Bologne. En 1340 au cours d'une épidémie de peste, le pape Clément VI autorise les autopsies des pestiférés à Montpellier, afin de tenter de découvrir l'origine du mal ; Guidon contracte la maladie et expérimente sur lui-même les incisions des bubons et lésions cutanées de la peste ; enfin il trépane le pape Clément VI pour le soigner de ses maux de tête. Le squelette de Clément VI sera exhumé en 1709, confirmant la réalité de la trépanation au niveau de l'os pariétal gauche.

2 Apostheme : abcès.

d'Argentan[3], étant tombé sur la teste du haut d'une des tours du château où il demeure, vomit non seulement, au lieu de bile bien des aliments ; sa chute étant arrivée au soir, après avoir fait régale avec quelques-uns de ses confrères. Mais il jeta aussi du sang par l'oreille senestre et perdit tous les sens, en sorte qu'il fallut aller le chercher sur la place, où on le trouva tout estendu et sans parole : il n'avoit toutefois aucune plaie en la teste. Le lendemain ses sens lui étant revenus avec la parole, et voyant une légère tumeur sur l'os pariétal gauche, je ne me pressay point d'y faire ouverture, sans laquelle il fut parfaitement guéry, par le moyen des remèdes tant généraux que topiques, et des soins que nous primes de luy Maitre Nicolas BOIREL mon frère, Docteur en Médecine[4] et moy.

Pour examiner tous ces accidents par ordre, je commenceray par le vomissement bilieux, qui doit survenir lors de telles playes, et duquel Hippocrate ne parle point dans son livre des playes de teste mais bien dans ses Aphorismes (Aph 50 lib 6 et coarc) où il nous dit, que le vomissement y arrivant, de nécessité le cerveau doit estre blessé et les membranes, dit Galien. (codem Aph. In coac lib1sect3 sent3). Hollier[5] veut que ce vomissement arrive quelque-fois dès le début, quelquefois secondairement, comme dans les quatre, sept, neuf, onze, quatorze, et autres fois plus tard, et dit, qu'il arrive dans le commencement par une forte concussion. Non pas que ce vomissement soit fait de bile pure et sincère[6], d'autant, dit Galien (loco cit) qu'on ne la vomit pure que rarement, mais bien mêlée avec quelqu'autre humeur séreuse, laquelle étant irritée et émeue[7] par la concussion du cerveau se porte ordinairement dans l'estomach, soit à cause qu'elle est séreuse et par conséquent aussi tenue[8] que la bile, soit aussi à cause de sa mobilité. Le mesme Autheur dit (loco citato et lib 3 de locu affectis7) qu'il est causé par la compassion[9] du ventricule[10], pour la communication et sympathie[11] qu'il a avec le cerveau, et principalement par le moyen de son orifice supèrieur,

---

3 L'église St Germain est l'église principale d'Argentan avec l'église St Martin.

4 Nicolas Boirel : frère d'Antoine, médecin ; il n'est probablement pas le syphilographe répertorié par Thomas.

5 Hollier : ou Jacques Houllier, en latin Jacobus Hollierius (1498-1562) médecin français ; il fait ses études de médecine à Paris, à partir de 1525. En 1536, il reçoit le bonnet de docteur en médecine. Il devint professeur de médecine en 1538 et se voit confier la tâche de compléter les *institutionnes chirurgicae*. Médecin humaniste, Jacques Houllier fut un célèbre commentateur d'Hippocrate, chef de file des hippocratistes parisiens.

6 Sincère : vient du latin *sincerus*, *sine* sans *cera* cire, tout pur ou franc.

7 Émue : excitée.

8 Ténue : fine.

9 Compassion : pitié ou mouvement de l'âme qui compatit aux maux d'autrui.

10 Ventricule : il s'agit de l'estomac, au sens du XVIIe siècle (Dictionnaire de 1694).

11 Sympathie : *Les maladies neurologiques sont suivant le langage des médecins, idiopathiques ou sympathiques, c'est -à- dire, qu'elles sont ou propres au cerveau, ou elles lui sont communiquées par les autres parties avec lesquelles il est uni par le moyen des nerfs, ces cordons élastiques, si actifs si sensibles.* JB Chomel vol.2 les plantes céphaliques page 19.

auquel se terminent une quantité incroyable de nerfs qui descendent de la sixième paire[12]. Cette communication le débilite, et fait qu'il reçoit et attire des lieux voisins ce suc séreux qu'il rejette par le vomissement.

Quand Celse veut que le Chirurgien s'informe si le blessé est devenu aveugle, on ne doit pas croire qu'il veuille parler d'une véritable cécité, *à privatione habitus denuo comparari non postest)-l'absence ou la privation fait que l'état ne peut de nouveau être comparé*. Les aveugles le sont pour leur vie et l'on void bien des blessés en la teste, qui recouvrent la veue avant leur entière guérison. Il a donc voulu seulement parler d'un obscurcissement de la veue à l'imitation d'Hippocrate (1de morb. de doct 2 chap1 li 26 vuln capit et lib coar. traité 3), qui nous dit en plusieurs lieux, qu'il faut s'enquérir si le blessé a esté assoupi, s'il a eu quelque éblouissement ou vertige, et s'il est tombé. Ce qui arrive, dit Guidon (Guy de Chauliac), quand il y a incision des membranes, ou playe au cerveau, dit Celse. Notre Autheur dit, que ces accidents arrivent ordinairement dans la concussion, ce qui est cy-devant expliqué. Cette obscurité de veue procède de trois points, dit Dissaudeau (sur Hip) : ou de ce que le coup ayant esté reçu par derrière, le cerveau a été repoussé au-devant, et que les yeux demeurent destitues[13] des esprits qui se sont retirés vers le coup, ou pour ce que les esprits sont dissipés et éperdus par la violence du coup, ou en troisième lieu, d'autant que de l'émotion du corps se sont élevées des vapeurs qui ont troublés les esprits visuels[14] et l'humeur christalline[15]. On void par cette dernière sentence d'Hippocrate que la veue ne

---

12 La sixième paire crânienne : la sixième paire crânienne est le nerf (du latin *nervus*) oculomoteur externe qui innerve le muscle droit externe oculaire. Antoine BOIREL exprime ici une confusion avec la paire IX ou nerf mixte glossopharyngien qui gère la sensibilité du pharynx et de la langue, et la motricité du stylopharyngien, muscle du pharynx, ou une confusion avec le nerf vague ou X^{e} paire crânienne, appelé aussi pneumogastrique, un nerf mixte, moteur pour les muscles du pharynx, du larynx, et du voile du palais, parasympathique et sensitif pour les structures thoraciques et abdominales.

13 Destitués : dépourvus.

14 Esprits visuels : ces derniers sont assez peu relatés en général dans la littérature médicale. Toutefois depuis Platon dans le Timée, leur physiologie est évoquée, ensuite chez Aristote dans Anima, puis chez les épicuriens suivant Démocrite, enfin chez les stoïciens. Pour Galien, nous voyons parce que quelque chose était émis de nos organes visuels : le pneuma coule de nos yeux et selon lui joue un rôle crucial dans la perception des objets. Le pneuma animal n'est pas l'essence de l'âme mais son premier instrument (organon). Ce pneuma animal est produit par les ventricules du cerveau, il court le long des nerfs qui connectent les yeux au cerveau, il occupe les yeux. Ce pneuma est dit lumineux, autrement nous ne pourrions distinguer ni la lumière ni les couleurs. Si l'on connecte le pneuma visuel ou esprits visuels au reste de la physiologie, les ventricules sont le stade final d'un complexe d'élaboration quantitatif du pneuma. Le pneuma vital formé dans le cœur monte vers le *rete mirabilis* à la base du cerveau, non présent chez l'homme mais chez l'animal et là il devient le pneuma animal, d'anima en latin l'âme. Il s'agit du premier instrument de l'âme rationnelle. Galien a montré que les ventricules du cerveau peuvent élaborer le pneuma animal à partir de l'air ambiant, par l'intermédiaire du système olfactif (l'ethmoide qui veut dire passoire, en est l'outil principal).

15 Humeur christalline : cristallin.

s'obscurcit pas seulement, mais que le blessé pert la parole, le sentiment, et le mouvement. Accidents qui arrivent d'une mesme cause, par la vertu animale qui demeure oisive, et ne se communique pas à ces parties, à cause qu'elle s'est retirée, ainsi qu'il est dit ; et comme resserrée en soy, ou par la violente concussion du cerveau, ou par la grande douleur qu'il a ressenty lors du coup ou de la cheute, quoy qu'il n'y aye ny fracture au crane, ny rupture aux nerfs veines ou artéres. Jacotius (in liber 1hipp sect 3 sent 2) après Galien dit, que la plus grande partie de ceux qui sont travaillés de ces accidents par chute ou autrement, en reviennent, lors que la faculté animale s'est tirée, unie et remise, pourvu que ces symptômes ne continuent point, car s'ils continuent ils doivent servir au pronostic également, comme s'ils augmentoient.

Le vertige[16] arrive aussi dans les commencements par les mesmes causes, qui agitans et poussant diversement les esprits et les humeurs en la partie de l'entrelassement choroîde[17], trouble les sens et le mouvement. Je l'ay vu arriver à une jeune Damoiselle deux jours après sa cheute ; elle était tombée sur la teste du haut d'un escalier dans la cuisine, et après cette chute perdit la parole, l'ouïe, le sentiment et le mouvement de sorte qu'on l'emporta sur son lit sans s'en apperçevoir. Ces accidents ne la quittèrent que deux jours après, auxquels succéda le vertige, qui luy empêchoit d'ouvrir le yeux, de peur de voir renverser son château qu'elle croyoit se bouleverser deçà et delà. Elle en fut guérie par la grâce de Dieu dans six jours, moyennant un régime de vie très-exact et tenu que je luy fis observer, avec plusieurs saignées réitérées, lavements et une purgation. Du temps desquels remèdes qu'il faudra administrer, je vous parleray cy-après.

Il n'y a rien qui donne plus d'appréhension à une personne blessée à la teste o u à ses assistants, que de voir sortir du sang par ses oreilles, par le nes, et quelquefois par les yeux. Car cela ne peut arriver que s'il n'y aye eu une grande commotion au cerveau, compliquée le plus souvent de fracture du crâne. Celse (1 5 c26 et 1 8 c 4) dit que cela ne se peut faire que par la ruption de quelque veine dans la membrane, soit à l'endroit où le coup a été receu, soit au côté opposite ainsi qu'il arriva au Roy Henri II[18], dont l'histoire est rapportée par Ambroise Paré (livre 10 chap. 9). Ce sang ne peut sortir de la teste, que par trois moyens : ou par anastomose ou par diapédèse ou par anabrose.

16 Vertige : tournement de teste causé par les vapeurs.

17 Entrelassement choroîde : terme anatomique ; replis membraneux qui forment la pie-mère dans les ventricules latéraux du cerveau.

18 Henri II (1519-1559) : roi de France : lors d'un tournoi, il reçut la lance de son adversaire dans l'œil au travers du heaume. Il est mort 10 jours après, de *mèningo* encéphalite infectieuse post traumatique. La description de Vésale à son chevet est remarquable pour son temps (voir Annexe VIII).

S'il sort par anastomose[19], c'est-à-dire, lors que l'emboucheure des veines s'entrouvre, il sortira en petite ou en grande quantité ; nous le verrons crasse[20] et espais s'il découle en petite quantité ; mais si nous en voyons sortir beaucoup, il sera subtil et plus tenu.

Si le sang sort par diapédèse[21], c'est-à-dire, par transcolation[22], il sortira subtil et tenu, et en petite quantité, d'autant qu'il faut qu'il passe au travers des tuniques des veines, comme fait la sueur au travers des pores du corps.

L'anabrose[23], c'est-à-dire corrosion, se fait par deux moyens : elle arrive de cause interne ou de cause externe. Dans les deux cas, la veine est ouverte, soit par l'acrimonie de quelque humeur qui corrode la propre substance de la tunique, soit par la grandeur de quelque coup contondant qui rompt la veine, soit aussi qu'elle soit divisée par quelque instrument pointu et trenchant.

Le sang qui sort de la veine par une de ces trois causes dernières, doit être crasse, et coule toujours en quantité, qui est une très mauvaise chose, pource qu'il dénote et la violence du coup, et la grandeur de l'affection et de la ruption ou incision de quelque veine ou artère. C'est de celle-cy qu'Hippocrate (libcoac) entend parler, quand il dit, qu'il est mauvais à une personne qui aura receu quelque coup violent au derrière de la teste, de rejeter par le nez du sang crasse et en quantité, pource que le cerveau se refroidit par une grande hoémorrhagie, cause le délire à cette personne-là, laquelle en fin tombe en convulsion.

Plusieurs en ont rejetté par le nez et par les oreilles, lesquels en sont revenus, contre le sentiment de Jacotius, qui tient (comment. 1 coarc 1Apho 40) que le sang qui sort par les oreilles dans les concussions du cerveau, est un signe plus funeste que lorsqu'il s'écoule du nez. Le sieur de S'Esloi, des oreilles duquel il s'en écoula beaucoup après sa cheute, n'a pas laissé d'en guérir, aussi bien que le Bedeau de Saint Germain et n'avoient aucune plaie en la tête.

Je n'ai jamais veu sortir du sang par les yeux qu'à une Dame Religieuse de l'Abbaye d'Almeneches[24], nommée Madame de Morchesne, fille de condition, qui fut blessée en la teste par une grosse pierre, qui luy tomba du haut d'une galerie sur l'os pariétal droit. La plus grande partie de cet os fut enfoncée du coup et plusieurs pièces de l'os enfoncés cachées sous l'os sain. Nous y fûmes appelés Maitre Guillaume DO, Docteur en Médecine, Charles Eude[25] Chirurgien et moy. Nous la trouvâmes sans sentiment, sans

19 Anastomose : terme d'anatomie ; abouchement, jonction d'une veine avec une autre ou une artère.
20 Crasse : grossier, ordurier.
21 Diapédése : terme d'anatomie dérivé du grec ; éruption du sang par les pores des vaisseaux.
22 Transcolation : transsudation ou passage au travers d'un tamis.
23 Anabrose : terme de médecine : érosion, action de ronger.
24 Abbaye d'Almenêches : célèbre abbaye située à 10 kilomètres d'Argentan.
25 Charles Eude : le second et plus jeune frère de Eudes, fondateur des Eudistes, le beau-frère

mouvement, sans parole et sans jugement, et les yeux baignés dans le sang. Tous les accidents qui cessèrent dans le cinquième jour,que le cerveau ne fut plus comprimé des os enfoncés, ce qui nous donnoit quelque espoir de sa guérison, vu même que la chair qui estoit revenue sur la membrane, paraissoit belle et vermeille, mais le trentième jour elle devint blanchastre, et le cerveau commença à s'éloigner du crâne, qui est une marque de sydération[26]. Pour lors la playe nous sembla décolorée, et nous apparut sur la langue une noirceur avec pustules, la fièvre survint, qui fut suivie de convulsion, et la convulsion da la mort, qui luy arriva le trente-sixième jour de sa playe. Nous avons toujours ignoré la cause de tous ces accidents icy, n'ayant rien obmis de ce qui estoit nécessaire à faire pour luy donner sa guérison. Nous creûmes pourtant tous, qu'ils pouvoient provenir de la faute des assistants, lesquels ne luy firent pas observer tout le régime que nous luy avions recommandé. Nous voyons tous les jours arriver pareille chose, par les gardes des malades, qui avouent (la santé revenue) leur avoir donné tout ce qu'ils ont souhaitté pendant leur maladie, ce qu'ils ne confessent jamais, s'il arrive qu'ils en meurent ; d'où Hippocrate a eu bien raison de dire (apho 1lib 1), qu'un bon chirurgien ne peut parvenir à sa fin prétendue, quelque bon usage qu'il fasse de ses remèdes, si le malade, les assistants, et les choses extérieures n'y contribuent de leur part.

S'il se trouve toutefois du sang extravasé dans les concussions du cerveau, cela se fait bien plus rarement par la rupture des veines, ou des artères que par l'anastomose, que le sang agité cause avec moins de péril, lors que porté violemment aux embouchеures des vaisseaux, il se fait passage en l'ouvrant et en les dilatants. Ce n'est pas qu'on ne doive l'envisager comme cause aussi fâcheuse qu'il est véritablement un signe périlleux et terrible. Car, enfin il ne peut pas long-temps se conserver entier, qu'il ne se suppure, ne noircisse, ou ne se congéle en grumeaux, toutes les fois que sortant de son vaisseau comme aux traumatismes, il tombe en quelque autre cavité, ou bien dans le voisinage des veines ou des artères, principalement, quand le lieu où il se trouve extraordinairement, est d'une grande capacité. Or c'est de ces manières qu'il corrompt la substance du cerveau, qu'il remplit le corps des nerfs et les relâche, qu'il bouche les ventricules, piquotte les membranes et les pourrit. Ce qui donne lieu aux apoplexies, aux paralysies, aux convulsions, et à ces extrêmes douleurs de teste, qui ne présagent qu'une mort proche et assurée, laquelle toutefois on peut prévenir par l'ouverture du crâne.

---

d'Antoine par ailleurs.

26 Sydération : ou sidération : état d'anéantissement rapide et fulgurant produit par certaines maladies qui frappent comme la foudre ou l'éclair, dans le cas de l'apoplexie par exemple.

CHAPITRE 14
DES ACCIDENTS
qui arrivent aux playes de teste quelque temps après le coup reçu, où il est parlé de la fièvre, de la suppuration du sang répandu hors des veines, des frissons, de l'érésipèle qui arrive au visage, et des autres accidents qui prédisent la mort.

Il me semble avoir fait une histoire assez ample des accidens qui paroissent au commencement des playes de teste, pour parler maintenant de ceux qui y surviennent quelques temps après : la fièvre, l'inflammation et l'érésipèle[1] en sont des plus dangereux, puisque s'ils augmentent, la sydération du cerveau, ou de ses membranes, suit aussi-tost et y succède. Hippocrate (de vuln capit) met au nombre de ces accidens le vomissement bilieux, la convulsion du costé opposite, la paralysie, la carie de l'os, la décoloration de la playe, en laquelle la chair paroist comme une chair salée. En fin la siccité[2] ou lividité, et les pustules sur la langue, sont le comble de tous les symptômes qui naissent dans la suite de ces playes, et qui ne prédisent que la mort, soit qu'ils arrivent tous ensemble, soit qu'il y en ait qu'une partie mais très violens. Car les uns finissent misérablement leurs jours en délire, et l'apoplexie tue les autres, avant le septième en Esté, ou le 14e en Hyver.

Ce n'est pas seulement dans les playes de teste que le Chirurgien doit connoître la nature des fièvres qui y arrivent, pour en prédire l'événement[3]. Il le doit aussi savoir dans toutes les autres affections du corps humain où elles parviennent, non comme essentielles dont il n'est point de question de traiter, mais bien comme symptomatiques, qu'on void les unes paroistre dès les premiers jours, et les autres après le septième en Esté, ou avant le quatorzième en Hyver. Trois cas donnent occasion à la fièvre accidentelle de paroistre dans les premiers jours, c'est-à-dire dans le premier jour que l'homme a esté blessé, dans le second, dans le troisième, et mesme dans les autres suivants jusques au sept ; savoir la douleur, le lieu blessé, et le sang extravasé.

La douleur vient en ces temps ou à cause de la playe, ou à raison de la cheute, ou du coup. Qui ne sait que toute solution de continuité soit occulte, soit manifeste, ne cause de la douleur ? La cheute ou le coup la produit aussi. Mais lors du coup seulement, dit Galien, car si on la ressentoit après, elle

---

1 Érésipèle : forme d'inflammation qui arrive à la peau par des sérosités mordicantes, acres, d'où nait l'inflammation ardente, actuellement d'origine infectieuse.
2 Siccité : sécheresse.
3 Événement : issue.

attireroit fluxion sur la partie blessée, dit le mesme Autheur (lib 4 de sympt. Cap 6 livre 3 Méthod).

La partie blessée peut aussi produire la fièvre, ou à cause de son sentiment exquis, ou par les humeurs qui y affluent. On ne peut pas dénier qu'il n'y ait en la tête plusieurs parties très-sensibles, veu le grand nombre de nerfs et de membranes qui s'y rencontrent, et qui sont tantost piquées, tantost rompues, déchirées, ou contuses, soit par les esquilles ou fragments des os qui sont poussés dans le cerveau par les causes externes, soit par les mesmes causes externes. C'est ce qui donne lieu aux humeurs d'acourir sur la partie, qui les reçoit pour trois raisons. La première, parce qu'étant affoiblie par la playe, elle reçoit facilement les humeurs superflues de tout le corps, et particulièrement les plus subtiles, chaudes et fluides, qui excitent l'inflammation. La seconde, à raison qu'il est impossible qu'une partie blessée puisse bien cuire et digérer son propre aliment, à cause de sa foiblesse, d'où se fait en elle-mesme un grand amas d'excréments, lesquels ne pouvans estre poussés par elle hors de la plaie, s'enflamment par le long séjour qu'ils y font. Et la troisième est, que toute playe étant accompagnée de douleur, la nature accourt incontinent à la partie affectée pour la secourir, par le moyen du sang qu'elle y porte en abondance, ce qui y cause inflammation, d'où naît la fièvre.

Cette fièvre peut aussi survenir, par l'oémorragie, ou sang extravasé, qui se rencontre souvent dans les playes, et notamment lors qu'elles sont contuses, dit Galien (in Apho. 10 lib 6 Hipp), qu'il est impossible que le sang sorty de son propre lieu pour rentrer dans un autre, puisse demeurer en son naturel. Nous le voyons, dit-il, arriver tous les jours aux inflammations et aux ecchymoses. Aux inflammations quand quelque partie du sang se jette dans les espaces et interstices des muscles ; et aux ecchymoses, lors que les espaces qui environnent les vaisseaux sont remplis de sang. Il n'y a pas de doute que ce sang espandu ne cause la fièvre, puis qu'il faut qu'il se convertisse en pus, selon Hippocrate. La génération, duquel se doit faire cette ustion[4] (Apho 20 lib 6), suivant l'exemple que nous en donne Galien (Apho 47 lib 2) sur le mesme Autheur de la combustion du bois. Et de fait nostre Autheur dit, (de ulcerib) que l'inflammation advient aux ulcères quand elles tendent à suppuration, et qu'elles viennent à la suppuration, lors que que le sang est tellement corrompu et bouillant, qu'il se pourrit et est converty en boue. Galien dit, (in apho22 li 6) que le cœur, principe de vie, s'échauffe en mesme temps que ce sang bout et se brusle, si bien qu'après la chaleur communiquée à tout le corps, il amène la fièvre et engendre avec la fièvre la douleur.

Cette douleur dans la génération du pus a double cause : l'une vient des parties nerveuses circonvoisines[5] du lieu auquel réside l'inflammation, qui sont fort affligées et enflammées, l'autre cause vient de l'ébullition du sang

---

4 Ustion : terme de chirurgie, action de brûler, d'appliquer le cautère et terme de chimie : calcination d'une substance. Vient du latin *ustionem, urure* brûler.

5 Circonvoisines : proches, avoisinantes.

qui, de la mesme manière que les légumes s'enflent en bouillant, et occupent par conséquent un plus grand lieu qu'auparavant, de mesme bouillant pour se convertir en pus, il désire un plus grand espace, et fait que par l'extension des parties, la solution de continuité et la douleur surviennent. Accidents qui cessent aussitost que le pus est fait, dit Hippocrate (Apho 47 lib 2), d'autant qu'ainsi la cendre demeure après que le feu est failly[6], de mesme le pus demeure lors que la ferveur[7] est éteinte, de laquelle proviennent ensemble les douleurs et la fièvre.

Quoy que notre Auheur nous vienne de dire, que tout sang espandu contre nature dans un ventre se suppure nécessairement, il ne le faut pas entendre d'une vraye suppuration, mais plutost, dit Galien, (in Apho 20 lib 6) pour une conversion en une certaine sanie, ou pour une corruption et mutation de l'état naturel qu'il conserve seulement dans son propre lieu, duquel aussitost qu'il est dehors, il se convertit en une autre nature, dit Aristote (lib2 de animal Et de fait il se convertit tantost en pourriture, tantost en noirceur et d'autres fois en grumeaux[8], ainsi que nous le témoigne Hippocrate en plusieurs lieux des Coaques[9], et que nous l'avons dit cy-devant. Mais icy, il ne s'amasse pas en grumeaux que longtemps après qu'il est hors de son lieu naturel, et pour lors les accidents s'augmentent et deviennent très-fâcheux, car ils sont cause de paralysie et d'apoplexie[10].

Ces deux accidents peuvent aussi arriver dès le commencement, mais la fièvre qui y survient les guérit, dit Hippocrate (lib coac), pourveu qu'elle ne soit point accompagnée d'aucuns autres accidents, et qu'elle vienne sans frisson, pour-ce qu'elle se fait par la force de la nature, qui veut se délivrer de ce qui luy est contraire. Elle soulage le patient, luy réchauffant tout le corps qui s'étoit refroidy, en appelant les esprits en iceluy. Cette fièvre, ou plutost cette chaleur fébrile, discute[11] encore ce sang extravasé, soit intérieurement, soit extérieurement, avant qu'il ne se noircisse et se convertisse en grumeaux, en l'évacuant, eschauffant et desséchant modérément. Cette petite fièvre en fin absorbe et consomme la pituite[12] épandue dans le cerveau par une grande

6 Faillir : finir, manquer.
7 Ferveur : ardeur.
8 Grumeaux : caillots.
9 Les Coaques : élément du Corpus Hippocratique ; voir *Hippocrate* par Jacques Jouanna, Fayard, 1992.
10 Apoplexie : maladie qui attaque le cerveau et qui ôte tout à coup le mouvement et le sentiment, sans que la respiration et la circulation s'arrêtent. Le sentiment ou connaissance est la perception par l'âme de recevoir l'impression des objets par les sens.
11 Discute : examine avec soin.
12 La pituite : du latin pituita. Dans la théorie des humeurs, la pituite (ou lymphe ou flegme) est rattachée au cerveau (humidité du cerveau). La glande pituitaire (ancienne dénomination de l'hypophyse) était considérée comme le filtre de cette humidité qui pouvait s'écouler par le nez. De nombreuses maladies chroniques s'expliquent par des dépôts de pituite en différents du corps surtout les articulations. Les troubles de l'écoulement de la pituite pouvaient expliquer la migraine et l'épilepsie.

commotion, en atténuant ce qui est crasse, incisant ce qui est visqueux, et desséchant ce qui est humide. Toutes choses qui empeschent que la faculté animale ne produise ses actions.

Si la présence de telle fièvre est plus utile aux playes de teste que son absence, celle qui persévère, ou qui revient souvent avec frissons ou avec d'autres accidents est aussi funeste, que celle qu'Hippocrate dit (de vul capitu) survenir en Esté après le sept[13], ou devant le quatorze en Hyver, d'autant qu'elle doit cesser dans ce temps, aussi bien que tous les autres accidents. Cette fièvre prend après le sept en Esté, c'est-à-dire dans le huit ou neuvième, à cause de la chaleur estrangère, qui domine plus en cette saison qu'en Hyver, auquel temps elle ne survient que l'onze, le douze ou le treizième ; la chaleur naturelle ayant plus de force dans ce temps pour combattre le mal et rabattre sa violence. Ce qui fait dire à nostre Autheur, que ceux qui sont blessés en la teste meurent plutost en Esté que l'Hyver, la corruption[14] ne se faisant si -tost en cette saison qu'elle ne se fait en Esté à cause de de sa chaleur.

Quoy qu'Hippocrate die que la fièvre n'arrive qu'après le sept en Esté, ou avant le quatorze en Hyver, elle ne laisse pas de survenir après ces temps, et est beaucoup plus perilleuse. Ainsi qu'elle arriva à feu Monsieur de Pammerie Grenetier en cette Ville, qui vers l'année 1648 fut blessé à la tête en tombant de cheval, et fut trépané par feu Maistre Guillaume Do Chirurgien très célèbre, et moy présent, qui étois encore très-jeune Chirurgien. Ce blessé ne fut travaillé d'aucuns accidents, jusques au dix-septième que la fièvre lui survint avec frissons et tremblements, suivis de convulsions, de délire, et en fin de la mort qui mit fin à tous ces maux dans le dix-neuvième jour de la playe.

Les frissons qui arrivent après le septième avec la fièvre, sont toujours des marques infaillibles de l'inflammation du cerveau, ou de ses membranes, à moins que leur pourriture ou celle du crâne ne les produise. Ils surviennent pour l'ordinaire l'un à l'autre, et c'est ce qui fait connoître la grandeur de leur cause : la sueur les accompagne quelquefois, mais c'est plus par la résolution[15] de la nature affoiblie que par sa vigueur. Au reste ces frissons viennent non seulement par la quantité de la matière mais aussi par son acrimonie[16], qui piquottant[17] les membranes et les parties nerveuses, causent souvent convulsion. Il n'est pas nécessaire que les frissons qui accompagnent la fièvre aux playes de teste prédisent toujours la mort, puisque l'érésipèle qui survient en de telles playes n'est pas toujours mortelle, pourveu que la playe ou l'ulcère[18] se porte bien, qu'il n'y ayt aucun vice ny pourriture en l'os, et qu'elle

---

13 Le sept ou le quatorze : le septième jour ou le quatorzième jour.
14 Corruption : putréfaction.
15 Résolution : dissipation en faisant rentrer les humeurs dans le corps.
16 Acrimonie : âcreté des humeurs.
17 Piquottant : tachetant.
18 Ulcère : mal qui vient de la corruption et engendre du pus dans la partie où elle est ouverte (ouverture dans la chair causée par la corruption d'humeurs malignes).

ne soit survenue par l'intempérance[19] ou autre faute dans le régime de vie induement observé. Cet érésipèle n'arrive pas à tous ceux qui sont blessés en la teste : mais quand elle y survient, elle est causée d'une bile, qui se pourrissant dans les veines, excite cette fièvre qui l'accompagne avec grand frisson ; sa partie la plus subtile estant jetée par la force et vigueur du cerveau (lequel ne peut souffrir aucune méchante humeur) sur le visage, par la grande disposition qu'il a de la recevoir, à cause de la tenuité[20] et la rarité[21] du cuir qui le couvre. Cet érésipèle est le plus souvent accompagné de douleurs, tumeur, et rougeur citrine qui se perd au toucher, et revient quand on n'y touche plus. Quelquefois il n'occupe qu'un œil, et quelquefois tous les deux. Il y en a au reste (Paré l 10 c 10 et Diffaud sur Hippoc.) qui veulent que la fièvre qui y survient soit tierce, en sorte que le frisson soit suivy d'une chaleur, et cette chaleur terminée, ou plutost modérée par une sueur. Pour moy, j'en laisse le jugement à de plus sçavans, n'en ayant jamais veu que de fièvre continue.

L'on guérit cette fièvre par deux moyens, par la résolution[22] ou par l'évacuation de la matière bilieuse qui la cause. Elle est évacuée par la saignée et par la purgation. La saignée s'y pratique afin de rafraischir, et y convient plus quand l'érésipèle est phlegmoneux[23], que quand il est simple et véritable. On y ordonne aussi la purgation, mais c'est plus pour évacuer l'humeur bilieuse, et pourrie dans les veines, que celle qui occupe le visage. Je les ay pratiquées toutes deux avec heureux succès, comme on peut le voir par cette histoire digne de remarque, et qui est depuis peu arrivée.

Le vingt-neufiéme avril 1671, à la prière et charité du Révérend Père Nicolas Prieur de la paroisse de Silly[24], je me transportai en leur Convent, où je trouvai un petit garçon âgé de douze à treize ans, blessé en la tête par un quarreau de bois qui lui estoit tombé dessus du haut de la tour de leur Eglise, et qui luy fist une telle embarrure sur l'os pariétal senestre, que sa plus grande partie se trouva rompue en plusieurs morceaux. Cet enfant fut blessé le vingt-cinq du même mois, et pensé par un Barbier de Village, lequel, sans considérer ny la cause de cette playe, qui seule estoit assez grande pour juger de son péril, ny les accidens présens, le pensoit toujours comme d'une simple playe. Mais ce bon Religieux voyant cet enfant devenu paralitique du bras droit, ayant le visage rouge, et si tuméfié qu'il ne pouvoit ouvrir les deux yeux, la tumeur s'étendant jusques aux clavicules, accompagnée d'une fièvre très-violente et continue fist trouver bon à cet ignorant (s'il faut ainsi parler) que je visse cette cette playe et cet enfant, lequel je trouvay en l'état que je viens de dire. Je fis

---

19 Intempérance : vice opposé à la tempérance ou toutes sortes d'excès.
20 Ténuité : finesse.
21 Rarité : mot du dictionnaire de Jean Nicot 1606, *raritas raritudo*, le fait d'avoir de rares et petites cavités.
22 Résolution : ou dissipation en faisant rentrer les humeurs dans le corps.
23 Phlegmoneux : terme de médecine de même nature qu'un phlegmon.
24 Silly en Gouffern : abbaye située à une dizaine de kilomètres d'Argentan.

voir à notre Barbier son asnerie, luy montrant l'os enfoncé et brisé en plusieurs pièces, qu'il n'avoit pas creu estre seulement découvert. Ce mesme jour je tiray la plus grande partie de ces fragments d'os et saignay ce pauvre petit patient. Le lendemain je trouvay beaucoup de sang caillé sur la dure-mère que j'ostay, estant déjà toute noire et réitéray la saignée. J'ostay aussi le reste des pièces d'os qui comprimoient la membrane, estant au nombre de vingt. Alors le mouvement commença à paroistre en la dure-mère, qui se trouva délivrée de tous ces fragmens d'os. En-suite de ces deux saignées, la fièvre et la tumeur un peu diminuées, je luy fis prendre par deux matins un verre de petit-laict, dans lequel j'avois fait infuser demy-once[25] de Tamarinds[26] ; et voyant que la tumeur se dissipoit peu à peu, que l'action du bras estoit revenue,n'y restant qu'une stupeur, je le purgeay le cinquiémé jour qui estoit le dixiéme de sa playe, avec demy-once de Tamarinds et deux sérupules[27] de Rubarbe infusées dans un verre de petit-laict, dans la colature[28] duquel je fis dissoudre une once de Syrop rosat solutif[29]. L'évacuation qui suivit cette médecine fut si bonne, et elle fut donnée si à propos, que le lendemain la tumeur du visage et la fièvre disparurent, et le bras fut délivré de la stupeur qui luy estoit restée. Cela ne m'empêcha pas de luy donner encore du petit-laict à prendre pendant trois ou quatre matins et l'usage duquel est fort approuvé par plusieurs, à cause qu'il tempère le sang et la bile, en les rafraîchissant et humectant. Ce petit garçon en fin receut par ce moyen une parfaite guérison avec le régime que je luy fis observer pendant tout le cours de sa maladie et, moyennant les autres remèdes que je luy appliquay, desquels il sera traité au Chapitre des Playes de la membrane.

J'ai apporté icy cette histoire, pour montrer que la saignée et la purgation sont très-nécessaires aux playes de teste, ou cette tumeur paroîst avec les conditions dont je viens de parler. Mais un Chirurgien ne fera que son devoir, et ne pourra acquérir que de l'honneur, s'il appelle avec lui un sçavant Médecin, pour, en telle rencontre, se conduire par sa prudence et science.

Si la présence d'un Médecin est icy requise pour ordonner la saignée et la purgation, elle est beaucoup plus nécessaire pour l'administration des topiques[30], dont il convient de se servir pour réprimer ou résoudre de telles tumeurs. Ce n'est pas que je ne m'en serve d'aucun, ne voyant aucunement que cette matière bilieuse puisse tendre si tost à résolution. Les reppelens[31] sont encore moins pratiques, le retour du dehors au dedans estant toujours

25 Demy-once : voir Annexe les poids et mesures.
26 Tamarind ou tamarin : Annexe II.
27 Sérupules : voir Annexe les poids et mesures.
28 La colature : liquide qui est filtré dans les préparations pharmaceutiques.
29 Le sirop rosat solutif : Annexe II.
30 Les topiques et les repellens : ibid.
31 Les topiques et les repellens : ibid.

mauvais en l'hérésipèle par la loy des contraires[32], (Hippoc Apho 15 lib 6) qui veut qu'il soit bon du dedans au dehors. Et puis il y auroit à craindre que cette tumeur ne retournast affliger le cerveau. Cet humeur au reste est quelquefois si maligne, qu'elle corrode et ronge par son acrimonie, non seulement les chairs, mais l'os et mesme le cerveau. D'où vient qu'Hippocrate a dit (apho 19 lib 7), qu'il estoit mauvais que l'érésipèle survint en l'os dénué, car c'est pour lors que ce suc bilieux rend l'ulcère décoloré, luy ostant peu à peu sa couleur naturelle. Il ne rejette plus que peu de sanie et le peu qui en sort est cru[33], subtil et ténu, semblable aux larmes qui tombent des yeux. Soit cela arrive par la débilité[34] de la faculté nutritive, ou bien à cause du retour des humeurs aux parties intérieures, d'où la convulsion peut aussi arriver. Et dans ce temps, la chair de la teste se flétrit, elle devient toute visqueuse et glutineuse[35] en l'ulcère, lequel se dessèche, devenant premièrement de couleur rousse, puis livide ; et en suite de couleur noire. Il naist des pustules sur la langue, par le moyen de la sanie qui y découle du cerveau, et au palais, et le patient tombe en délire. Ce sont là tous les signes qui prédisent la mort aux blessés, et les accidents par lesquels la convulsion vient en la partie opposite, soit qu'ils arrivent tous ou en partie d'iceux.

32 La loi des contraires : cette loi est le fondement de la pensée de la médecine hippocratique, elle-même le « fruit » de plusieurs auteurs, appelés Hippocrate, d'époques différentes. *La médecine consiste à délivrer complètement les malades de leur souffrance ou à émousser la violence des maladies*, écrit l'auteur de l'Art. Guérison totale ou guérison relative, tel est le but de la médecine. Comment les médecins hippocratiques se représentent-ils cet acte de guérir ? Avant tout comme une opération qui consiste à s'opposer à la maladie et à sa cause. L'expression réapparaît dans trois définitions les plus célèbres de la thérapeutique :
Épidémies I : *l'art médical se compose de trois termes : la maladie, le malade et le médecin. Le médecin et le serviteur de l'art ; le malade doit s'opposer à la maladie avec le médecin.*
Nature de l'homme : les maladies causées par la réplétion sont guéries par la vacuité, *celles qui proviennent de la vacuité sont guéries par la réplétion. Celles qui proviennent de l'exercice sont guéries par le repos, celle qui sont causées par une trop grande inaction sont guéries, elles, par l'exercice. Pour résumer toutes ces notions, le médecin doit s'opposer au caractère établi des maladies, des constitutions, des saisons, et des âges pour relâcher ce qui se tend, et tendre ce qui est relâché.*
Vents : *si l'on connaît la cause de la maladie, on sera en mesure d'administrer au corps ce qui lui est utile, en partant des contraires s'opposer à la maladie.*
33 Cru : non cuit.
34 Débilité : faiblesse.
35 Glutineux : gluant.

CHAPITRE 15
DE LA CONVULSION QUI ARRIVE AUX PLAYES DE TESTE
Tant universelle que particulière, de toutes les espèces et différences, pourquoi elle attaque le côté opposé, et des mouvements convulsifs.

La Convulsion, l'Apoplexie et la Paralysie, étant du nombre des accidents qui arrivent aux playes de de la tête, il me reste d'en dire ce que j'en pense, après l'adveu que je faits, contre ce que j'ay avancé dans le Chapitre précédent : qu'ils ne surviennent pas toujours si nécessairement après le coup receu, qu'ils n'y arrivent quelquefois dès le commencement, comme l'expérience le fait connoistre. Guidon (Guy de Chauliac) (traite 3 doctr1 chap 1) définit la convulsion, un mouvement mauvais et vicieux, qui vient à la vertu motive volontaire, d'une disposition de maladie. Il a tiré cette définition de Galien (de sympt causis 3), qui nous apprend, que l'action en cet estat se trouve seulement dépravée[1] et non perdue comme en la paralysie, les muscles agissants comme s'ils étaient encore gouvernés par la faculté animale.

Je trouve deux sortes de convulsions, une universelle, et l'autre particulière. Celle-cy arrive seulement à quelque partie du corps, quand le nerf ou le muscle qui sert à la mouvoir, contient en soy la cause de son mal, sans en rien communiquer au cerveau. Au contraire de l'universelle, dont la cause va jusques à lui, et l'oblige dans l'entreprise qu'il fait de chasser loin ce qui luy est à charge et qui luy fait peine, d'attirer les nerfs et les muscles à soy, et les rende convulsifs. Il y a trois espèces de celle-cy, la première est nommée par les Grecs τετανοσ (tetanos)[2] qui se voit lorsque toutes les parties du corps tant antérieures que postérieures, sont également tendues, en sorte que tout le corps se tient droit, sans pouvoir être tourné, fléchy, ny haussé en aucune manière. La seconde est dite εμπροστοτονοσ (emprostotovos)[3] qui est une tension, arrivant par la convulsion des muscles fléchisseurs de tout le corps, et se reconnoît lorsque tout le corps, teste et col se retirent en la partie antérieure.

La troisième appelée οωπιτσονοσ (opistotonos)[4] arrive tout au contraire de la précédente, estant causée par la convulsion des muscles extenseurs de tout le corps, le retirant vers la partie postérieure.

---

1 Dépravée : dégradée ;
2 Tetanos ou tension ou rigidité d'un membre.
3 Emprostotovos : tourné vers l'avant.
4 Opistotonos : tourné vers l'arrière comme dans la maladie tétanos.

Quoi que Galien nous die (de symp causis, lib 4 chap3) que la cause de cette maladie soit difficile à connoîstre, il ne faut pas laisser[5] de la rechercher. J'en trouve deux chez Hippocrate (aphos 39), qui sont inanition[6] et réplétion[7]. Avicenne[8] en connoist une troisième par compassion du cerveau, qui se fait quand il entre en commerce avec les nerfs et les muscles, qui tâchant d'éloigner, et chasser loin de soy ce qui les fatigue et les blesse, se rassemblent en eux-mêmes et se retirent vers leur principe. Au reste quand on parle d'inanition et de réplétion, on n'entend point parler ny de l'une ny de l'autre des pléthores[9], non plus que de cette atténuation qui fuit une longue diète, ou une grande maladie.

La convulsion que l'inanition cause se fait par réfrigération ou par dessiccation. Celle que produit la réfrigération suit ordinairement une grande hoémorragie selon Hippocrate (Apho3 lib5), qui nous dit, que la convulsion est mauvaise quand elle vient après une grande perte de sang. Jacot dit (lib1coac Hippoc sect3 sent12) que les nerfs se refroidissent promptement en celle-cy, tant à cause de la quantité du sang qui s'est perdu qu'à raison des esprits qui s'évanouissent avec luy. Et Galien dit (in 3 prooth 9), que cette réfrigération arrive, ou par la négligence des Chirurgiens, ou par leur trop grande précipitation procurant des remèdes trop froids, pour congeler, épaissir, et arrêter ce sang. Ce qui est défendu par Hippocrate (4 de capitis 21), les nerfs estant facilement refroidis, pour ce qu'ils sont froids de leur propre nature et exsangues, dit Galien (in cod artic).

Si les nerfs se refroidissent par la trop grande perte de sang, ils se dessèchent aussi par la mesme cause, dit Hollier (in lib 4coacHippoc sect2 art13) : ce qui les rend convulsifs aussi bien que la réfrigération, pource que les veines estant épuisées attirent des parties voisines leur aliment propre, et de là les nerfs se desséchans, et se retirant vers leur principe, comme s'ils vouloient luy demander secours, deviennent convulsifs. Hippocrate (Apho15 lib7et aph6 lib4) met au nombre des causes de la convulsion qui se fait par dessiccation, les grandes chaleurs et les fièvres ardentes. Galien assure qu'elle arrive très-souvent après une grande frénésie[10], et dit que ces deux espèces de convulsion qui arrivent par dessiccation sont absolument mortelles, et qu'il n'en a jamais veu guérir, ny ouy parler qu'aucun s'en soit sauvé

---

5 Laisser : cesser.

6 Inanition : épuisement par les vapeurs ou manque de nourriture.

7 Réplétion : abondance de sang et d'humeurs ou surcharge de nourriture.

8 Avicenne : (980-1037) ou Ibn Sina : philosophe médecin scientifique persan médiéval de religion musulmane. Appelé Prince des Savants, le plus grand des médecins, il a écrit *le Canon de la Médecine*, livre des lois médicales, vers 1020, composé de cinq livres, qui ont eu une audience jusqu'au XIXe siècle dans les facultés de médecine. Son œuvre éclipsa toute la littérature médicale antérieure de Rhazès (859-926) et d'Ali Abbas (930-994).

9 Pléthore : les excès.

10 Phrénesie ou frénesie : la folie, égarement d'esprit avec fureur.

La convulsion qui arrive par réplétion des parties nerveuses, vient de trois causes : car, ou elle se fait par fluxion[11] sur ces parties, ou par suppression, ou par les froids excessifs. La première se rencontre dans la poncture[12] des nerfs et tendons (Gal 3 de articul), dans lesquels quantité d'humeurs sont attirées par la douleur, qui ne pouvans sortir à raison de l'ouverture trop petite, enflamment et remplissent les nerfs. Cette convulsion est presque toujours mortelle, mais non pas nécessairement.

Si la convulsion arrive par la suppression des humeurs ou ichoeurs[13] qui ne peuvent sortir du nerf piqué, pour l'angustie[14] de l'ouverture il faut croire aussi qu'elle peut arriver par la suppression de quelque évacuation sensible, soit que cette suppression se fasse naturellement, ou qu'elle soit faite par artifice à l'aide de quelques médicaments froids, ordonnés et appliqués par quelques ignorants Chirurgiens, pour arrêter un flux menstruel, un flux d'hémorroïdes ou quelque hémorragie. Sous cette cause, on doit comprendre la convulsion qui arrive par l'évanouissement des tumeurs, qui sont ou devroient estre aux parties blessées, et qui n'est autre chose qu'un reflux d'humeurs de la partie blessée en la teste. Ce qui arrive ou par la faute du Chirurgien, lequel par le moyen des repellents froids et astringents, repousse les humeurs, ou bien par la débilité de la partie blessée, qui ne peut cuire ny assimiler toutes celles qui luy sont envoyées. D'où vient qu'Hippocrate (epi dim) dit, que tout ce qui disparoît sans signe et sans assurance, c'est-à-dire, si elles disparoissent soudain sans signe de coction, il ne faut nullement s'y asseurer[15]. Le même Autheur (lib3 de morbis popul) nous en donne un exemple avenue en la personne de Calvus Larisien à qui il estoit survenu une tumeur au genouil, laquelle disparoissant hors de saison il tomba en délire et mourut le quatrième jour. Celuy-là ne tomba pas en convulsion, d'autant que l'humeur eut son reflux en la partie antérieure du cerveau, et non en la postérieure comme le veut le mesme Autheur en son Aphorisme (Apho65 lib5), où il dit que les tumeurs qui apparoissent aux ulcères empeschent que la personne ne tombe d'ordinaire en convulsion, et en frénésie. Mais si elles viennent à s'évanouir soudain, à quelques-uns il survient convulsions et tension des nerfs si l'ulcère est au derrière, et à ceux qui ont l'ulcère au-devant, il leur arrive ou frénésie, ou douleur aiguë de costé, ou suppuration ou dysenterie, principalement si les tumeurs sont rougeâtres.

Il faudroit n'avoir aucune raison si on doutoit que la convulsion ne peut provenir des froids excessifs, veu l'assurance que nous en donne notre Autheur en tant de lieux (Apho17 ; Apho18 ; Gal (comm in lib de artic apho10 lib5 ; Gui de Chauliac (L 3 doct1 cap1). Ils la causent par réplétion, pour ce que les nerfs, parties froides et exsangues, faciles à blesser par le froid, se

11 Fluxion : écoulement d'humeurs malignes.
12 Poncture : piqure.
13 Ichoeurs : terme identique à humeurs en grec.
14 Angustie : le rétrécissement.
15 Asseurer : affirmer.

remplissent et s'épaississent facilement par iceluy, soit actuel soit potentiel, que fait l'application des médicaments froids sur les parties nerveuses. Galien dit que ces trois espèces de convulsions se peuvent guérir aisément.

La convulsion qui se fait par compassion du cerveau, reconnoist les mesmes causes, principalement, dit Galien, quand le nerf se trouve piqué par quelque cause externe, ou par quelque vapeur ou matière acre, ou enfin par quelque médicament mordant. (Hippoc de artic lib 12 Merh3 de constitutione art).

J'ay déjà dit cy-devant que la piqueure du nerf cause convulsion à cause de la douleur, et de la quantité du pus qu'elle y attire, lequel ne pouvant sortir pour l'angustie de l'ouverture, l'enflamme et le remplit. Deux choses qui causent convulsion, dit le mesme Autheur, lequel aussi donne une exemple de la convulsion qui arrive par l'acrimonie de la matière, (comment in lib 20 de fract) ou vapeur qui s'élève d'une vapeur corrompue. Si l'os du talon, dit-il, est gasté, ce vice ne fait mal à aucune partie supérieure, que les parties du voisinage n'en soient premièrement affectées.

Aussi-tost donc, que la corde ou tendon, qui est l'aboutissement de tous les muscles du derrière de la jambe, et qui s'insère au talon, s'enflamme. Ces mesmes muscles par communication en ressentent la douleur, la communiquent aux nerfs, qui leur sont distribués, lesquels en sont incontinents blessés. Et comme le mal est porté au cœur par le moyen des artères, le cerveau pâtit par le moyen des nerfs. Il faut donc sçavoir que le cœur est la fontaine de la chaleur naturelle, et le cerveau le domicile de la raison, duquel le mouvement volontaire se fait par le moyen des nerfs et des muscles, et qu'à cause du cœur la fièvre surviendra, et le délire à cause du cerveau, la tremeur[16], la distension des nerfs, et le sanglot à cause de l'estomac qui est fort nerveux. Pareils accidents peuvent arriver par l'application d'un médicament acre, lequel par sa mauvaise qualité blessant le nerf et le cerveau par le moyen du nerf, excite incontinent des mouvements convulsifs qui ne se terminent que par l'éloignement de ce mesme remède.

Je ne fais aucun doute que la convulsion se puisse venir aux playes de teste de toutes les causes ci-dessus mises, et de chacune en particulier. Car elle peut arriver d'inanition, le cerveau se refroidissant par la grande hoémorragie, qui suit les playes des veines et artères portées par les temples. Les nerfs qui sont en grand nombre en cette partie peuvent se dessécher par l'inflammation qui suit telles playes, aussi bien que de cette évacuation, et peuvent aussi se remplir par la réfrigération de l'air, et des médicaments froids, que le Chirurgien appliquera dessus, pour arrester le sang qui découle quelquefois en grande quantité. L'évanouissement des tumeurs, dont la présence est nécessaire en de telles plaies peut encore, de l'avis d'Hippocrate, (Apho 66 lib5) causer la convulsion. En fin les nerfs peuvent être piqués non seulement, mais aussi les membranes du cerveau, soit par quelque cause externe, ou par

16 Tremeur : latinisme pour frayeur.

quelque esquille d'os, soit par quelque médicament acre, appliqué sur ces parties, ou par quelques ichoeurs et vapeurs acres et mordantes.

Dalechamps (Chirur Francoise) dit que ce sont ces mêmes ichœurs ou vapeurs qui nous font voir la convulsion au côté opposite, de laquelle je n'ay pas encore parlé, contre le sentiment de Paré (lib10 chap11), qui dit : qu'elle y arrive par inanition. Cette partie s'épuisant d'humeurs et d'esprits qu'elle renvoie en la partie blessée pour essayer de la secourir, et que de là estant privée de son aliment propre, elle se dessèche, et se retirant comme une corde de luth lorsqu'on l'approche du feu, elle tombe en convulsion. Cette raison est très foible pour un bon Autheur, d'autant que les parties sont trop soigneuses de se conserver quelque chose pour leur provision, à joindre qu'elles ne s'épuisent pas de la sorte. D'autres disent que la convulsion vient au côté opposite à cause du triste sentiment qui est porté de la partie blessée à la partie saine, par le moyen des nerfs qui vont d'un côté de la teste à l'autre. Ce qui est bien repris par Hollier (in lib 1coac frag Hippo sect 3 aph 1), qui nous apprend contre le sentiment d'aucuns, que la nature par une industrie admirable a séparé le cerveau en deux, afin que la distribution des nerfs se fist chacune de son côté. Mais sans m'arrêter aux diverses opinions que je trouve sur ce sujet, je diray qu'il y a deux sortes de convulsions qui peuvent arriver en de telles playes du côté opposite, l'une naturelle dite par du Laurent (lib10 chap5) accidentaire[17] et impropre[18], et l'autre contre nature.

Pour reconnoître la naturelle, il faut savoir que des muscles, les uns sont congénères les autres antagonistes[19]. S'ils sont congénères, c'est-à-dire d'un même genre, la division de l'un fait la convulsion de l'autre, d'où vient qu'Hippocrate (coac sag et lib de cap vuln) dit, si le temple droit est coupé, la convulsion prend au côté gauche. S'ils sont antagonistes, en sorte que leurs mouvements succèdent l'un à l'autre, l'un d'iceux périssant, il faut de nécessité que l'autre soit osté. Car si le muscle qui estend est coupé, la partie véritablement se fléchira : mais elle demeurera toujours fléchie parce qu'elle ne peut plus être estendue. En fin la division ou résolution de l'un, dit Galien (de morb causis l 3 chap7), fait la convulsion de l'autre.

La convulsion qui se fait contre nature est, moins une véritable convulsion, que mouvements convulsifs, qu'une matière desliée et vaporeuse engendre, et qui s'exhalant tost après par la secousse des parties, fait qu'ils cessent incontinent, et ne sont pas de durée comme est la véritable convulsion qui naist d'inanition ou de réplétion, les nerfs ne pouvant être sitost remplis ou desséchés pour la faire et la causer. Or que ce soit qu'une matière subtile et vaporeuse qui cause ces mouvements convulsifs à la partie opposite, Dalechamp (en sa Chirurgie Françoise) me l'apprend alors qu'il dit que la convulsion qui arrive aux playes de teste en la partie opposite, vient de la

17 Accidentaire : qui forme des incidents.
18 Impropre : qui n'est pas juste.
19 Muscles congénères et muscles antagonistes : ce sont les muscles qui concourent à un mouvement identique, opposés aux muscles antagonistes qui ont des mouvements contraires.

matière sanieuse, resudante de la gangrène, acre et cuisante, qu'Hippocrate appelle ixwra (ichora), humeur ou d'une vapeur exhalante de cette gangrène, puante et infecte comme d'une charongne pourrie, qui frapant la partie contraire dont le sentiment est bon et entier, la fait retirer, secouer et ébranler pour les dé chasser[20], à quoi s'en suit la convulsion des nerfs, qui prennent leur origine d'icelle comme en l'épilepsie. Du Laurent (lib10quast 9) n'est pas contraire à cet avis, quand il dit que ces mouvements convulsifs arrivent au costé opposite pour deux raisons : la première, d'autant que le pus ou ichoeur, espandu de la partie malade dans la saine, et qui n'y trouvant pas d'issue, piquotte les parties nerveuses, d'où survient l'inflammation et la convulsion ensuite. Ce qu'il ne fait point en la partie malade à cause de l'ouverture tant de l'ulcère que de l'os, par laquelle la matière peut sortir. La seconde raison est à cause que la partie opposite étant douée d'un sentiment exquis, ne peut souffrir estre piquée de quelque vapeur maligne sans se retirer incontinent et tirer par sympathie tous les nerfs de la partie saine. Au contraire de la blessée qui est presque toute morte et esteinte, et son tempérament grandement blessé, qui est cause qu'étant piquée et aiguillonnée elle ne se réveille point, et ne fait aucun mouvement ny effort. Que cette vapeur soit portée de la partie malade en la partie saine, par des chemins et conduits invisibles il n'en faut pas faire de doute. Il n'est pas facile aussi de déclarer par quelle voye ce pus ou cette ichoeur y est porté, veu que le cerveau est séparé en deux par la duplicature de la dure-mère appelée en ce lieu falx, ce qui ne fait rien à la chose, attendu que la dure-mère est toute continu à soy par sa partie supérieure et extérieure qui regarde l'os de la teste, entre lesquels certaine matière purulente croupit et qui ne peut se trouver en la partie opposite pour y causer convulsion, que parce qu'elle y a esté transmise, ou, qu'elle y est tombée, ou qu'elle s'y est répandue, ou bien en fin qu'elle y a été exprimée.

On ne peut pas soutenir que ce pus y soit transmis ou envoyé, puisque la partie la plus foible n'a pas accoutumée de se décharger sur la plus forte et robuste. Il n'y tombe pas aussi, dit du Laurent (loco cit), par ce que toute cheute ou descente se fait tout droit et perpendiculairement. Il faut donc qu'il s'y répande ou qu'il y soit exprimé. L'un et l'autre se peut faire. Car il peut aussi s'y répandre ou s'étendre s'il est en trop grande abondance, et s'il est de substance très subtile ou de qualité très acre. Il peut aussi y être exprimé par compression au temps de la suppuration, pendant laquelle les parties voisines s'étendent à raison de l'humeur, qui par son ébullition occupe davantage de place, ainsi qu'il est cy-avant expliqué. C'est aussi dans le temps où la suppuration est faite et que l'os a suppuré, qu'Hippocrate dit (de vuln capit), s'il s'élève des pustules sur la langue, les patients meurent en délire, et la convulsion prend à la plupart d'un autre costé du corps, comme si la partie dextre de la teste est blessée, la convulsion vient au costé senestre, et ainsi du contraire. Le même Authur (5 Epidem) nous en donne une exemple, arrivée à

20 Déchasser : chasser en dehors.

la Servante d'Omilée, qui tomba en convulsion de la main gauche, à cause d'une playe qu'elle avoit en le costé droit de la teste. Il en donne encore plusieurs autres exemples que je ne mettray pas icy pour ce que nous le voyons très-souvent arriver en de telles playes du costé opposite. Elle peut aussi arriver au costé malade et quelquefois occupe tous les deux, quand le cerveau est entièrement enflammé, ainsi que depuis peu je l'ay veu arriver à feu Monsieur de Ronnay, qui fut blessé au milieu du front d'un coup de pistolet, chargé de trois bales, une desquelles entra en la substance du cerveau avec quantité d'esquilles d'os; l'autre demeura plantée dans l'os dans la mesme ouverture que la première avoit faite ; et l'autre fut trouvée sous le cuir musculeux, à un doigt près de l'ouverture du crâne. Ce Gentilhomme fut travaillé pendant les premiers jours de mouvements convulsifs ; la fièvre le prit le quatrième jour, et tomba en délire le cinquième ; accidents qui luy continuèrent jusqu'au septième, qu'il fut attaqué d'une convulsion universelle qui ne l'abandonna que par la mort, laquelle lui arriva à la fin du septième jour, après avoir jeté beaucoup de son cerveau, pendant le temps de cette convulsion, lequel sortit par le trou que la balle avoit fait en l'os.

Si la convulsion occupe le costé malade, c'est à raison que le sentiment n'y est pas encore tout à fait amorty, mais si elle occupe une autre partie que la teste, il faut croire qu'elle provient d'une portion de cette ichoeur qui, exsudant par sa ténuité et subtilité au travers des membranes dans la moelle du cerveau, et d'icelle dans les nerfs, ou qui tombant aussi quelquefois par la partie externe de la dure-mère en la medulle spinale qu'elle enveloppe,pique ou irrite le principe des nerfs, et cause convulsion sympathique. C'est de cette même cause que nous voyons arriver aux playes de teste les mouvements convulsifs qui occupent tantost un bras, tantost une jambe, et quelquefois une autre partie du corps soit du costé de la plaie, soit du côté opposite.

CHAPITRE 16
DE LA PARALYSIE ET APOPLEXIE QUI ARRIVENT AUX PLAYES DE TESTE,
où il est parlé aussi de la stupeur.

Si la convulsion accompagne souvent les playes de teste, la paralysie ne les suit pas moins, quand il y a principalement contusion au crâne, ou quand le cerveau se trouve ébranlé, et a souffert quelque commotion violente, dit Hollier. (in libro coac Hippoc sect 3 sent 2 Apho 4 lib7). Pour traiter comme il faut de cet accident, auquel Hippocrate ajoute et la stupeur[1] et l'apoplexie[2], il est bon de savoir, que les nerfs qui sont comme canaux destinés par la nature pour porter, au moyen des esprits, la faculté animale aux parties, et leur communiquer ainsi le mouvement et le sentiment, sont pour cet effet de deux sortes, les uns mols et les autres plus durs, nommés par quelques-uns sensitifs, et moteurs, comme si les durs étoient plus propres pour le mouvement que les mols, qui ne sont aux dires de Galien (lib 4 de sympt causis) institués de la nature que pour le sentiment. Cela posé, il est facile de juger que les moteurs ou durs estant affectés, en sorte que le mouvement de tout un côté soit interdit, la paralysie survient comme la stupeur, s'il arrive qu'il ne soit que diminué. Il en faut dire de mesme des nerfs mols et sensitifs. Mais s'il arrive que le mouvement et le sentiment soient totalement abolis, alors ce ne sera plus ny paralysie ny stupeur, ce sera en effet l'apoplexie. Galien (de locis affectis 3) qui est fort sur les distinctions et sur les différences en met une grande entre paralysie et paraplégie, celle-là estant une résolution de la moitié du corps et celle-cy ne l'estant que d'une partie seulement. Ce n'est pas pourtant qu'elle ne se nomme paralysie, mais improprement, de mesme qu'apoplexie.

C'est Hippocrate (lib coact) qui l'appelle de cette sorte quand il dit, qu'il est très dangereux dans les convulsions de perdre la parole long-temps, mais non pas si mauvais si elle revient en bref, car il n'arrive en ce cas qu'apoplexie en la langue ou au bras ou aux parties dextres.

La paralysie est donc selon Galien (3 de locis affectu), un ramollissement des nerfs, soit d'une partie, soit de la moitié du corps, avec la privation, en la plupart, du mouvement et du sentiment. Car l'un et l'autre peuvent arriver ensemble, quoy que bien souvent il n'y ait que le sentiment qui se trouve aboly, qu'on peut dire estre la stupeur, comme la paralysie quand le

1 Stupeur : l'assoupissement, engourdissement diminution de la connaissance et du mouvement.
2 Apoplexie : ibid.

mouvement seul se trouve perdu. Les causes de celle-cy, en tant qu'elle arrive aux playes de teste, sont trois : la première est la section entière des nerfs, pourquoy Hippocrate (de vuln capit) ne veut pas que l'on coupe les muscles temporaux, à cause que la résolution de l'un fait la convulsion de l'autre. La seconde vient de la pourriture du sang, et des autres humeurs répandues dans le cerveau, qui corrompent sa substance, abreuvent et ramollissent les nerfs. La troisième se fait par interception, qui empeschant les esprits de se communiquer aux parties, les rend paralytiques, et c'est ce qui arrive ordinairement dans les concussions[3] du cerveau, soit que quelque corps estranger, comprimant les nerfs, empêche que les esprits animaux ne se portent aux parties, soit que les humeurs qui sont hors des veines, et refroidies, tombent de la teste sur quelque partie, soit en fin que le sang caillé en grumeaux bouche les veines et les artères carotides, contre l'avis de du Laurent (lib10 quast6) qui réfute cette opinion, dont je laisse les raisons anatomiques qu'il en produit, pour dire icy que la cause de la paralysie n'est pas toujours dans les nerfs et, et qu'elle peut être aussi dans les vaisseaux, par la sympathie desquels les nerfs se refroidissent et sont destitués de leurs esprits animaux, Jacot dit (in lib 7coac hip sect2 sent13) que la mollification[4] de toutes les parties du corps, survient icy des mêmes causes, c'est-à-dire de l'obstruction des veines et artères carotides, pourvu qu'il y aye aussi obstruction dans le cerveau, que Galien (lib8 de usu part) appelle un nerf mollet. Mais comme cette obstruction ne demeure pas toujours, l'apoplexie aussi diminue et se change en paralysie, dit Hollier (in lib10 coac Hippoc sect, sent16), par un retour de la mesme matière qui la causoit sur quelque partie du corps, ou sur une moitié d'iceluy. L'expérience nous le montre assez souvent, et j'en fourniray icy une exemple, qui arriva en la personne du sieur des Plantes Fessier, lequel étant tombé sur la teste du haut d'une charrette chargée, demeura apoplectique, quoy qu'il ne parust aucune plaie ni contusion au cuir. Je le saignay promptement, luy fis donner un clistère assez acre, et luy ayant rasé toute la teste, je lui fis une embrocation[5] avec huile Rosat[6], et luy appliquay par-dessus le cataplasme d'Hippocrate[7].

Le lendemain, l'action étant revenue au bras droit, il porta la main sur l'os pariétal senestre pour montrer le lieu qui luy faisoit douleur, je fis dessus ouverture, par le moyen de laquelle je trouvay cet os fracturé. Il fut trèpané, et a guéry par les grands soins que nous y apportâmes le sieur Eude Chirurgien[8]

3 Concussions du cerveau : traumatismes crâniens.
4 Mollification : ramollissement.
5 Embrocation : terme grec mouiller ou irrigation selon les Latins c'est-à-dire arrosage d'en haut comme la pluie, on laisse distiller quelque décoction sur la partie et en touchant. Ambroise Pare parle de fomentation humide Annexe II.
6 Huile rosat : Annexe II.
7 Cataplasme d'Hippocrate : ibid.
8 Eude : chirurgien d'Argentan, beau-frère d'Antoine Boirel.

et moy. Mais il est demeuré toute sa vie paralytique de tout le costé gauche, qui estoit du costé de la playe.

Hippocrate nous dit (7 Epidem) que la paralysie arrive quelquefois du côté opposite, aussi bien que la convulsion, ce qui arrive, selon du Laurent, (lib10 quast6) par une portion de l'ichoeur qui peut tomber de la partie dextre blessée, droit dans le ventricule dextre supérieur et de là, par un conduit apparent qui y est, dans le troisième, qui est la cavité commune. (Galien l'appelle le ventricule moyen, ou pour ce qu'il occupe presque le centre du cerveau, ou qu'il est situé entre les deux supérieurs, et le quatrième inférieur) cette ichoeur se trouvant ainsi comme au centre du cerveau, suit le mouvement de sa forme élémentaire, et tombe au lieu le plus pendant et le plus bas. Or, dit-il, la partie saine est ordinairement plus penchante et plus basse, à cause que le blessé, craignant la douleur, se couche sur le côté sain, et non pas sur le malade. Qui empeschera donc que l'humeur ne puisse quelquefois tomber du troisième ventricule au quatrième, et d'iceluy sur la medulle spinale qui est du costé opposite de la partie blessée et qui cause la paralysie.

Dalechamps dit (en sa Chirurgie Françoise) que la paralysie arrive quelquefois en la partie blessée, et convulsion en l'opposite ; que la blessée devient par des fois convulse, et la saine paralysée, et que les deux accidents arrivent quelquefois en toutes les deux. Cela n'est pas toutefois toujours certain, que la convulsion ou la paralysie seule ne puisse attaquer une de ces parties, sans que l'autre souffre aucunement, et d'ordinaire la blessée, qui en est la plus susceptible pour deux raisons. La première est, quand le muscle temporal est blessé, et la seconde vient du costé de la matière, qui, retenue en la partie offensée, corrompt tellement le cerveau, et l'origine des nerfs, que toute leur vertu, et toute leur faculté se perd, et demeurent paralytiques. Il peut tomber quelque portion de cette matière du costé mesme de la plaie, sur l'un des muscles de la bouche, qui le relâchera de sorte que l'autre retirant la bouche de son costé, causera convulsion, laquelle Joubert[9] appelle convulsion canine ou torture de la bouche. Mais lors que la matière est tellement retenue dans la partie blessée qu'elle la corrompt et le cerveau aussi, c'est pour lors que la paralysie occupe tous les deux côtés, et on peut dire que la mort suivra bien-tost après.

---

9 Laurent Joubert (1529-1583) : médecin et chirurgien. Il fait ses études de médecine à Montpellier, puis à Paris, Turin et Padoue, Ferrare. Il obtient son diplôme à Montpellier. Professeur précédent Du Laurent à Montpellier, il fut le premier médecin du roi Henri III de Navarre.

CHAPITRE 17
DES SIGNES RATIONNELS
Qui se tirent de la partie blessée et notamment des sutures.

Le Chirurgien artiste, qui voudra comme il faut se servir des signes rationnels qu'on tire de la partie blessée, doit selon Hippocrate (de vuln capitis) en connoître bien la nature, avant que d'y mettre la main, et regarder ensuite curieusement si il n'y point en la playe ou aux environs de cheveux coupés. Car ils sont un argument asseuré, que l'os est non seulement découvert, mais qu'il est lui-mesme offensé. Au reste, si la connoissance parfaite de la partie est tellement recommandée par notre Autheur, ce n'est pas seulement, parce que des os de la teste, les uns sont foibles et les autres durs, et qu'en effet, ceux-cy ne sont pas si sujest à se fendre que les foibles, pour les raisons que j'ay dites au commencement de ce livre, et que je mets ici sous silence de peur d'une redite importune. Mais il le veut ainsi (lib coac Hippoc) parce que les sutures, dont je n'ay parlé qu'à la légère, sont très faciles à blesser, et que la fracture qui s'y rencontre est très difficile à reconnoître, à cause qu'elles sont semblables aux fentes, et qu'étant plus aspres[1], et inégales que le reste de l'os, elles trompent aisément le jugement et la veue du Chirurgien ; lequel doit considérer, que celuy qui aura receu quelque coup en cet endroit, aura plus de mal à craindre que celuy qui auroit esté frappé en une autre partie de la teste, quoy que tous deux eussent été blessés de pareils ferremens[2],et mesme de plus petits, dit Hippocrate (de vuln capit 5 epid), lequel avoue s'estre luy-mesme trompé en la plaie d'outonomus[3] en Omile, qui ayant receu un coup de pierre au milieu du synciput[4] sur les sutures, mourut au milieu de l'Esté, faute d'avoir songé à luy faire ouverture, dont il avoit besoin, la connoissance luy ayant esté osté par les sutures, sur lesquels estoit la blessure. Mais il le reconnut bien après, selon l'adveu qu'il en fait. Ce qui fait dire à Celse (lib8 chap4), que notre Autheur a fait comme font les excellents hommes, qui se tiennent assurés de leur grand sçavoir, lors qu'il confesse ingénument qu'il a esté déceu[5] à connoître la suture d'avec la fracture, estant bien séant à un singulier[6] et rare entendement, qui pour cela ne laisse d'estre beaucoup riche, de confesser, et avouer simplement sa faute, et

---

1 Aspres : rudes, durs.
2 Ferremens : outils en fer.
3 Outonomus : hellénisme, bien partagé *outon nomé* partager.
4 Synciput : sommet du crâne.
5 Déceu : trompé.
6 Singulier : unique, qui n'a pas son semblable.

principalement en telle opération qu'on enseigne à la postérité pour le respect du bien public, afin qu'on ne soit pas trompé ainsi qu'il le fut.

Hippocrate (de vuln capitis) donne avis au Chirurgien, mettant la main à la playe, d'attacher tout son esprit pour découvrir, s'il est possible, s'il y a fracture dans cette partie, et de quelle espèce elle peut-estre mais principalement lorsqu'elle est située sur les sutures. Nous avons cy-devant, de l'autorité de notre Autheur, réduit toutes les fractures à cinq. Toutes cinq peuvent se rencontrer icy, mais spécialement le siège, qui n'y arrive ordinairement que simple, à cause de l'os qui est en cet endroit fort prompt à se rompre, tant par la foiblesse que par sa rarité. Il peut estre accompagné de fente et de contusion, car la suture se fend dans l'incision et dans la collision, qui sont fractures encore plus difficiles à reconnoître que le siège, et pour lesquelles on aura recours aux chapitres propres de la fente et de la contusion. L'enfonceure y paroit assez, quand elle est un peu grande, tant par sa profondeur manifeste, que par le piquement[7] que les esquilles d'os font en la membrane, dont arrivent tous les fâcheux accidents desquels il est parlé cy-dessus.

Deux choses rendent le siège difficile à connoîstre, quand il est dans la suture. L'une vient de la part de l'instrument dont il est fait, l'autre du costé de la suture. Il est presque impossible de voir le siège, lorsqu'il est situé dans une ou entre deux des dents de la suture. Ce qui peut arriver quand l'instrument est pointu car mettant la sonde dedans il n'est pas aisé de juger si c'est siège ou séparation de la dent à moins qu'il ne fut bien grand et large.

Si vous considérez la suture, vous trouverez que les os de la teste paroissent estre unis par son moyen ne sont que contiguës et qu'ils peuvent se relâcher et ouvrir les uns des autres, soit naturellement, soit par le coup, ou par la cheute, en sorte que l'on peut y estre surpris. Ce relâchement passant pour la marque ou le siège pour cette ouverture. Mais si cette espèce de fracture est grande et large, comme je viens de dire, on peut juger que ce n'est pas la suture car de soy elle doit estre ordinairement plus resserrée, et si le siège est long, sa continuité dans sa longueur n'est point entrecoupée de dents, comme comme elle l'est dans la couture.

Hippocrate n'est pas seul qui parle du relâchement des sutures, il y a bien des Autheurs qui ont écrit sur le sujet, et l'expérience nous confirme cette vérité, non seulement dans les playes de teste, mais mesme dans cette tumeur que nous appelons hydrocéphale, ainsi nommée, dit Paul (lib6 chap 3), à cause de la matière séreuse qu'elle contient. Quoy que ce ne soit pas mon intention de parler de cette maladie, je ne laisseray pas d'en dire deux mots en passant, pour montrer, qu'en effet les sutures peuvent se relâcher et se dilater beaucoup. Alors en l'an 1674, Monsieur des Manis BOIREL[8], Docteur en

---

7 Piquement : action de piquer, terme chirurgical blesser en saignant.

8 Des Manis Boirel : frère d'Antoine Boirel, Le nom Manis permet de le distinguer dans la fratrie.

Médecine et moy vîmes la fille d'un nommé Saint Thibault de cette Ville, âgée de neuf ans, qui se plaignoit d'une grande douleur de tête. La cause nous en fut aussitost connue, car nous trouvâmes sur le vertex une tumeur de la grosseur d'un œuf de poule, laquelle disparoissant quelque peu au toucher, faisoit assez connoître que la sérosité qu'elle contenait venoit de dessous le crâne. La dilatation des sutures lamboide et sagittale que nous trouvions sensiblement ouvertes de plus d'un travers de doigt nous donnoit assez de preuves pour appuyer ce sentiment[9], qui se rendit enfin très-certain par le mouvement du cerveau qui s'y fist voir. Ce fut aussi ce mouvement qui nous obligea de préférer les remèdes, tant généraux que topiques, à l'opération de la main. Cette tumeur néanmoins fut toujours dans le mesme estat pendant 18 mois qu'elle vécut, mais toute la teste lui devient d'une prodigieuse grandeur, en sorte qu'en la touchant, nous trouvions tous les os qui la composent séparés les uns des autres de plus de trois travers de doigt, et comme flottant sur de l'eau. Son corps devint tout émacié, elle perdit la veue et l'ouie six mois avant sa mort, mais elle parla jusques à la fin. Nous ouvrîmes sa teste après sa mort, et nous trouvâmes plus de six livres d'eau très-claire contenues non seulement dans les ventricules du cerveau, mais aussi toutes les membranes, en sorte que le cerveau y étoit tout étendu comme s'il eût esté dans un sac. La pie et la dure-mère estoient entières, mais tellement dilatées qu'elles couvroient tout le cerveau, et passant au travers des sutures faisoient cette tumeur cy-dessus dépeinte. En fin cet exemple ayant beaucoup de rapport avec le reste que je décrirois icy, avec l'observation de cette hydrocéphale monstrueuse que nous donne Fabricius Hyldanus (observat10 centuria)[10], fait que j'en demeureray là, après que j'aurais dit toutefois que je trouvais en celle-cy quantité de matière visqueuse et tenace attachée contre les membranes, que Fabricius trouva seulement en petite quantité dans le quatrième ventricule. Cette hydrocéphale icy décrite devroit en composer un cinquième genre. Je le dis après Monsieur Dalechamp (en sa chirugie françoise), lequel nous en donne un exemple aussi grande que celui-cy, qu'il dit tenir de Monsieur André Vessal (André Vésale ndt)[11]. Plusieurs autres font mention d'en avoir veu

---

9 Sentiment : diagnostic.

10 Fabricius Hildanus (1560-1634) : ou Fabricius von Hilden ou Wilhem Fabry ; on l'appelle souvent le père de la chirurgie allemande ou le premier chirurgien scientifique ; il exerça en Allemagne, Lausanne et Berne. Son œuvre parut en 1646 sous le titre *d'Opera omnia*. On y remarque le traité de la gangrène ou *sphacéle* et le recueil de 600 observations intitulées *Centuries*.

11 André Vesale (1514-1564) : sans conteste le plus grand des Anatomistes de son temps et peut être de l'histoire de la Médecine médecin brabançon. Né à Bruxelles dans une famille médicale, il décède du typhus en Grèce lors d'un naufrage, de retour en Europe d'un voyage à Jérusalem. Après un apprentissage à Paris, il enseigne à Padoue. Ses travaux vont mettre fin aux dogmes du galénisme qui bloquaient l'évolution scientifique depuis plus de 1000 ans, aussi bien dans le monde européen que le monde musulman. Auteur de *De humani corporis fabrica* (sur le fonctionnement du corps humain) en 1543 un livre novateur de plus de 700 pages sur

d'aussi prodigieuses, mais ils croient tous que cette maladie n'arrive qu'aux enfans du berceau. Monsieur Myngeloufaux[12] toutefois dit en avoir vu une à un enfant de trois ans, et vous voyez que celle-cy a attaqué une fille de neuf ans. Je ne parle point de la cure de cette tumeur ny des remèdes dont je me servis, ce lieu icy n'étant pas destiné à ce sujet, mais seulement pour faire voir que les sutures peuvent beaucoup se relâcher. Néanmoins si vous voulez en voir la cure, vous la trouverez très-bien ordonnée dans les remarques que le sieur Myngeloufaux (traité2 doct2 chap1) nous a données sur le Guidon (Guy de Chauliac).

Si le siège qui se découvre facilement dans une autre partie de la teste est si difficile à voir en cet endroit, il faut croire qu'il sera impossible d'y connoître la fente ou la contusion, soit qu'ils y soient seuls, soit qu'ils accompagnent la marque. Car la sonde trouvera mesme inégalité dans la suture que dans la fente. Hippocrate (coact) toutefois donne un avis par lequel le Chirurgien peut reconnoîstre cette fracture, qui est de faire mâcher des deux costés de la mâchoire une tige d'asphodele[13] ou une férule[14], commandant au patient de prendre garde s'il n'entend point l'os faire du bruit au lieu de sa playe. Car les os rompus, dit-il, semblent craqueter. Guidon (traite 3 doct 2 chap1) au lieu de tige d'asphodèle ou de férule, donne le bout d'un mouchoir, d'un gant, d'un nœud de paille, ou une cordelette qu'il fait tenir entre les dents, et frappe dessus, ou la tire à mesme intention. Mais ces choses ne donnent pas beaucoup de lumière, je l'ay essayé plusieurs fois, aussi bien que Paré, et n'en ay pas esté plus asseuré[15]. Et de vray si elles avoient lieu, ce seroit aux grandes fractures, comme en l'effraction, où l'os est rompu en plusieurs pièces, ou aux fractures, qui sont proche du muscle temporal, et aux extrémités de l'os du front, et ou en la partie antérieure des os bregmatiques, à cause du muscle qui les agite avec plus de violence que les autres, et fait presser la mâchoire supérieure contre par l'attraction de l'inférieure. Mais je ne croy pas que ce signe peut servir aux fentes courtes et déliées, où les os sont encore fermes, et serrés les uns contre les autres, ny en la contusion ny en la fracture, qui est en l'occipital, ny au derrière des os pariétaux. Il me semble donc pour le plus seûr, qu'il faut de l'autorité de Celse (lib 8 chap 4) découvrir l'os, de peur d'y estre trompé, lequel il faut ruginer près de la suture, et non sur icelle, de peur

l'anatomie humaine, ayant demandé plus de quatre ans de travail, aux illustrations remarquables faites par l'école du Titien, qui seront à peine éclipsées par celles de Léonard de Vinci, redécouvertes quelques siècles plus tard. Après la parution du livre, il devint médecin de Charles Quint et arrête sa production scientifique. Il fut en outre appelé au chevet du roi Henri II de France, gravement traumatisé, pour avis. On pourra lire son observation à la fin de ce travail en Annexe VIII.

12 Myngeloufaux : médecin de Bordeaux, contemporain de Boirel, connu pour ses travaux de chirurgie mais dont la trace n'a pas été retrouvée.

13 Asphodèle : terme de botanique ; famille des liliacées. Les racines sont en forme de navets ; dans le Midi, en période de disette, on en faisait du pain.

14 Férule : plante ombellifère. Les racines sont employées en Médecine.

15 Asseuré : convaincu.

de dilacérer les fibres, qui soutiennent la dure-mère, et qui servent pour la production du péricrâne. Les veines et les artères qui entrent dans le cerveau, ou qui en sortent, pourroient aussi par la rugine estre ouvertes, qui répandroient du sang sur la membrane, d'où surviendroit la douleur et l'inflammation, qui en fin causeroient la fièvre, et peut-être la mort, si on n'y a apportoit les mêmes soins, diligences et remédes pour la guérison, que s'ils avoient esté fracturés.

Si l'on ne peut apercevoir la fente par la rugine, on pourra se servir d'encre aussi bien que cy devant. Mais il ne faut pas l'appliquer sur la suture, d'autant qu'elle y demeureroit, estant défendu d'y ruginer. On doit donc la mettre sur les os voisins, qui souvent se trouvent fendus On peut encore se servir du mesme moyen qui est décrit au chapitre des signes sensibles, faisant fermer la bouche aux blessés, et serrer le nez autant qu'ils peuvent pour pousser longtemps, car si l'os se rencontre fracturé jusqu'au Diploé, où jusques à la membrane, on verra exuder par la fente en forme de rosée quelques petites gouttes de sang, qui ne peuvent sortir de la suture, s'il n'y a point de fracture.

La fracture reconnue en cette partie nous indique de faire ouverture en l'os, évitant toutefois les sutures, dit Hippocrate (de vuln capit). Ce qui nous oblige quelquefois d'y faire deux ouvertures, une de chaque côté de la suture, quelquefois trois, comme quand la suture se trouve dans l'angle de la sagittale, qui se joint à la Coronale ou à la lamboïde, et quelquefois quatre, comme lorsque la sagittale se communique jusqu'au nez, et qu'elle passe au travers de la Lamboide pour se terminer au trou de l'occipital. La raison en est assez claire, si vous considérez que nous ouvrons l'os pour donner issue au sang, et à la sanie, qui sont répandus entre le crâne et la membrane, lesquels ne pourroient sortir par une ouverture seule, à cause des productions de la dure-mère, qui la tiennent en cette partie si fort attachée, que ces matières ne peuvent passer d'un côté à l'autre.

CHAPITRE 18
DU PRONOSTIC GENERAL DES PLAYES DE TESTE

Personne ne met en doute, que les playes de teste ne soient de la dernière conséquence, puisque les plus petites sont d'une grande considération, aux dires d'Hippocrate, qui nous enseigne cette vérité au commencement du beau livre qu'il en a fait. Mais ce pronostic est trop général pour en demeurer là, et un Chirurgien passera toujours pour un homme de bon sens et bien avisé, qui ne dira pas, d'abord son jugement sur l'événement des playes de teste, et qui considérera bien avant toutes choses, qu'elle est non seulement leur essence, leur nature, et leur cause, mais qui envisagera mesme sérieusement leurs symptômes et leur grandeur. Car Celse (lib5 chap16) veut qu'il soit autant de sa prudence, de ne toucher pas à celles qui sont incurables, s'il ne veut encourir la disgrâce de passer pour homicide de celuy que le sort et son malheur ont fait mourir, que de suspendre son jugement dans les playes, se contentant d'en faire voir le péril s'il y en a, ou la seûreté, de peur de paroître ignorant et s'être lourdement trompé, promettant la guérison d'une playe que l'art n'aura pu donner, ou Charlatan, faisant grand et périlleux ce qui n'est rien en effet.

Il faut donc sçavoir que des playes, les unes sont mortelles et les autres guérissables. Je trouve quatre causes générales qui rendent les playes mortelles. La première vient des symptômes violents que causent ou la propagation ou le transport de la matière au cerveau, ainsi qu'il arrive aux playes des jointures et des parties nerveuses auxquelles surviennent grande inflammation, resverie, convulsions, et autres semblables. Car comme il n'est pas toujours nécessaire, suivant ce que j'en ay dit cy-devant, que tous ces accidents arrivent. Il est vray aussi de dire qu'ils ne paroissent point que pour causer la mort.

La seconde vient de la noblesse et de la dignité des parties blessées, ou de l'interception de leur office si nécessaire à la vie. Car si les parties principales se trouvent grandement blessées, les esprits qui sont les instruments de la vie, seront bien plutôt épuisés qu'on n'aura pas guéry la plaie. Celles du cœur et du cerveau en font une foy[1] authentique. La mort survient aussi quelquefois, quand quelque action absolument nécessaire à la vie se trouve empeschée ou interceptée, comme l'action de respirer le poulmon estant blessé, les actions de cuire, de distribuer et de jetter en dehors, comme aux playes de l'estomac et des intestins.

1 Foy : témoignage.

La troisième cause mortelle se tire des symptômes qui se joignent à la playe comme une haémorragie, ou une impuissance de guérir. Celle-cy vient aux playes des parties intérieures, ou à celle que quelqu'os considérable cache, parce qu'il est impossible d'y porter aucun remède, et de celle-là arrive aux playes du foye et à l'incision de quelque gros vaisseau.

Enfin la quatrième cause qui rend les plaies incurables et mortelles, quoy que d'elles-mesmes elles fussent traitables et pussent se guérir, se fait par accident, comme quand un homme est blessé d'un dard empoisonné, ou lors qu'il y a une grande impureté des entrailles, une cacochymie[2] universelle, ou que le Chirurgien a fait une grande faute dans la diètte ou le régime de vie.

Ces quatre causes icy posées, je dirais volontiers avec Hippocrate (Apho18 lib6), que les playes de la vessie, du cerveau, du cœur, du diaphragme, des menus intestins[3], comme du ventricule et du foye sont mortelles. Si Galien (codem apho) ne m'apprenoit que notre Autheur ne parle pas absolument en cet Aphorisme, et qu'en effet il y en a de ceux qui se trouvent blessés en ces parties qui guérissent. C'est pourquoy Hippocrate (coac) nous dit autre part, que les blessés au cerveau, à la moelle de l'épine, ou au foye ou au diaphragme, ou au cœur ou à la vessie ou de quelques-unes des grosses veines meurent pour la plus part. Je diray donc suivant cette doctrine et celle de Galien, que des playes mortelles de la teste,les unes le sont nécessairement, et que des autres qui le sont en la plus grande partie, il y en a dont on peut grérir.

Pour bien connoître la différence de ces playes, il faut sçavoir que les unes appartiennent aux os, les autres aux membranes, aux vaisseaux et aux nerfs. Les autres pénètrent en la substance du cerveau et les autres jusque dans les ventricules. Ces deux derniéres icy sont absolument mortelles pour deux raisons, l'une vient de la noblesse de la partie, et l'autre de la grandeur des accidents qui arrivent ordinairement. De la noblesse de la partie, d'autant que du cerveau, comme partie principale, sont puisés tous les esprits animaux, d'où vient qu'elle communique son offense à tout le corps, soit par la privation ou par la dépravation de ces mesmes esprits, qui se sont dissipés soudainement, par le moyen de la playe ou par le moyen de la cause, ou bien en fin que ces mesmes esprits se soient retirés en le cerveau, de sorte qu'il demeure oisif sans en communiquer aucun aux autres parties, d'où il s'ensuit que l'action des muscles de la poitrine, et des autres parties destinées à la respiration se trouve quelquefois blessée, et quelquefois abolie, et alors il est d'une nécessité absolue que l'homme meure, pource que, dit Galien (5 de locis aff cap1 apho 1lib 5), qu'il ne peut vivre sans respiration. Le mesme Autheur nous assure toutefois que dans Smyrne une ville d'Ionie, il a veu guérir une playe qui pénétrait jusques au ventricule antérieur du cerveau. Musa[4] en donne

---

2 Cacochymie : maladie de mauvaise complexion universelle (toutes les humeurs et tempéraments sont chamboulés) ou nocivité des humeurs.

3 Menus intestins : intestins grêles.

4 Musa Antonius : esclave grec affranchi, médecin de l'empereur Auguste, grand promoteur du

aussi deux exemples, l'un d'un homme qui étoit blessé presque jusqu'au milieu de la tête avec perte d'une grande portion du cerveau, et d'un blessé à qui on en avoit osté de la grosseur d'un œuf de poule. Celui-cy vécut encore trois ans, stupide, lourdaut, et sans voix et celuy-là devint sourd et muet, et laissoit couler son eau involontairement, quoy que toutefois il mangeait ce qui luy étoit mis dans la bouche. Guidon (Guy de Chauliac), dit avoir veu sortir une petite portion de la partie postérieure du cerveau ce qu'il reconnut par la blessure de la mémoire, laquelle revint après que le blessé eut été guéri, contre l'avis de Falcon[5], qui ne croit pas cet Autheur, et qui veut que ce qui sort par la fracture du crâne soit plutost une humidité grasse, et visqueuse, et semblable au cerveau, qu'une partie de sa substance. Je suis trop obligé à Guidon par ses écrits, pour ne pas répondre à son Commentateur. Les quatre exemples que Guillaumus Fabricius (Hildanus ndt) (13 centuria)[6] donne en faveur des jeunes Chirurgiens, pour les exhorter, d'entreprendre la cure de toutes sortes de playes, quoy que de prime abord elles paroissent incurables, où il asseure la guérison de ses quatre blessés, desquels étoient sorties plusieurs portioncules du cerveau, et l'histoire que Paré (livr 10 chap 23) rapporte estre arrivée en la personne d'un des pages de feu Monsieur le Maréchal de Montejan, suffiroient pour montrer par expérience à ceux qui voudroient suivre son sentiment que le dire de Guidon est véritable. Je ne veux point la mettre, puisque j'en puis donner plusieurs autres, et notamment deux de remarque avenue[7], feu Me Nicholas Phelippe, mon oncle et mon maître encore vivant. Toutes deux sont venues presque en même temps : la première à un enfant âgé de 14 à 15 ans, qui vers l'année 1635, fut tellement blessé en la teste d'une cheute de cheval qu'il demeura sur le lieu avec perte de tous les sens, vomit et laissa aller involontairement tous ses excréments. Aussitost qu'il fut à la maison où il fut emporté, le sieur Philippe fut mandé, et tout enfant que j'étois, n'étant âgé de 10 à 12 ans, je le suivis. Il ne luy trouva en apparence qu'une simple playe sur l'os pariétal dextre, de grandeur d'ouverture à mettre le bout d'un doigt, et où l'os mesme n'étoit pas découvert. Il luy rasa tous les cheveux, pansa sa plaie, et luy appliqua sur toute la teste, qu'il trouva comme une poire molle, un liniment[8] avec huile Rosat et par-dessus une compresse trempée en vin chaud, le tout comme par manière d'acquit, espérant qu'il mourroit dans le lendemain, auquel jour le trouvant encore en vie, il luy fist ouverture au lieu où estoit la playe, par laquelle il découvrit l'os brisé en plusieurs pièces, dont quelques-unes étaient cachées sous l'os sain, lesquels il osta en présence du

---

thermalisme. En 23 B. C il guérit Auguste d'une grave hépatite virale par potions et bains froids. On lui accorde un ouvrage médical sur la bétoine.

5 Falcon Jean (14??-1541 ?) : d'origine espagnole, premier professeur de chirurgie à la faculté de Médecine de Montpellier ; il a publié *des Remarques sur la chirurgie de Guy de Chauliac* en 1515 puis en 1520, et plusieurs traductions françaises de ses textes.

6 Fabricius Hildanus (1560-1634) : ibid.

7 Remarque avenue : terme de chasse : remarquable « histoire de chasse ».

8 Liniment à l'huile de rosat : voir Annexe II.

sieur Do Chirurgien, qui y fut aussi appelé ; et tous les deux ensemble furent d'avis de faire encore une ouverture sur l'autre os bregmatique, la plus grande partie duquel ils trouvèrent aussi enfoncée et brisée, et dont un des fragment, ayant dilacéré les membranes, entroit dans la substance du cerveau, duquel sortit une portion de la grosseur d'une fève. Il en sortit encore une égale portion par une autre ouverture qu'ils firent sur le front, où il se trouva embareure en l'os coronal ; partie de ces esquilles ostées, et les autres relevées, qu'on voulut laisser pour estre trop longues. Ce petit garçon fut toujours pensé par ces Messieurs-là l'espace de 35 jours, sans discontinuation d'aucun des accidents, ayant perdu entièrement la connaissance, la veue, et la parole. On luy versoit des bouillons de viande dans une cuillère faite expres, qu'on luy mettait dans la bouche, comme pour luy servir d'entonnoir, on luy donnoit sa tisane de mesme. Le 36e, le sentiment commença à luy revenir, et ouvrit les yeux, et en fin il les recouvra totalement avec la parole comme sa santé luy revint, qui fut dans soixante jours. Mais ce qui est remarquable est que cet enfant lisoit et écrivoit parfaitement bien auparavant sa cheute et que étant guéry, il fallut lui apprendre non seulement à lire et à écrire, mais aussi à parler comme s'il n'eut jamais été au monde, que depuis sa blessure. Il se nomme Hector S. Lambert, il est encore vivant, marié, et travaille du métier de Tondeur en draps. Il lui reste de sa blessure une parole entrecoupée, et est de temps en temps travaillé de mouvements épileptiques. Le second exemple que j'ai promis de mettre icy est d'un nommé Maistre Louis, Facteur des Dames Religieuses de Sainte-Claire de cette ville, lequel voulant prendre un bœuf, receut un coup d'une de ses cornes dans le temple, qui luy enfonça l'os jusque dans la substance du cerveau, et dont une portion sortit de la grosseur d'un poids. Ce que le dit sieur Phelippe qui le pensoit, fist voir clairement au sieur de Saint-Jean, Docteur en Médecine, qui soutenoit n'estre pas du cerveau, mais de la graisse. Il luy fist la même expérience que j'ay veue depuis, dans Paré. Car il jeta cette petite portion dans l'eau, qui au lieu de nager comme eût fait la graisse, alla au fond, et la reprit en suite pour la mettre sur une pelle de fer rouge, sur laquelle elle se dessécha et devient aride comme du parchemin, au lieu de se fondre ainsi qu'auroit fait la graisse. Cet homme en fin guérit sans qu'aucun mauvais accident parust et ne lui survint aucune incommodité pendant le reste de sa vie, qui a esté assez longue depuis sa blessure. J'en ay pensé plusieurs autres dont il est sorty du cerveau, et qui ont receu leur guérison. Mais ces exemples sont bien rares, et on les doit plutost rapporter à la main de Dieu qui les fait, qu'à la force de l'art, dont l'honneur est de dire, quand ces choses arrivent, qu'il n'est sorty qu'une parcelle bien petite du cerveau, laquelle est à vray dire, capable de dépraver la faculté animale, et rendre les uns stupides et épileptiques les autres, mais qui au fond n'est point assez grande pour la détruire tout à fait.

Les playes de la tête qui tuent pour la plus part, mais non pas toujours absolument, sont celles qui pénètrent jusques l'os, ou qui les fracturent. La dure-mère peut mesme estre blessée sans causer la mort, estant assez esloignée du cerveau pour ne luy communiquer pas facilement son mal. Et en effet Hollier veut (in lib coact Hippo sect 3 sent 13) que les blessures ne deviennent funestes que par l'inflammation du cerveau, à laquelle il se trouve sujet par la communauté qu'il y a entr'eux, les membranes ne contribuant aucunement à la faculté animale dont l'oéconomie[9] se fait dans le corps et la substance du cerveau. Si elles tuent donc, c'est par-l'imperice[10] de ceux qui les traittent, s'en trouvant d'assez ignorants pour ne pas trépaner une teste ou la ruginer, quoy qu'ils y reconnoissent fracture, fente ou contusion.

Si le Chirurgien ne fait pas son devoir comme il faut, est si criminel : soit qu'il néglige le régime de vivre, la saignée et la purgation, soit que tirant avec violence quelques fragments, il blesse la membrane, soit en fin qu'il trépane et rugine sur les sutures qui causent l'inflammation. Le malade ne l'est pas moins en son endroit quand il ne garde aucune règle, et qu'il s'abandonne trop aux travaux du corps ou à ceux de l'esprit.

La cacochymie, ou la mauvaise disposition où il se trouvoit avant sa blessure, la peut rendre incurable quelque petite qu'elle soit, et son âge n'en fait pas moins, non plus que l'air et la saison. En effet les os des jeunes enfans, dit Hippocrate (de vuln capitis) étant plus déliés, plus mols, et plus arrousés de sang, que ceux des vieilles personnes, s'altérent et se pourrissent plus promptement. Et l'on voit tous les jours mourir plus de jeunes que de vieillards, quoy que les playes de ceux-cy tant de la chair que des os, s'agglutinent[11] et se réunissent plus tard à cause de la sérosité de leur sang et de la sécheresse de leur crâne.

Les exemples que nous voyons tous les jours arriver dans Paris, de ceux qui sont blessés en la teste, quoy que légèrement, et pensés par les plus sçavants hommes de la terre, nous montrent assez que l'air leur cause la mort, puis que ceux qui sortent de cette ville n'en meurent pas. Guidon (traite 3 doct 2) dit que c'est à cause de l'air froid et humide qui y domine : ces qualités estant ennemies du cerveau, qui ne les peut souffrir sans blessure, et particulièrement l'humide, l'air froid pouvant estre eschauffé par un feu tempéré. Et si quelques-uns objectent que les playes de teste sont mortelles en quelques régions chaudes, comme en ces lieux de Provence ou d'Italie, qui sont prochaines de la mer Méditerranée, qu'ils sçachent que c'est moins la chaleur et la sécheresse de ces climats, qui les rendent funestes, que quelque humidité superflue, ou une mauvaise vapeur dont l'air est infecté. L'expérience nous le fait assez voir en ces régions icy, où l'air est sec, et où peu de personnes meurent de playes de teste, quoy que très griesvement blessés, et pensés par de jeunes Chirurgiens, peu sçavants et très-novices en l'art.

---

9 L'oeconomie : l'harmonie qui règne entre les humeurs du corps, ou de l'esprit.

10 L'imperice : latinisme : l'erreur, le manque d'habilité comme *ignorantia* : défaut de connaissance.

11 S'agglutiner : terme de Médecine recoller les parties divisées par accident.

Pigray (liv 4 chap 9)[12] dit qu'il a veu certaines années où les playes de teste, quelques petites qu'elles fussent, étoient presque toutes mortelles, et qu'il a remarqué dans une autre année, qu'il survenoit, presque à toutes les playes de cette partie, une gangrène de deux à trois doigts aux environs, avec peu de fièvre, et dont mouroient peu de personnes, ce qu'il attribue à la constitution de l'air. Il dit aussi qu'il en a veu périr des plus petites et des plus légères, principalement quand la fièvre commençoit au troisième jour de la blessure. Mais qu'on trouvoit à tous ceux qui en étoient morts, un abscès purulent en la substance du foye. Il n'est pas l'unique Autheur qui nous apprenne que les playes de teste causent quelquefois abscès en cette partie, puisque Paré (liv 10 chap11) atteste l'avoir veu en trois patiens. Il donne deux causes à cet abscès, dont la dernière qu'il tient de M. de la Corde me semble la meilleure, elle se fait par l'ouvrage de la nature, qui succombant sous le faix[13] du mal, vient à renvoyer une partie de cette matière purulente, avec le moins d'incommodité qu'il se peut, par les veines au foye, d'où vient que tous ceux -là meurent, auxquesl le cerveau estant blessé, se fait une apostheme[14] dans ce parenchyme. Il n'y a aucune saison que les playes de teste ne soient pas très dangereuses ; mais principalement l'Esté et l'Hyver. Celuy-cy à cause de son froid, comme j'ay déjà dit cy-avant, et l'autre à raison des humeurs qui s'échauffent et se corrompent plus facilement en cette saison qu'en une autre. La pleine Lune leur est encore très-contraire et très-périlleuse, par l'abondance des humeurs, dont tout le corps et la teste se remplissent pour lors.

J'ay traité si amplement aux chapitres des signes rationnels de tous les accidents qui arrivent aux playes de la tête, que je pris le Lecteur d'y avoir recours. Je les réduiray toutefois à deux, car où ils sont mortels, où ils sont bénins. Ils sont funestes quand l'inflammation du cerveau et de ses membranes les accompagnent, ou bien lorsque les conduits, qui sont destinés à porter l'esprit animal à toutes les parties du corps humain se trouvent empêchés, parce que la fièvre survient, et le délire, l'assoupissement, la convulsion, la paralysie, l'apoplexie, et autres semblables, lesquels se font tous de cette manière. Le Cerveau, ses membranes, ou quelques autres de ses parties, ne sont pas plutost enflammées, qu'il est d'une nécessité que la fièvre survienne, et que le blessé tombe en délire. Les autres accidents naissent de l'intempérie[15] du cerveau ou de l'obstruction de ses conduits ; sa chaleur nue et immodérée cause le délire. Mais si elle est accompagnée de sécheresse, elle produit veilles et folies[16], comme l'assoupissement et les resveries, si l'humidité s'y trouve

12 Pigray Pierre (1532 ?-1613) : disciple de Paré, attaché comme chirurgien auprès des rois Charles IX, Henri III et Henri IV, dont il procède à l'embaumement « à l'italienne ». Il écrit trois ouvrages de chirurgie contre la suture des artères (43 éditions de 1609 à 1681 en français et en latin)

13 Faix : fardeau, charge.

14 Aposthème : abcès.

15 L'intempérie : le dérèglement.

16 Veilles et folies : lenteurs aux affaires et paroles extravagantes.

jointe, ou la compression des ventricules. Le malade au contraire devient niais et stupide par l'intempérie froide et nue du cerveau, et tombe en un profond sommeil, si à celle-cy se joint l'humide. Or se trouve privé du mouvement de tout le corps, si l'intempérie sèche est de la partie. Pour la paralysie, l'apoplexie, et les mouvements convulsifs, la diversité des obstructions les fait et les cause.

Si tous ces symptômes icy ne dénotent que du mal, les bénins au contraire ne prédisent qu'une bonne guérison par l'absence de fièvre, le blessé boit et mange de bon appétit ce qu'on luy prescrit pour sa nourriture, a la raison bonne, dort, et a la liberté du ventre. Sa plaie est vermeille, non aride et sèche, ainsi qu'elle se trouve aux accidents mortels, elle jette un pus louable[17], l'os garde sa couleur naturelle, et la dure-mère a son mouvement libre, au contraire des playes accompagnées de la plupart des accidents cy-dessus marqués, qui ne rejettent que peu de matières. Cette matière est crue et ténue, semblable aux larmes qui tombent des yeux, et le reste décrit cy devant.

17 Un pus louable : un pus digne d'intérêt, appréciable.

CHAPITRE 19
DE LA CURE DES PLAYES DE TESTE
Et premièrement du régime universel qui se tire de six choses non naturelles[1]

Après avoir touché assez amplement la nature et l'essence de la teste, expliqué en détail les espèces et les différences des fractures qui y arrivent, et enfin marqué les causes et les signes qui nous les font découvrir, il est temps de parler de leur cure et de leur guérison n'y en ayant point pour petites qu'elles puissent estre qui doivent estre négligées. La teste peut être blessée de trois manières : il se fera en la chair une playe, que le péricrane et l'os seront sains ; le pèricrane se trouvera contus ou deschiré, que l'os demeurera seulement découvert sans fracture, et enfin l'os sera cassé, soit en l'une ou l'autre de ses tables séparément, soit en toutes les deux ensemble, que la chair et le péricrane seront ou blesses ou sains. Étant vray de dire, qu'il faut playe en la chair pour découvrir le siège, mais que les autres espèces de fractures se peuvent trouver avec les deux téguments sains et entiers, je veux dire sans playes, l'os ne pouvant pas estre fracturé que la chair ne soit contuse, si ce n'est au contrecoup. Or Guidon veut que toutes ces playes puissent guérir, pourveu qu'elles soient bien traitées. Pour cet effet il nous propose, et nous enseigne neuf préceptes généraux, qui regardent toutes les espèces de playes de teste. Mais il seroit ennuyeux de les marquer tous icy ; et le Lecteur peut aisément les voir en sa doctrine (traite3 doct1 chap1). Cependant je les réduiray à deux, à sçavoir au régime universel, et en la cure particuliee, qui se fera toujours selon l'espèce, la nature, et l'occurrence[2], tant de la plaie que de la fracture.

Le régime universel consiste en une deue et convenable observance des choses non naturelles, en l'éloignement des passions de l'âme à arrester la fluxion[3], adoucir la douleur, et empescher que les accidents ne surviennent. Le Chirurgien appelé pour penser un blessé, doit donc en premier lieu considérer, si l'air est trop chaud ou trop froid afin de le corriger. Le froid estant ennemy du cerveau, des os, des nerfs et de toute la nature. Il en est tellement ennemy, que Galien (de usu part liv 8 cap 2) nous avertit de ne tarder

---

1 Les choses non naturelles : l'apprentissage de l'art médical dans les deux premières années du cursus universitaire se partage en cours sur les choses naturelles, l'anatomie et la physiologie, les choses non naturelles, l'hygiène et la diététique et les choses contre-nature, la pathologie et la thérapeutique.

2 L'occurrence : l'occasion.

3 Fluxion : écoulement d'humeurs malignes.

pas en l'opération du trépan, en ostant les os de la teste, de peur qu'il ne se refroidisse, soutenant que c'est le plus grand mal qui puisse arriver à celuy qui a eu la teste rompue et que le cerveau ne peut estre touché et rencontré d'aucune substance froide, est incontinent refroidy de l'air, quoy qu'excessivement chaud, ce qu'il dit tenir par expérience. Quelques-uns, ainsi que je l'ay tiré de cet Autheur (loco cita), disent, que cela arrive par le refroidissement de ses membranes, singulièrement de la pie mère, pource qu'elle contient en soy un très grand nombre de veines et artères, et que son mouvement ne peut se faire sans une grande chaleur. Il faut donc corriger l'air, par le moyen d'un grand feu que l'on fera dans la chambre du malade, si c'est l'hyver, évitant toutefois la fumée, de peur de provoquer la sternutation[4], et le feu de charbon, qui remplit beaucoup la teste. On doit aussi tenir les portes et les fenêtres de la chambre fermées, crainte d'une trop grande clarté, contraire aux playes de cette partie. Et en fin que l'air ne touche les membranes du cerveau, ou pour le corriger lors que l'on pensera le patient ; il faut aussi bien l'Esté que l'Hiver faire tenir proche de la playe une bassinoire pleine de braise, ou une pelle de feu bien chaude, ou un réchaud plein de feu, en sorte que le blessé n'en soit pas incommodé, mais qu'il en sente la chaleur. Et si l'air est trop chaud, comme il arrive souvent en Esté, on le corrigera, en jettant souvent de l'eau dans la chambre, quelquefois de l'oxycras[5] et des rameaux de saule, feuilles de vignes et de laictues. Mais quoy que dans ce temps la chaleur soit très grande, le Chirurgien ne doit pas être exempt de faire tenir une bassine pleine de braise sur la teste du blessé comme si c'étoit l'Hyver lorsqu'il le pensera.

Le blessé ne boira pendant les 14 premiers jours que de la tisane, de l'eau panée[6], de l'hipocras d'eau[7], ou le potus divinus[8] de Paré (liv 10 chap 14), qu'il compose d'eau cuite sucrée, et de jus de citron. Il s'abstiendra de ce dernier breuvage s'il a de la toux. Le Vin, le Cidre et le Poiré[9] luy seront interdits pendant ce temps, dans lequel paroissent ordinairement tous les grands accidents mais sur tout le Poiré luy est défendu pendant tout le cours de sa maladie, à cause qu'il est trop vaporeux, et pour cette mesme raison toutes les odeurs bonnes ou mauvaises seront esloignées de luy, d'autant qu'elles remplissent trop le cerveau, d'où Galien (lib 12 Mrth) parlant du choix des vins,dit, que les odoriférants chargent beaucoup la teste pendant tout le cours de sa maladie, à cause qu'il est trop vaporeux, et pour cette mesme

4 Sternutation : du latin *sternutatio* : éternuement.

5 Oxycras : voir Annexe II.

6 L'eau panée : eau dans laquelle on fait tremper du pain grillé pour en ôter l'acidité et pour la rendre nourrissante.

7 Hippocras : voir Annexe II.

8 Le potus divinus : voir Annexe II.

9 Le Poiré : produit normand de fermentation de la poire comme le cidre pour la pomme. Longtemps utilisé pour couper les vins de Loire…

raison toutes les odeurs bonnes ou mauvaises seront esloignées de luy, d'autant qu'elles remplissent trop le cerveau, d'où Galien (lib 12 Mrth) parlant du choix des vins, dit, que les odoriférants chargent beaucoup la teste.

Pour son vivre il n'usera que de bouillons, qui seront faits de maigre de veau et de volaille, non trop cuit pendant les sept premiers jours, et un peu davantage dans les autres sept jours, qui seront altérés[10] d'oseille, de pourpier, de laictues, de cicorée et de buglose[11].

Les viandes solides et le pain luy sont défendus ; l'abstinence estant très-recommandée par Hippocrate (lib de vul cap c 3) dans toutes sortes de playes principalement quand elles sont récentes, et singulièrement lorsqu'il y a fracture en la tête, en la cuisse ou dans une autre partie ; ce qui doit estre estroitement observé, dit Guy Vuide[12] (en son comment), quand le mal est en une partie principale, comme au cerveau ou à la teste. Celse (lib 5 cap 2) dit que le vivre doit estre tenu et léger, n'étant donné à un blessé que pour luy soutenir les forces. Paré permet à ses malades d'user de pruneaux cuits, et de raisins de Damas confits avec sucre et cannelle. Il peut aussi pour diversifier, manger quelques cerises crues et si elles étoient confites avec un peu de sucre, elles luy seroient meilleures, pourveu qu'il ne casse pas les pierres[13] avec les dents car cela donneroit une trop grande émotion au cerveau. Si la fièvre ou autres accidents ne surviennent point dans le septième, il pourra manger quelque peu de viande bouillie, et après le quatorze, si rien n'y répugne, il en mangera un peu davantage et parfois du rosty. Les poulets, pigeonneaux, merles, grives (GAL L 8 meth), alouettes, et autres oyseaux champestres, lui seront plus utiles que d'autres viandes. Le malade peut aussi boire dans ce temps du petit cidre bien cuit, et exempt d'aigreur, ou du vin trempé de trois parts d'eau, et s'il veut manger du poisson, il choisira celuy qui aura été nourry en eau claire, coulante et non limoneuse.

Le dormir et veiller du malade seront modérés, évitant autant qu'il pourra le dormir du jour, si ce n'est depuis six heures jusque dix heures du matin, d'autant, dit Hippocrate, que le sommeil (coact) d'après-midi est mauvais à

---

10 Altérés : ajoutés en cas de soif.

11 Buglose : voir Annexe II.

12 Vidus Vidius ou Guy Vuide (1509-1569) : appelé aussi Guido Guidi, médecin italien de la Renaissance. Premier médecin de François Ier, il est aussi le premier des lecteurs royaux en médecine au Collège Royal (actuel Collège de France). À la mort de François Ier en 1547, il retourne en Italie comme médecin personnel de Cosme Ier de Médicis ; il obtient une chaire à l'université de Pise. Son successeur au Collège Royal sera Jacques Dubois, Jacobus Sylvius. Il publie en 1544 à Paris (sous François Ier), sous le titre *de chirurgia é Graeco in Latinum conversa*, une compilation avec commentaires des différents traités d'Hippocrate, Galien et Oribase traduit par lui en latin. Cette œuvre paraît un an après *de humanis corporis fabriqua* de Vésale, et les deux ouvrages ont joué un rôle important dans le renouveau de l'iconographie anatomique.

13 Pierres : noyaux.

cause, dit Thomas Avega[14] (in arte parva), qu'il rend l'homme mol et efféminé, qu'il débilite les nerfs et le cerveau, affoiblit la chaleur naturelle, rendant tout le corps paresseux et chargeant beaucoup la teste. Le sommeil n'est pas toutefois défendu sur jour, quand on ne peut dormir la nuit, comme il arrive souvent dans les playes de la teste, principalement lors de l'inflammation des membranes. Galien (lib 13 Meth) donne avis de luy procurer dans cet état par le moyen des perfusions[15] et fomentations,qu'on fera avec des têtes de Pavot[16], dont il recevra l'odeur, et commande aussi de faire des liniments ou onctions aux narines et au front, avec de semblables médicamens, afin de stupéfier[17] la principale faculté, en rafraîchissant le cerveau et les membranes, qui sont extrêmement eschauffées. Paré (liv10 chap 14) conseille à mesme intention d'appliquer aux temples de l'onguent populéum[18] ou rosat ; il se sert aussi d'oxyrrhodin[19] et d'oxycrat ; il ordonne même une once de sirop de pavot dans deux onces d'eau de laictues à prendre au soir, quatre heures esloignées du repas.

Le repos n'est pas moins nécessaire à celuy qui est blessé à la teste, que le travail luy est dommageable. Et le Chirurgien doit bien recommander aux assistants d'empescher les grands bruits que l'on pourroit faire près de sa chambre, et qui pourroient frapper ses oreilles, puis qu'ils peuvent causer des douleurs, fièvre et autres fâcheux accidents, mesme la mort, dit Fabricius Hildanus (obser varione 20), dont il nous donne un exemple du fils d'un Tavernier, qui, âgé de quatorze ans, mourut d'une playe contuse avec fracture de l'un des pariétaux, par les accidents qui lui survinrent, à cause du bruit d'une flûte et d'un tambour que l'on vint battre près de son lict, dans un temps où l'on croyoit sa guérison certaine, les esquilles d'os ayant été ostées et les accidents cessés. Il faut donc esloigner le blessé, s'il est possible, du bruit des Mareschaux (maréchaux-ferrants ndt), Serruriers, Bahutiers, Tonneliers, passages de charrette et autres semblables. On ne doit pas aussi filer au rouet dans sa chambre, non pas tant à cause du bruit, que par ce que tout ce qui tourne blesse et la veue et l'esprit.

Si le corps doit être en repos, l'esprit y doit estre davantage, car nous sçavons, dit Galien (lib120 Meth), qu'il en est mort, et d'une grande joye, et d'une grande crainte. La colère surpasse encore ces deux passions, estant la plus cruelle de toutes, et une mère féconde d'une infinité de maux. Car la chaleur qui s'allume autour du cœur s'épandant partout le corps, excite, dit le même Auteur (de morbo cani lib 20 chap 2), quelquefois une fièvre très-aiguë,

---

14 Thomas Avega : (?- ?) collègue de Jacotius, a écrit un commentaire sur le 5e livre de Galien *de locis art* et sur la *sanguination* vers 1669.
15 Perfusion : action de baigner et mouiller les tissus.
16 Têtes de pavot : voir Annexe II.
17 Stupéfier : diminuer suspendre.
18 Onguent populéum : Annexe II.
19 Oxyrrhodin : ibid.

ébranle le cerveau, cause convulsion aux nerfs, donne un branle à toutes les humeurs, et ruine la chaleur naturelle. Le même Fabrice (observ 17) nous en donne une observation qu'il a faite d'un jeune homme âgé de quinze ans, blessé en la tête avec fracture au crâne, lequel après le quatorziéme passé de sa blessure, tous les accidents finis, fut repris d'une fièvre très aiguë, pour s'estre mis en colère contre un sien compagnon avec lequel il jouoit sur son lit, et tomba en phrénésie[20], dont il mourut quatre jours après. Il luy ouvrit le crâne après sa mort, et trouva les membranes enflammées, et toutes les veines et artères enflées et pleines de sang.

Pareils accidents peuvent arriver par l'acte vénérien[21], d'où vient que Paré (liv ? chap 14) le défend absolument, non seulement pendant que la playe est en existence, mais encore long -temps après qu'elle est guérie, d'autant, dit-il, qu'en petite quantité de semence est contenue grande quantité d'esprits, et qu'une grande partie de la semence procède du cerveau, qui est cause de débiliter les vertus et principalement la faculté animale, d'où naissent tous les accidents qui sont souvent suivis de la mort. Je veux icy en donner un exemple qui a fait assez de bruit dans Argentan. Le sieur du Pin Barbot âgé de vingt-deux ans, et marié de nouveau, se fist deux playes en la tête par une cheute de cheval, l'une sur le coronal proche du sourcil senestre et l'autre sur le milieu du bregma du même costé, toutes deux pénétrantes jusques au péri crâne, lequel ne se trouva point contus, quoy que comprimé entre deux corps solides tels qu'étoit l'os qui est au-dessous, et le pavé sur lequel il tomba. Il ne se trouva point contus, parce qu'il ne suppura point, estant une nécessité que les chairs contuses se suppurent, dit Hippocrate (de ulcre et de vuln capitis). Lors de sa cheute il perdit tous les sens et vomit les aliments qu'il venoit de prendre (car ce fut au soir qu'il tomba). Le lendemain tous ces accidents remis, nous le pensâmes Messieurs Brière, Jary et moy, en présence du sieur Do Médecin, et il se porta bien depuis ce temps jusques au treiziéme, pendant qu'il observa le régime de vie qu'il luy fut prescrit. Mais comme il n'y a rien qui semble plus cher à l'homme que son intérest particulier, luy ayant été rapporté, qu'un Marchand de notre ville vendoit des Moutons qu'il lui avoit baillé en garde, sans son aveu, il se mit tellement en colère, que contre l'avis de tous ses amis, qui pour lors étoient chez lui ; il se leva, et s'en alla chez ce Marchand, où, ne le trouvant point, il fist effort pour casser sa porte, se promena le reste du jour, et rendu au soir chez lui coucha avec sa femme. La même nuit, qui estoit à venir au quatorze, il fut pris de fièvre, laquelle toutefois se passa sur les dix heures du matin, et jetta beaucoup de sang par le nez, accidents qui continuèrent de cette sorte pendant quatorze jours qui faisoient le vingt-sept de sa plaie, auquel jour le sang s'arresta et il n'en rejeta plus. Mais la fièvre devint continue, qui ne l'abandonna point jusqu'au trente-cinquiéme jour où

20 Phrénésie ou frénesie : la folie.

21 L'acte vénérien : acte qui provient de Vénus. Il n'aura la connotation du mal vénérien, qu'à partir de 1762.

il mourut. Pendant tous ces temps il n'apparut aucun autre accident, les playes parurent toutes vermeilles, et n'eut la raison ny aucune fonction du cerveau blessé. La mort survenue nous en recherchâmes très curieusement la cause, et fis ouverture de son corps en présence des sieurs Brière, Jary, Douay, Chirurgiens, et les sieurs Do, des Manis BOIREL et du Plessis Le Moine, Docteur en Médecine. Nous trouvâmes toutes les parties du ventre inférieur[22] assez bien disposées, quelques humeurs contenues dans le ventre moyen, quoy que le poumon soit sain et entier. Mais dans la teste nous remarquâmes tous le bregma dextre opposé à la playe quelque peu de sang entre le crâne et la dure-mère. Nous trouvâmes aussi un vaisseau ouvert dans la membrane déliée avec du sang répandu en petite quantité. Tout ce sang extra vasé estoit rouge et vermeil comme sortant du vaisseau, et estoit exempt de toute puanteur, ce qui ne pouvait provenir, selon mon avis, que de la veine, qui s'estant ouverte par sa colère, ou pour avoir couché avec sa femme ne s'estoit pas refermée, veu l'hoémorrhagie qui luy dura si long-temps.

Que la colère fasse ces désordres-là, l'histoire de ce jeune homme cy-dessus marquée en est un témoignage assuré. On ne sçavoit pas ce que peut le coït, si on doutoit qu'il fut capable de pareille chose, puis que l'appétence seule excitée par la mémoire du plaisir et de la volupté, enflamme et allume tellement le sang et les esprits, qu'ils ne peuvent quelquefois se contenir dans les vaisseaux, et le plus sain mesme se trouve tout enflammé, à joindre que cette humeur séreuse qui est contenu dans les prostates glanduleux[23], et qui a une petite acrimonie, piquante et aiguillonnante avec prurit et démangeaison, irrite les parties à faire leur action, dans laquelle tout le corps recevant du plaisir et frétillant de volupté, souffre comme une convulsion ; d'où le coït est appelé par quelques-uns, une épilepsie. Il ne faut donc pas s'étonner si cet acte est défendu aux playes de teste. Fabrice le témoigne bien aussi par une observation très digne de remarque, et qui mérite bien d'être mise ici pour servir d'authorité à cette histoire. Un jeune homme, dit-il (observation 19), fort et robuste, blessé en la tête avec fracture pariétale senestre après cinq semaines passées, que la playe étoit prête de recevoir la cicatrisation, conneut une fille de joye, qui lui causa peu d'heures après, une fièvre, et une douleur de teste plus violente qu'auparavant. Le costé opposite de sa playe tomba paralytique, et la convulsion survint au bras du costé malade. Les accidents en

22 Ventres inférieur et moyen : le descriptif de l'autopsie du patient est très classique ; la conservation des cadavres étant difficile, surtout en été, le chirurgien débute l'autopsie toujours par l'abdomen, appelé ventre inférieur, puis il ouvre le ventre moyen, c'est–à-dire le thorax, dans un troisième temps, il découpe la tête et analyse le cerveau ; pour terminer, ce qui n'est pas dit ici, par les extrémités, bras et jambes qui se conservent le mieux à température ambiante. On recoud le cadavre pour l'inhumation.

23 Les prostates glanduleux : corps glandulaires nommés prostate ou assistants par Ambroise Paré.

fin s'augmentant de moment en moment, sans céder à aucuns remèdes, luy causèrent la mort après le quatrième jour.

Si les remèdes qui servent à comprimer la fluxion[24], adoucir la douleur, et empescher que les accidents ne surviennent aux playes de teste, sont les mesmes que nous pratiquons en la réplétion[25] et en l'inanition[26], on ne trouverra pas estrange si je les ay obmis jusques icy. Fernel[27] (de morborum causis li 1. 6 ch 20) dit que toutes deux sont également causes de maladie, et demandent pour leur guérison, dit Hippocrate (Apho 22 lib 2), chacun leur contraire. Quoy que la réplétion ne se prenne que pour une supèrabondance de sang, je la considère icy non seulement pour cette plénitude mais aussi pour le vice des autres humeurs redondantes, appellé proprement cacochymie. Toutes deux veulent être évacuées, non pas à cause de cette abondance, dit Galien (lib 4 Meth), mais pour la grandeur de la blessure, et les forces du malade. Cette évacuation se fera ou par la saignée ou par la purgation, toutes deux d'autant plus nécessaires, qu'elles serviront aussi à empescher que les humeurs qui sont en mouvement ne se jettent sur la partie blessée, contre l'avis de quelques-uns, qui, sans considérer que la douleur excitée par la cheute ou par la playe attire assez de sang en la tête pour y causer inflammation, dissuadent la saignée, à cause, disent-ils, que cette partie restant blessée n'est pas sujette à fluxion. Pour estre de leur sentiment, il faut desvoiler ce que j'ay cy-devant exposé de l'authorité de Galien, et dire avec ceux qui illisible de circulation, que la chaleur illisible douleurs sont illisible tion. Mais cela ne sera rien pour eux, puisque la tumeur qui arrive à une partie blessée ne se fait que par le mouvement circulaire des humeurs, interrompu ou diminué dans cette partie par la cause externe, lesquelles s'y amassent d'autant plus qu'elles y sont toujours poussées par les canaux qui y aboutissent, de sorte que la tumeur augmenteroit tellement par leur abord, que si les humeurs n'étoient poussées dans d'autres canaux, ou vuidées, ou diverties par industrie, l'inflammation et la douleur y surviendroient, ce qui ne manqueroient pas de donner lieu à la fièvre. Il faut donc tirer du sang dès les premiers jours ; et il ne faut pas, dit Celse (lib 2chap 10), attendre après le quatorziéme. Les Empiriques mesme[28], dit Galien (Meth lib 4), tiennent cette pratique, encore

24 Fluxion : ibid.

25 Réplétion : ibid.

26 Inanition : ibid.

27 Fernel Jean (1497-1558) : médecin, astronome et mathématicien. Premier médecin du roi Henri II, Diane de Poitiers et Catherine de Médicis qu'il guérit de leurs affections. Docteur de la faculté de Médecine Paris en 1530, il y professe en 1554, appelé le GALIEN français : auteur de *Universa Medicina* en latin de dix-sept livres, publié après sa mort.

28 Les Empiriques : du grec emperia expérience. Les médecins empiriques étaient une des écoles les plus célèbres des médecins de l'Antiquité. Ils ne reconnaissaient pour guide que l'expérience et l'observation et proscrivaient le raisonnement ou plutôt l'abus de raisonnement. Figure de proue de la médecine alexandrine, l'empirisme médical a donné naissance à une école de médecins opposés aux dogmatiques. D'autres écoles de médecine étaient connues comme les dogmatiques, les pneumatiques et les méthodiques.

que le blessé fût sain et non pléthorique avant sa blessure. À quoy Celse (loco cit) adjoute, quand bien il y auroit peu que le malade auroit mangé, et principalement celui-ci qui seroit tombé d'un haut-lieu, qui souffriroit contusion en quelque part de son corps, et qui de sa cheute aurait incontinent vomy, de peur que la matière, demeurant en la partie blessée, n'infligeât tout le corps. Le mesme Autheur (loco cit) nous advertit de faire la saignée du bras plutost que d'une autre partie. Et Paré (lib 10 chap 14) dit, qu'il ne faut pas espargner le sang, la grandeur de la maladie et les forces du malade le requérant. Il asseure au mesme lieu qu'il en a tiré en quatre jours vingt-sept poislettes au Maître d'Hôtel de Madame l'Admirale Brion, à cause des fâcheux accidents dont il estoit travaillé, pour estre tombé sur la tête, ce qui luy redonna sa santé. Galien (Meth lib 4) en excepte les enfants, parce que leur substance est fort molasse et qu'elle s'exhale aisément, à quoy on ne doit point avoir égard, mais seulement au sang que l'on doit tirer en moindre quantité. L'expérience nous ayant montré que le retardement leur seroit nuisible, Celse (lib 2 cap 20) le confirme assez, quand il dit que de tout temps on a tiré du sang aux jeunes gens, et aux femmes qui n'étoient point grosses[29], mais on a l'usage depuis peu d'avoir pratiqué la saignée aux enfants[30] et aux femmes grosses. Que si le blessé n'est pas beaucoup robuste, il faut épargner son sang et ne lui en tirer que six onces pour la première fois, et quatre le lendemain, ou luy appliquer sur des espaules des ventouses avec scarifications pour la mesme intention.

Quoy que Hippocrate (lib de ulceribus) recommande la purgation aux playes de teste, du ventre, et des articles[31], Guidon (Guy de Chauliac) (liv 3 doctr 1 chap 1) la dissuade, soutenant que tous les remèdes purgatifs estant chauds et apéritifs, excitent des fluxions en la partie affectée, et disposent les playes à recevoir aposthèmes[32]. Paré veut suivre ce party, non pas toutefois si généralement, puis qu'il ne défend que les médecines fortes, principalement dans les commencements. Ce que Fabrice d'Aquapendente[33] improuve (lib 2 cap 4 2 partis), disant que, quand mesme elles s'échaufferoient, il n'en arriveroit aucun mal, pource qu'elles ne feroient qu'échauffer les intestins et autres parties voisines et serviroient en quelque façon à la révulsion[34] des

29 Femmes grosses : femmes enceintes.

30 Saignée aux enfants : rappelons que Louis XIV eut une saignée à l'âge de 8 mois en 1639 !

31 Articles : du latin *articularis* articulations ; par exemple *morbus articularius* pour arthrite ou goutte.

32 Aposthèmes : abcès.

33 Fabrice d'Aquapendente (1533-1619) célébre chirurgien et anatomiste, il meurt à 86 ans. Il étudie à Padoue où il remplace Gabrielle Fallope (1523-1562), son ancien professeur. Son élève le plus célèbre est William Harvey (1578-1657). Il fait construire le théâtre d'anatomie de Padoue. Ses écrits de chirurgie *opera chirurgica* sont imprimés à Rouen en 1658 et à Lyon en 1670. On lui doit, en autres découvertes, celle des valvules situées dans les veines, qu'il décrit sans en comprendre bien la fonction.

34 Révulsion des humeurs : c'est le retour des humeurs du corps lorsque leur cours vient à en être changé au moyen de médicaments.

humeurs, qui se feroit par les parties inférieures. C'est aussi l'intention que le Chirurgien doit avoir, afin de détourner les humeurs déjà émeues, et empescher qu'elles ne se jettent sur la partie. Galien (Metho lib 4) est bien de ce sentiment, nous apprenant que la purgation n'est pas donnée pour évacuer seulement l'humeur superflue et nuisible à la partie blessée mais aussi pour la divertir. Or comme les humeurs qui accourent en la partie affligée, pour les raisons déduites autre part, et qui y excitent inflammation, sont le plus souvent subtiles, chaudes, et fluides ; il faut pour le commencement choisir quelque médicament bénin et qui soit en quelque façon rafraîchissant, tel qu'est celui-cy dont je me sers en telles rencontres. Je le compose d'une demy-once de tamarin, et de deux scrupules de rhubarbe, infusés dans un grand verre de petit-laict, dissoudant dans la colature une once de syrop Rosat solutif Le temps de l'inflammation passé, on peut se servir de remèdes plus violents ; comme de l'électuaire[35] de suc de roses de mesué ou du diaphoenic[36]. La casse[37] n'y convient pas, selon mon avis, parce qu'elle est très vaporeuse, et le Chirurgien prudent n'en doit pas user que par l'avis d'un docte Medecin, aussi bien que de tous les autres purgatifs. Cependant la liberté du ventre doit toujours estre maintenue par l'aide de lavements que l'on donnera de deux jours l'un, ou chaque jour si le patient le veut permettre.

Ce n'est pas assez d'avoir montré la nécessité des remèdes généraux que l'on doit pratiquer au commencement des playes de teste, pour arrêter la fluxion, adoucir la douleur, et empêcher que les accidents ne surviennent. Car nous pouvons aussi les prévenir par le moyen de quelques topiques répéllans[38], et desséchants.

L'usage du vin[39] à cette intention, et l'usage des cataplasmes est approuvé par Hippocrate (de vuln capitu), principalementlors que la playe est au front, lequel est beaucoup plus charnu, et partant plus sujet à inflammation, tant à cause de la matière qu'il reçoit en plus grande abondance, qu'à raison de sa situation, qui est la plus inférieure de toute la teste. Je sçay toutefois que ces deux remèdes sont aussi défendus par le même Autheur (loco citato); le vin pour deux causes, dont la première vient de son humidité, toute humide estant contraire aux os, qui se trouvent le plus souvent dénués en ces playes, et qui ne demandent qu'à estre desséchés. La seconde, à cause qu'étant austère[40], il agglutine ce qui leur est aussi contraire, et à l'égard du cataplasme il faut sçavoir que nous en avons de trois sortes : les uns ramollissent, et avancent la suppuration, les autres réchauffent, et attirent, et résoudent en ouvrant les pores, et les autres répercutent, rafraîchissent, et ostent l'inflammation. C'est

35 Électuaire : ibid.
36 Diapheonic et la casse : Annexe II.
37 Repellans : ibid.
38 Repellans : ibid.
39 Le vin et vinaigre : voir Annexe II.
40 Austère : rude.

des deux premiers dont Hippocrate a voulu parler, quand il dit, (et il ne faut pas appliquer de cataplasmes) pource que les premiers qui ramollissent et avancent la suppuration, rendent les playes sordides[41] et purulentes, relâchent la partie et dissipent les forces ; les seconds, à cause que par leur qualité chaude ils pourroient attirer l'inflammation, et engendrer la fièvre, qui sont des accidents très-suspects aux playes de teste, et qui ont donné lieu à notre Autheur d'admettre le troisième genre pour obvier[42] cette inflammation, adoucir la douleur lorsqu'elle y est survenue, résoudre, cuire, ou digérer ce qui aura été délaissé en la partie. Ce cataplasme est composé par Hippocrate de farine d'orge bien subtile et rostie, paistrie avec vinaigre, et cuit en sorte qu'il soit visqueux. La farine dessèche de soy aussi bien que le vinaigre, lequel aussi rafraîchit en même temps. Mais au lieu de celui-ci, je voudrais mettre l'oxycrat. Le vin y est permis pour la même raison, à cause qu'étant de sa nature froid et sec, il repousse et empesche la fluxion de venir en la partie, qui y causeroit inflammation par le moyen du sang et des esprits que la douleur y attireroit. Mais ces deux remèdes ne doivent pas estre appliqués pendant tout le cours de la playe, puisque notre Auhteur (de vuln capit) en défend l'usage aussi-tost que l'inflammation sera cessée, et la tumeur disparue. Quelques-uns se servent au commencement de telles playes d'oxyrrhodin[43], avec autant de succès que du cataplasme, et tous ces remèdes ne doivent estre appliqués froids et qu'après avoir rasé les cheveux. Le bandage qui est mis par Tagault (lib 6 cap 1)[44] au nombre des repellans, y serait tout à fait utile, si on pouvait l'accommoder à cette partie aussi facilement qu'aux autres parties, pour lesquelles, dit Galien (lib 6 Meth) il a esté inventé afin de réprimer et d'empêcher les phlegmons. Mais comme il doit être serré, on ne peut icy s'en servir, estant défendu par Hippocrate (loco cit) de comprimer les ulcères de la teste. Il le permet toutefois quand on y applique des cataplasmes, afin de les contenir dans leur lieu, et pour cette raison, ils s'appellent contentifs, et sont toujours nécessaires aux playes de teste, non seulement quand on y appliquera des cataplasmes mais aussi pour contenir les autres médicaments et compresses, pourveu qu'ils soient lâches, d'autant que les parties externes de la tête et les veines et les artères qui sont au-dessous du crâne ne peuvent être serrées sans causer douleur et inflammation.

41 Sordides : sales.

42 Obvier : prendre des précautions pour empêcher le mal.

43 Oxyrrhodin : voir Annexe II.

44 Tagault Jean (151?-1660) ; professeur de Chirurgie à Paris vers 1544 sous François Ier, condisciple de Vésale, confrère de Sylvius ou Dubois, le grand ennemi de Vésale, et de Fernel. Il quitta Paris pour Padoue où il professa la chirurgie et écrivit plusieurs ouvrages de médecine. Faisant évoluer l'œuvre de Chauliac, son travail a servi de modèle à Ambroise Paré et Guillemeau.

CHAPITRE 20
DE LA CURE PARTICULIERE des playes de teste
Où il est traité des plaies simples qui n'ont besoin que d'union,
De la suture ou couture et agrafes,
Des plaies compliquées et des plaies contuses.

J'ay dit cy-avant que la teste se peut blesser de trois façons, soit qu'il arrive playe en la chair, le péricrâne et l'os demeurans entiers, soit que l'os demeure dénu de la membrane qui le couvre, toutefois sans solution (de continuité ndt), soit en fin qu'il souffre solution ou fracture estant découvert de son péricrâne, ou ne l'étant point. Or toute playe de teste arrive ordinairement par deux moyens, par voye d'incision, ou par voye de contusion. Si c'est par incision et qu'elle soit petite, et sans déperdition de substance, elle sera guérie comme toutes les autres playes simples. Galien (lib 2 Meth) nous apprend qu'elles n'ont besoin que d'union. Pour cet effet, il faut d'abord raser le poil, et pour premier appareil appliquer sur la partie un adstringent fait avec de la poudre de bol d'Arménie[1], aloès, et le blanc d'un œuf, afin d'arrester le sang, apaiser la douleur, et empescher la partie d'apostemer[2]. On se servira le lendemain de l'emplâtre de bétoine[3], ou de gratia dei, que l'on continuera jusque à ce que la playe soit unie. C'est en ces playes icy qu'Hippocrate (de vuln capitu) défend l'usage du charpis, mais si la playe est profonde, et qu'elle pénètre jusques au péricrâne, pour lors il faut au second appareil se servir de charpis enduits d'un digestif[4], composé d'un jaune d'œuf, térébenthine de Venise, huiles de roses, et un peu de safran, dont on continuera l'usage jusqu'à ce que l'on voye le pus, et alors on adjoutera dans le digestif du miel Rosat, et un peu de farine d'orge, si le Chirurgien n'ayme mieux se servir du mondificatif d'ache[5], avec lequel le plus souvent la playe se trouve remplie de chair. Et s'il est besoin de mondifier[6] davantage, il peut se servir de l'onguent des Apôtres[7]. La playe nettoyée et détergée, ce que l'on reconnoîstra par la chair qui sera belle,

1 Poudre de bol d'Arménie : voir Annexe II.
2 S'apostémer : s'abcéder.
3 Emplâtre de bétoine ou *gratia dei* : voir Annexe II.
4 Digestif : ibid.
5 Mondicatif d'ache : ibid.
6 Mondifier : déterger.
7 Onguent des Apôtres : ibid.

vermeille et solide, et par la sanie[8] bonne et louable[9] sortant en petite quantité) on usera d'un remède génératif de chair. Paré (liv 10 chap 15) loue beaucoup celuy-cy, qu'il compose de deux onces de thérébentine, d'une once de syrop de roses et de poudre d'aloès, myrrhe et de mastic, de chacun demie dragme, le tout incorporé ensemble. Ce médicament est aussi très utile pour procréer[10], engendrer la chair, lors qu'il y a déperdition de substance, laquelle étant engendrée demande qu'on la couvre de peau, s'il est possible, en desséchant la chair, en sorte qu'elle devienne calleuse. Guidon (traite 3 doct 10 chap10) dit qu'elle se dessèche par soy ou par accident : par soy à l'aide du charpie sec, ou des adstringents qui sont froids et secs au troisième degré, comme sont les poudres de noix de gales vertes, écorce de grenade, fruit de l'épine aégyptienne[11], et autres semblables : par accident qui se fait par le moyen des remèdes chauds consomptifs, comme sont le calcytis[12], l'alun[13] et le cuivre brûlé[14], écume de cuivre[15], vitriol calciné[16] et semblables, qui en consommant non seulement l'humidité accidentelle mais aussi la naturelle, font devenir la chair calleuse de façon cuir, et c'est ce que nous appelons cicatrice. Il arrive quelquefois que les bords de la playe soient si distants l'un de l'autre, qu'on ne peut les approcher que par le moyen d'un, de deux ou de trois points d'aiguilles, contre l'avis de quelques-uns qui les dissuadent aussi bien que les agraffes.

Il est vray que l'on doit s'en abstenir quand l'os est découvert, ou qu'il y a soupçon de fracture. Mais lors que la playe est grande, et que l'os n'est ny dénué ny fracturé, il n'y a aucun danger de rapprocher les lèvres de la playe par trop distantes l'une de l'autre, ainsi que Paré (liv10chap15) le fit un Soldat de Hedin, dont il en donne l'histoire que je ne rapporteray pas icy, pour l'avoir vu arriver deux fois en deux personnes différentes, et auxquels le cuir de la Teste tombait sur les joues. Je demeurois alors chez feu Monsieur Phelippe l'un des meilleurs Chirurgiens de toute la Province, il tint pour la guérison de ces deux personnes, la méthode qui est décrite chez cet autheur. Car suivant l'intention de Galien (lib4meth), il osta le sang coagulé, et la terre ou sable qui estoit en la Plaie, la lavant avec du vin tiède, c'est-à-dire d'une chaleur modérée, et sur icelle estant essuyée avec un linge mollet, et délié, il appliqua de la Thérébentine de Venise avec un peu d'esprit de vin en lequel il avait fait infuser le sang de Dragon, l'aloès et la poudre de Mastic, puis ayant renversé

8 Sanie : le pus.
9 Louable : de la bonne qualité requise.
10 Procréer : faire bourgeonner.
11 L'épine aegyptienne : ibid.
12 Le calcytis : ibid.
13 L'alun : ibid.
14 Le cuivre brulé : ibid.
15 L'écume de cuivre : ibid.
16 Le vitriol calcifié : ibid.

et remis le cuir en son lieu naturel, il y fit plusieurs points d'aiguilles pour l'y retenir, lesquels toutes fois il tint assez lasches, de peur d'augmenter la douleur et l'inflammation, qui sont les accidents qui arrivent d'ordinaire, quand la suture est trop serrée.

Il se servit de tentes[17] pour donner issue à la matière, qu'il introduissoit par les parties inférieures de la playe, les ayants enduits avec le digestif et les autres onguents cy-dessus mis, selon les divers temps. Au commencement il appliqua sur toute la Tête le Cataplasme d'Hippocrate, dans lequel il avoit ajouté de l'huile de roses, mais le temps de l'inflammation passé il usa, au lieu de Cataplasme, de l'emplâtre de Bétoine, et de Diapalme mêlés en parties égales, et dissoutes avec huile Rosat. Par ce moyen tous deux receurent leur guérison : le premier blessé estoit de la Paroisse de Fontenay, nommé l'Eschalier qui estoit tombé par une fenêtre dans la cour de Belles Etoiles près d'Argentan. Et la seconde playe arriva à Mademoiselle de Martel par une chutte de cheval, venant en la Paroisse d'Urou[18], voir une de ses parentes. Cette méthode se doit estre suivie en toute plaie faite par voye d'incision.

Si la playe est faite par voye de contusion, la chair sera dilacérée, rompue et ouverte, ou elle ne le sera point, je traiteray de celle-ci au chapitre suivant. Si la chair est ouverte la playe pourra pénétrer jusqu'au péricrâne, lequel se trouvera quelque-fois contus, d'où souvent arrivent de très -fascheux accidents, et notamment dans le temps de la suppuration, que l'on doit procurer le plustost que l'on pourra en toutes les playes contuses, et principalement icy pour obvier à l'inflammation de cette partie (Hippo liv de ulcer et de cap vulner) qui se communiqueroit promptement à la dure-mère, le péricrâne prenant son origine d'icelle par le moyen des fibres qui sortent au travers des sutures, ainsi qu'il est déjà dit. J'ay veu plusieurs personnes blessées en la teste avec contusion au péricrâne travaillés par les mêmes accidents, que si il y eust une fracture au crâne ou que la dure-mère eust été blessée, ayant toute la teste, le visage et la gorge si tuméfiés que j'appréhendois de leur salut, et quelque diligence que j'apportasse pour faire suppurer cette partie, tous les accidents augmentoient de jour en jour, lesquelles enfin je ne pus faire cesser que par l'incision du péricrâne, ce qui m'est encor arrivé en l'année 1673 en la personne d'un nommé le Mesle couvreur en tuille de la paroisse de Moulins[19], travaillé de tous ces accidents, provenant d'une playe contuse de la tête, faite par cheute de haut lieu, où je fus appelée par Maitre Henri Jary Chirurgien en cette Ville, en présence duquel je fis ouverture du péricrâne qui mis fin à tous ces accidents, et a guéry heureusement. C'est pourquoy je donne advis de l'ouvrir quand ces accidents

17 Les tentes : les drains.

18 Urou : petite commune située à l'est et à 3 km d'Argentan.

19 Moulins : commune située à 10 km d'Argentan dite Moulins sur Orne.

commencent, tant pour éviter l'inflammation de cette partie, que pour s'assurer de la fracture qui pourroit causer pareils Symptômes.

De Vigo (traite1liv 3chap 4)[20] déffend d'appliquer aux plaies contuses aucun médicament dessicatif, et recommande les commencents, aussi-bien qu'Hyppocrate, les suppuratifs, et pour cet effet il nous donne le digestif cy-devant décrit : la digestion faite des chairs contuses, il convient mondifier le lieu avec les mêmes remèdes qui sont décrits dans ce mesme chapitre, ou se servir de celui-ci qui est composé de thérébenthine claire, deux onces, miel Rosat une once, suc d'ache demy once, les faisant un peu bouillir ensemble, et étant refroidis, y ajouter le jaune d'un œuf, demy once de farine d'orge bien déliée, et un peu de safran réduit en poudre, la plaie détergée, le Chirurgien peut pour incarner, se servir du mesme remède, y adjoutant deux gros de myrrhe[21], autant d'aloès hépatique, et un peu de sarcocolle[22], le cérat nommé par De Vigo *ceratum de minio* (loco citato) (*cerat de minion* NDLT) (8), est très-excellent en cette sorte de playe, ayant dit Paré, la vertu de ramollir, et de resoudre, il est composé de vingt onces d'huile Rosat, deux onces d'huile de mastic[23], d'une livre de gresse de mouton[24] de quatre onces de litharge[25] d'or et d'argent, et de deux onces de minion[26], qu'il faut faire bouillir avec un ciathe[27] de bon vin, à petit feu dans le commencement, lequel on augmentera à la fin, remuant toujours ce médicament avec un baston, jusque à ce qu'il devienne de couleur noire, ou tendant à la noirceur. Et sur la fin de la coction il faut y adjouter demie livre de thérébenthine de Venise, deux onces de mastic, une once de gumme elemi[28] et de la cire tant que besoin sera, et luy donner encor une légère ébullition. Paré (liv 10chap 15) se sert de di x onces d'huile de camomille[29] et d'autant de lis qu'il met en cette composition au lieu du huille Rosat. La chair revenue, on fera venir la cicatrisation avec des remèdes ci-devant décrits, si le charpy n'est pas suffisant.

---

20 Jean de Vigo (1450-1525) ou Giovanni da Vigo, médecin et chirurgien italien. Médecin du pape Jules II de 1503 à 1513. Son œuvre s'appelle *Practical : la practique et la cirurgie.* Vigo a laissé sa marque essentiellement en médecine militaire, dans le traitement des blessures par arme à feu, que les Anciens ignoraient et pour lesquels il recommande la ligature des vaisseaux sanguins. Comme il croit que la poudre des « bâtons à feu » est un poison, il prescrit le même traitement (cautérisation) que pour les morsures d'animaux venimeux ou les chiens enragés. Il est le premier médecin italien à étudier la syphilis et à proposer un traitement par le mercure.

21 Myrrhe : voir Annexe II.

22 Sarcocolle : ibid.

23 Huile de mastic : ibid.

24 Gresse de mouton : ibid.

25 Litharge : ibid.

26 Cérat de minion ou minion : ibid.

27 Ciathe ou cyathe : terme d'antiquité, mesure romaine ; petit gobelet mesurant 0 litre,045.

28 Gumme élemi : ibid.

29 Huile de camomille : ibid.

CHAPITRE 21
DES PLAYES DE TESTE AVEC FRACTURES
Des fractures du crâne,
La chair étant entière de manière de faire ouverture en la chair,
Et du traitement de convulsions.

Pour traiter comme il faut les playes de teste avec fractures, il est bon de sçavoir que l'os qui est double, se trouve par les fois fracturé, seulement en l'une de ses tables, soit la première, soit la seconde, l'autre demeurant saine et entière, qu'il se casse d'autresfois toutes les deux ensemble, et que les fractures sont toujours ou sans playes ou avec playe.

Pour connoître celles qui sont sans playes en la chair, il faut recourir aux Chapitres des signes tant sensibles que rationnels, qui pourront enseigner quel sera le vice[1] en l'os, s'il y en a aucun, ou n'y en ayant point, s'il y aura seulement quelque sang respandu entre le crâne et la dure-mère ou entre la chair et le crâne, ce qui arrive assez souvent, dit Celse avec la contusion aux parties molles, qu'Hippocrate (lib 8 cap 4 et lib3 de articulis) veut qu'on ne néglige pas quoy que le patient n'est rescenty aucun autre mal, parce qu'on ne peut pas éviter que la chair ne se rende plus mucqueuse en la partie offensée, qu'elle ne l'étoit auparavant, qui donne lieu à la corruption de l'os, que nous ne nommons carie,si ce sang qui est extravasé et qui rend la chair de cette nature n'en est exprimé, et si la partie n'est remise en son premier tempérament[2].

Touchant ces deux indications curatives, je trouve deux avis tout à fait différents, l'un est de ne pouvoir oster le sang épandu entre la chair et le crane, ou mesme sous celuy-cy, qu'en coupant ce que l'autre n'approuve pas, par ce que ceux qui sont de ce dernier parti soutiennent que la chaleur naturelle s'évapore facilement, et devient plus foible quand l'os est découvert de sa peau, que lorsqu'il en est couvert, ce qui est approuvé par Galien qui nous apprend de remettre promptement la peau, qui est emportée aux fractures des autres os, de peur que les parties ne se refroidissent et que les médicaments ne perdent leur action. Et de fait Jacques de Peruse[3], homme très sçavant ainsi que je l'ai tiré de Guy (de Chauliac ndt), Vuide et Jacotius (sur le livre d'Hippo des plaies de teste) disent qu'aux coups de la Teste, l'os demeurant couvert de sa peau, la chaleur naturelle est conservée (in coac supp lib 1 sect 3 apho 4),

1 Vice : défaut ou imperfection.
2 Tempérament : au sens de complexion ou mélange des humeurs.
3 Jacques de Péruse (?- ?) : seigneur d'Escars ?

qu'elle empesche qui ne s'y engendre de la sanie,ou la ressout quand elle est faite, et qu'elle consolide mesme les os, qui s'y trouvent fracturés. Hippocrate tient cette chaleur si forte, qu'elle guérit les maladies comme on le connoît en la Phrénésie[4], en laquelle les humeurs qui sont inflammation des meninges s'en vont souvent par insensible transpiration, laquelle est très sensible aux fractures des autres parties sans plaies. Ou, lors de la génération du callus[5], les drapeaux[6] vieux morceau de linge paroîssent teintés de sang, qui passe au travers du cuir. Notre autheur (de vuln capitis) aussi ne conseille pas de faire ouverture en ces contusions mais seulement aux playes ou l'os est découvert, avec apparence de quelques-unes des fractures dont nous avons fait mention.

Ceux qui deffendent l'ouverture se servent, pour parvenir à la guérison, de médicaments qui dessèchent, et empeschent l'inflammation : tels sont le cataplasme composé de farine d'Orge, d'Oxicrat, et huiles de Roses, qu'ils appliquent sur toute la Teste après avoir rasé les cheveux. Quelques-uns se servent pour les premiers jours de l'Oxyrrhodin seul. Paré conseille d'appliquer un médicament composé de trois onces d'huile Rosat, du blanc de deux oeufs, et de poudres, de noix de Cyprès, de Baulaustres, d'Alun de Roche, et de Roses rouges, de chacun une dragme (liv 10 cha 15). Pour moy je me suis toujours servy dans les commencements et notamment depuis peu, de l'Oxyrrhodin, et du Cataplasme cy-dessus en une grande contusion que le Fils du Sieur Sennegon, Bourgeois d'Argentan receut sur le front, élevée outre nature, de la grosseur d'un œuf d'Oye, avec apparence de sang flottant sous le cuir, et de dépression en l'os (cette dépression paroît d'ordinaire en telles tumeurs, c'est pourquoy on ny doit pas faire ouverture ainsi que nous fismes quelques-uns de mes confrères et moy au Fils du Sieur de la Postière, ou nous ne trouvasmes aucune chose en l'os, quoy qu'au toucher sur le cuir, il y apparut un enfoncement assez considérable) le temps de la fluxion passé, et les douleurs de ce petit garçon apaisées, tant par les moyens des répercussifs cy-dessus, que par la seignée, et par le régime de vivre que je luy fis observer, j'appliquay sur la tumeur un résolutif composé de deux onces d'emplâtre de Mucilages, une once d'emplâtre de Melilot, autant d'Oxycroceum, d'huiles de Camomille et d'Anet de chacun demi-once, dont je fis un emplâtre par le moyen duquel cet enfant receut heureusement sa guérison sans luy avoir fait ouverture.

L'on peut se servir à mesme intention d'une fomentation[7] que don De Vigo (traité 1 liv3 chap5) qui résout et seiche le sang meurtry[8]. Elle est composée de quatre livres de Vin rouge, deux livres de l'Exive de Barbier, de dix noix de Cyprès pillées, une once de poudres de Myrtilles, Roses rouges,

4 Phrénesie ou frénésie : ibid.

5 Callus ou calus : *espèce de noeud que fait une humeur épaissie pour réunir les parties d'un os rompu.*

6 Les drapeaux : vieux morceaux de linge pour les pansements.

7 Fomentation : irrigation.

8 Meurtry ou meurtri : altéré.

d'Absinthe, feuilles de Sauge, Marjolaine, Staecas, fleurs de Camomille et de Melibot, de chacun demy poignée, d'Alun de Roche, de racine de Cypérus, et de Calamus Aromaticus de chacun demy once qu'il faut faire bouillir ensemble pour en faire une décoction dont on se servira, fomentant assez longtemps le lieu pour mieux résoudre, dit Galien (metho 6), on peut aussi laisser tomber un peu d'huile d'Amandes douces dans l'oreille, afin d'ouvrir et adoucir le conduit, si la matière qui se ramasse dans le Cerveau vouloit sortir par-là, les Masticatoires[9] et les Gargarismes[10] sont admis dans la mesme intention mais surtout il ne faut oublier le régime universel, la seignée estant nécessaire dès le premier jour, et quelquefois la purgation dans le second, ainsi qu'il est cy-devant expliqué, le tout suivant l'avis d'un Docte Médecin.

Si cette tumeur ne peut se résoudre par le moyen de tous ces Médicaments, et que la mollesse, la fluctuation, la douleur continuent, il faut suivre l'autre opinion, et faire promptement l'ouverture au cuir, pour donner issue à cette matière, qui croupissant pourroit altérer l'os et le rendre purulent, il peut aussi devenir tel lors qu'il est découvert par l'indue application des Médicaments suppuratifs et onctueux, ainsi que nous l'avons vu Messieurs Brière et moi, chez le valet de Monsieur de Coulandon, lequel avait été mal pensé d'une plaie contuse par Charles Jary et son fils tenant une boutique de Vesve. On fut obligé de découvrir toute la corruption de l'os que nous trouvâmes pénétrer jusqu'à la seconde Table et falut avec les Rugines ôter toute cette corruption, (cure commune à tous os viciés, qu'il faut ruginer jusques à ce que l'on voye sortir du sang, qui est la marque que l'on est en l'os sain ou proche d'iceluy, dit Celse) (lib 8 chap 2) l'os dénudé s'altère aussi très souvent par l'air qui le dessèche dit Hippocrate, en sorte qu'il devient très dur (de vuln capit) contre l'opinion de Dissaudeau, qui veut que Paré se soit trompé lors qu'il a écrit qu'il en a veu devenir si durs après avoir esté longtemps exposés à l'air, que le Trépan avait peine à y entrer. La corruption de l'os devient quelquefois si grande qu'elle pénètre toutes les deux Tables, et se communique jusques au dedans du cerveau, et c'est alors que l'on voit des Pustules sur la langue, dont il est parlé cy-avant, lesquelles si engendrent par l'acrimonie de la sanie qui découle dessus par les trous du Palais et qui dénotent la mort estre prochaine.

Galien, (lib 6 meth) après avoir monstré comment il faut ruginer l'os vicié, et déclare de quels instruments le Chirurgien doit se servir, dit qu'il faut pour parvenir au reste de la Cure incontinent, et jusques à la fin user de médicaments dessicatifs, lesquels pour cette cause sont nommés Céphaliques. Ils sont composés de poudre d'Iris, de farine d'Orobe, de Manne c'est-à-dire d'écorce d'Encens, d'Aristoloche, d'écorce de racine de Panax, et autres

---

9 Masticatoires : terme de médecine, sorte de composition faite de plusieurs ingrédients acres et propres à purger la pituite quand on les mâche.
10 Gargarismes : action de se gargariser ou de se laver la gorge avec de l'eau ou autre liquide sans avaler.

simples qui sont Abstersifs[11], et sans érosion. On se sert aussi de ces poudres aux os qui sont découverts et qui n'ont aucun autre vice, afin que par leur siccité[12] ils puissent consommer l'humidité superflue et ce faisant, aider à la nature à séparer les dits os et engendrer la chair dessus, qui ne peut arriver, dit Galien, s'ils se trouvent onctueux ou aucunement humides. Avicenne (capite de fractura cranii) nous donne un médicament qui à cette vertu, et qu'il nomme admirable. Il le compose de poudre d'Aristoloche, d'Iris, de Mirrhe, d'Aloès, écorce de Panax, terre d'Eretrie, squamme d'Airain brûlé, écorce de Pin de chacun égales parties qu'il mêle avec du Miel. Pour moy je me sers de la Composition de Paré, qui est d'une once de poudre d'Iris de Florence, autant d'Aristoloche, deux dragmes de petite Centaurée, et demie dragme d'écorce de Pin, mêlées ensemble. Je les diversifie aussi quelquefois selon les tempéraments du Corps car le Crâne des enfants ne requiert pas des médicaments si dessiccatifs que celui des grandes personnes, ni celuy des Bourgeois que celuy des Paisants, ni celuy des Femmes que celuy des Hommes.

Si ces poudres ne pouvoient pas corriger la pourriture de l'os, Paré nous conseille (liv 10 cha 22) d'y appliquer le feu par l'Histoire d'un laquais blessé en la teste, auquel il assure avoir mis plusieurs Cautères actuels non seulement pour corriger cette pourriture qu'il avoit trouvée en l'os, mais aussi pour ayder à la séparation de ce qui en estoit altéré. Par ce moyen il dit que la nature en sépara une portion de la grandeur de la paulme de la main sans mort. Il ne conseille pas toute-fois d'appliquer le feu dans toutes altérations d'os, puisqu'il s'en rencontre de si légère, qu'elle se sépare d'elle-mesme sans l'aide d'aucuns médicaments, et telle disons-nous estre l'exfoliation des os altérées de l'air seulement, qui se fait beaucoup mieux par le bénéfice des poudres Catagmatiques[13]. Et la cheute, dit Hippocrate, s'en doit attendre et non procurer par force car ils sortent d'eux-mesmes, lorsque la chair se produit par-dessous, elle se fait à partir du diploe et de l'os sain.

Ce n'est pas assez de remédier à l'os, si en mesme temps on n'épuise pas cette humidité superflue, qui découlant des chairs corrompues et aposthumées, imbibe continuellement cet os, et augmente sa corruption. On l'épuisera facilement, si après l'ouverture faite en ces chairs, on se sert de médicaments assez puissants pour mondifier et absterger le lieu. Je me suis servi avec heureux succès en telles occasions du Mondificateur de Pare (liv 10 chap 14), qui est composé d'une once et demie de Thérébenthine, d'une once de Sirop de Roses sèches et autant de sirop d'Absinthe, en lequel il faut incorporer les poudres d'Iris, d'Aloès, Mastic, Myrrhe et farine d'Orge, de chacun demie dragme, et si ce mondificatif n'est pas assez fort, on peut se servir

11 Abstersifs : médicaments propres à nettoyer.

12 Siccité : sècheresse.

13 Catagmatique : terme de médecine ; vient du grec casser ; médicament propre à favoriser la consolidation des os fracturés.

d'AEgiptiac[14] meslé en égales parties avec l'Apostolorum[15]. Je me suis aussi servy de l'Aegiptiac pur, lorsque la pourriture estoit très forte, pour ce qu'il ronge bénignement et mondifie très bien les chairs par trop humides, dit Guidon (traicte 7doct1chap5), le lieu mondifié on doit procéder au reste de la Cure comme il est dit cy-devant.

Paul et Celse, qui sont d'avis que l'on fasse l'ouverture dont je viens de parler, ne veulent pas qu'on attende la suppuration ; ils commandent qu'on la fasse dès les premiers jours, asseurant qu'il n'y a pas grand danger de l'entreprendre, la chair revenant facilement, quoy qu'en vain elle soit coupée.

Fallope[16] l'approuve aussi dans ce temps, et principalement lorsqu'il y a des grumeaux de sang entre le crâne et la peau, ou bien quand la membrane est piquée par quelque esquille d'os, ou enfin lorsque l'os étant abbaisé, presse les Membranes et le Cerveau. Hippocrate parlant de l'ouverture qu'il faut faire aux plaies de Teste la recommande en trois cas. Premièrement quand l'os est découvert de sa chair et qu'il y a apparence qu'il ayt receu quelque offense, afin de pouvoir reconnoître le mal, quel il est, et comment la chair est contuse et l'os offensé. Car lorsque par ce moyen, dit-il, on verra ce que l'ulcère, la chair et l'offense de l'os demanderont. Deuxièmement lors que l'ulcère est caverneux ayant son entrée estroite, et enfin quand il est cave[17] et circulaire à celle-cy, il donne advis de couper le rond des deux côtés en long selon la longitude de l'Homme, en sorte toutes-fois que les deux lignes finissent en un Angle V. Gui-Vuide (sur Hip des playes de teste) fait une incision en la partie supérieure, et l'autre en l'inférieure, et par ce moyen il rend l'ulcère longue qui reçoit mieux les médicaments et se remplit plutost de chair, que quand il demeure rond, cette figure ne pouvant estre remplie que par un long-temps, ny ayant pas d'angle d'où la chair puisse naître.

Les ulcères caves et caverneux demandent à estre coupés obliquemen. Celse nous propose de les couper en forme d'un X, les deux lignes estant par ce moyen obliques, plusieurs la font par lignes transverses, et quelques autres de cette figure 7, qui est la plus approuvée, pourveu qu'on fasse la ligne droite suivant la rectitude des fibres, l'autre ligne ne coupant les fibres que obliquement, comme le commande Hippocrate, lequel délaisse la grandeur de l'ouverture au jugement du Chirurgien quand il dit qu'il faut couper l'ulcère en grandeur autant qu'elle semblera en avoir de besoin.

---

14 Aegyptiac : voir Annexe II.
15 Apostolum : voir Annexe II.
16 Fallope Gabriel : (1523-1562) naturaliste, botaniste, anatomiste, chirurgien italien du XVIe siècle. Contemporain de Vésale, Eustache et Real do Colombo. Professeur d'anatomie et de chirurgie à Padoue en 1551 où il a pu disséquer sept cadavres par an, ce qui est exceptionnel pour l'époque. Il est le premier à avoir élucidé l'anatomie de l'embryon humain. Connu aussi pour ses travaux sur l'anatomie des nerfs crâniens et celle de l'appareil génital féminin.
17 Cave : creux.

Ces mêmes incisions se pratiquent en toutes playes de Teste, où il faut voir l'offense qui peut estre en l'os ; pour moy, estant asseuré du lieu de la fracture j'emporte quelques-fois la pièce de la chair, affin de mieux appliquer mon trépan, aux lieux principalement qui peuvent souffrir[18] cette ouverture car au front cette incision seroit nuisible de peur, qu'estant faite suivant les rides, les sourcils qui ont leur mouvement par ce muscle, ne tombent sur les yeux, l'incision estant donc nécessaire en cette partie sera faite de bas en haut suivant la rectitude des fibres, et si une simple section ne suffisoit pas pour reconnoître la fracture, ou pour y appliquer le trepan, il faudroit la faire de cette figure 7 ou y en faire trois, l'une droite de la playe en haut, et les deux autres obliques tirant aussi de la mesme playe, comme on peut le voir par cette figure y xi. Car par ce moyen les fibres obliquement coupés se soutiendront l'un l'autre, et les sourcils ne tomberont pas sur les yeux. Ces incisions faites il faut séparer la chair et le péricrâne d'avec l'os, d'autant dit Celse, que cette membrane pourroit causer fièvre et inflammation, si on la déchiroit avec le canivet, le trépan ou autres instruments[19]. Il faut donc la séparer avec les ongles ou avec un instrument d'yvoire ou de buis.

Hippocrate (libro de vul capitis) avertit le Chirurgien qui veut faire incision en la Teste, qu'il peut la faire seurement en toutes parties, excepté aux temples, ny au-dessus, où la veine se rencontre, d'autant, dit-il, que la convulsion arrivera incontinent à celuy-ci, à qui l'on aura faite, en sorte que la section ne peut être faite à la tempe droite, que le gauche ne devienne convulsif, comme le droit si le gauche est coupé. J'avoue que ce passage est fort débattu par tous les Autheurs qui en écrivent, les uns aymant mieux laisser périr leurs malades que d'ouvrir cette partie. Celse (lib 8 chap 4) dit qu'elle s'y peut faire aucun danger, sinon entre les muscles qui couvrent les tempes, sans proposer le moyen de la faire. Et Galien (6 metho) dit avoir guéry un homme qui avoit une fracture bien longue en l'os temporal sans avoir osé faire l'incision sur le muscle qui le couvre mais seulement par le haut sur l'os du Synciput. Paré (lib 10 chap21) suivit cette méthode en la plaie du Sieur de la Bretesche qui avoit esté blessé sur ce muscle crotaphite[20], sur lequel il ne voulut faire aucune incision, crainte de ces accidents. Mais il la fit au-dessus de ce muscle et le trépana le lendemain, dont il receut une heureuse guérison. Ce seroit là aussi la méthode que je voudrois suivre, s'il m'en tomboit entre les mains, quoy que je ne trouvasse pas grand péril à faire une section sur ce muscle de haut en bas selon la rectitude des fibres droites. Ce que Messieurs les Chirurgiens de Paris assemblés en corps à Saint Côme[21] pour procéder aux Examens du sieur Guyard aspirant, m'ont témoigné pratiquer heureusement (anno 1673), et

---

18 Souffrir : supporter.

19 Canivet, autre instrument : voir Annexe VII.

20 Crotaphile : temporal.

21 Saint Côme : saint patron des chirurgiens. Ces derniers sont organisés en corporation dite de Saint Côme, où ils organisent l'enseignement, la pratique, la distribution des diplômes et l'évolution de la profession.

Messieurs Turbier et Paris m'ont asseuré l'avoir fait plusieurs fois avec succès.

Dissaudeau (sur Hipp de cap vuln) nous propose icy une autre difficulté assez considérable, qui est, sçavoir dequels remèdes on pourra se servir pour la convulsion, qui surviendra ce muscle estant coupé, soit par la playe, soit par la main du Chirurgien. Je n'y trouve pas grand remède, non plus que luy, puisque la guérison de ce muscle divisé seroit sa réunion, qui ne peut pas se faire aysément, les deux parties de ce muscle étant fort dijointes, et n'étant pas permis de les rapprocher par boucles[22], ou par sutures, ny d'y faire aucune ponction. À joindre que par la rétraction du muscle opposé, il seroit à craindre que tout ne se déchira quand il sera cousu ou bouclée. Il dit toutes-fois que comme le mal est extrême, il y faut un extrême remède, et ny en trouve pas d''autres que les sutures et les boucles qu'il dit succéder quelquefois, pourveu que l'on passe l'aiguille au travers de la peau, et des parties charneuses seulement, évitant autant qu'il sera possible de piquer les fibres de ce muscle et parties nerveuses.

Si la convulsion au mouvement convulsif arrive, ce muscle estant sain et entier, il faut promptement en rechercher la cause, afin d'y apporter le remède, et comme elle peut arriver par inanition, qui suit ordinairement une grande perte de sang, ainsi qu'il est cy-devant expliqué, le Chirurgien le doit arrester quand il coule en trop grande quantité, soit par médicaments, soit par le moyen de la ligature. Je m'en suis servy heureusement au Fils du sieur Vavasseur de Vrigny[23], qui par une cheute sur une pierre, se coupa cette veine forte et cave dont Hippocrate parle, qui passe par les temples, je ne pus arrester ce sang par aucuns remèdes, et si je n'eusse lié cette artère, je suis certain qu'avec le sang qu'il perdoit, en bref il eut rendu l'Ame. Pour la lier, je me servis d'une aiguille courbe enfilée d'un fil de soye, de laquelle je perçay le cuir au-dessous de la playe tirant vers la temple, et la passant par dessous l'artère je la retiray de l'autre côté au travers du cuir, pour la lier ensuite, ayant mis entre le cuir et le fil de soie un petit linge roulé, crainte que ce fil ne coupat à succession de temps et le cuir et l'artère, cecy fait bien paroistre la circulation, n'étant pas sorty une goute de sang par l'autre extremité de l'artére ouverte qui estoit au dessus de la playe tirant vers le Synciput.

Les remèdes dont on doit se servir en cette occasion pour arrester le sang doivent être Adstringents, tel qu'est celuy de Galien composé d'Aloès, d'Encens, de blanc d'œuf et de poil de Lièvre. On peut aussi appliquer sur ce médicament le Cataplasme d'Hippocrate, composé de farine d'Orge et d'Oxycrat, ou après avoir rempli la playe de charpy sec, qui outre l'usage qu'il a de dilater, sert aussi à arrester le sang. L'usage de ce Cataplasme est utile autant que de temps que la playe est accompagnée de douleurs, d'autant que par sa faculté réfrigérante et moyennement répercutive, il empesche

---

22 Boucle : espèce d'anneau en cuivre qui sert à divers usages (oreilles, souliers).

23 Vrigny ; commune située à 6 km d'Argentan.

l'inflammation. Il ne faut pas toutes -fois arrester trop tost le sang qui découle de ces playes, parce que la partie se décharge par cette évacuation, et s'exempte d'inflammation, laquelle ne manque pas d'y survenir, s'il n'en coule pas assez. D'où vient qu'en de telles playes on a recours à la seignée et autres remédes généraux dont il est cy-devant parlé.

Cette convulsion peut encor arriver par la sanie qui se ramasse dans le Cerveau, ou bien par la corruption de la playe, ou bien enfin par quelques os ou esquilles qui piquent ou compriment les membranes. On doit chercher les moyens d'évacuer cette sanie, corriger la corruption de la playe, oster les fragments des os qui piquent les membranes, et relever les autres qui les compriment.

Enfin il faut comme dit Hippocrate guérir la maladie par son contraire, cependant pour cure palliative[24], Paré (liv 10 chap 16) nous propose un liniment[25] fort approuvé de tous les praticiens, dont il frotte toute l'épine du dos. Il est composé de Rue, Mente, Romarin, Hiebles, Sauge, Primevère, de chacun demy poignet, racine d'Iris, de Soucher, bayes de Laurier, de chacun une once, fleurs de Camomille, Melilot, Millepertuis de chacun une poignée, il faut piler le tout ensemble, et le faire infuser en vin blanc pendant une nuit, puis le faire bouillir au bain-marie avec huile de Vers[26], de Lys et de Thérébenthine, graisse d'Oyhe, graisse d'homme[27] de chacun deux onces, jusqu'à la consomption du vin, puis le couler et ajouter dans la colature trois onces de Thérébenthine de Venise, demy once d'Eau-de-vie, et de la Cire autant qu'il en faudra pour faire un liniment selon l'Art. Ceux qui n'ont pas le loisir de faire cette composition peuvent se servir d'huile d'Anet[28], de Camomille, de Vers et de Millepertuis avec un peu de cire pour y donner un corps.

---

24 Cure palliative : traitement qui soulage momentanément.
25 Liniment : Annexe II.
26 Huile de vers : ibid.
27 Graisse d'homme : à une époque sans chirurgie plastique ou abdominale performante, l'approvisionnement devait être problématique chez les apothicaires (cimetières, pendaisons) ; voir Annexe II et Annexe III.
28 Huile d'anet : ibid.

CHAPITRE 22
DU TREPAN,
Où il est enseigné la manière de le bien appliquer, Des considérations que le chirurgien doit avoir pour cette opération, Ensemble de tous les instruments nécessaires pour bien traiter les playes de teste.

L'incision faite comme il est dit, il faut remplir la playe de charpis, afin de dilater et de l'ouvrir autant que l'on pourra, toujours avec le moins de douleurs qu'il sera possible. Le lendemain, on ostera les plumaceaux, pour considérer en quel endroit l'os aura esté blessé, et quelle sera son offense, l'essence[1] de laquelle on connoistra mieux, dit Hippocrate (de vuln capit) par le moyen de la rugine que par aucun autre instrument.

J'ay traité cy-devant assez largement de chasque espèce de fractures où j'ay monstré celles qui demande le Trépan, et celles auxquelles il n'est point nécessaire, la fracture donc supposée demande l'ouverture, selon notre Autheur pour quatre causes. La première pour eslever les os et oster les éclats, fragments et esquilles fracturées, qui compriment ou picquent les membranes et quelquefois la substance du cerveau. La seconde afin qu'on puisse vacuer, déterger, et sécher le sang ou la sanie, qui sont tombés par la fracture, à cause de la ruption des vaisseaux semés entre les deux tables, ou de ceux qui attachent la dure-mère avec le crâne, car ce sang pourroit gaster l'os, les membranes et mesme le cerveau. La troisième cause est pour appliquer les remèdes convenables à la playe et à la fracture, selon qu'il est nécessaire. Et en quatrième lieu pour suppléer, à la ligature répercussive[2], et défensive de fluxion ou, inflammation, par le moyen de laquelle les superfluidités du lieu affecté seroient repoussées, si elle pouvoit être accommodée à la Teste, comme aux fractures des autres parties, pour lesquelles ainsi qu'il a déjà esté dit. Elle a esté inventée, d'autant qu'elle empêche grandement les phlegmons, suivant Galien (6 meth) qui nous en donne un exemple, dans la fracture de l'os du bras, car posons le cas, dit-il, que l'os soit rompu au bras jusques à la moelle et que personne ne l'ait après lié selon les lois et coutumes des fractures. Il sera du tout nécessaire que la sanie qui est non seulement amalgamée par dehors sous lqu'il appartient. Comment dont la Teste ne sera-t-elle pas sujette à ces accidents n'y pouvant pas faire la ligature, qui est deue aux fractures,veu

1 L'essence : l'importance.
2 Répercussive : ce qui fait rentrer les humeurs en dedans, lorsqu'elles sont en mouvement pour sortir.

que la sanie descend tellement qu'elle s'assemble toute sur la membrane, la ligature donc estant faite aux autres fractures comme il faut, tant s'en faut qu'elle permette qu'il ne s'amasse aucune humidité superfluide en l'os blessé, qu'elle rende le membre plus grêle,et que selon sa naturelle habitude, et autant qu'en la Teste la raison et manière qui a esté inventée par ligature ne peut pas dessécher l'os rompu, ny les parties circonstances, en sorte qu'il n'y advienne phlegmon, et qui ne si engendre aussi quelque sanie, semblablement il n'y a nul médicament qui puisse rendre l'os rompu, sec et pur de superfluidités, et fust-ce les autres parties que la Teste sans ligature. Ce sont là les paroles de Galien, qui dit en suite qu'il faut donc ouvrir l'os pour donner issue à cette matière contre l'avis de Celse (liv 8 chap 4) et de plusieurs Autres qui défendent de trépaner estant certains de la fracture, conseillant seulement d'appliquer sur l'os rompu des emplâtres Céphaliques détrempés au vinaigre, ou l'usage de potions, et du vin. Cette méthode est peu asseurée et très dangereuse, et on ne doit pas la suivre selon Halyabbas[3] (liv de dispositio regali), qui nous apprend qu'il y a plus de sûreté à se servir des remèdes déjà éprovés que ceux qu'on expérimente nouvellement (sermone 2 partis 3 cap7), cette expérience mettant souvent les malades en danger de leur vie. Il vaut donc mieux selon cet Autheur s'en tenir à la méthode ordinaire, et suivre le chemin battu par Galien (6 metho), qui est le mesme qu'Hippocrate nous a montré en son livre playes de Teste.

La nécessité supposée de faire ouverture au crane, nous devons considérer en quel temps nous la faisons : le lieu requis pour la faire, quels instruments nous nous servirons en cette occasion, la manière de la faire, et quelle quantité nous osterons de l'os.

Pour le regard du temps, Hippocrate (de capit vuln) nous commande de trépaner dans le premier, second et troisième jour, sans attendre au quatre, au sept, ny au quatorze, comme le veulent Paul Aeginette et plusieurs autres ; afin de ne pas divertir la nature de sa propre action, qui dès le quatrième jour (qui est la première période de ses mouvements) s'emploie à convertir le sang, les ischoeurs[4] en pus, et à vaincre les choses estranges, qui sont dans la playe. Guidon (traicte 3 doct 2 chap 1), parlant de cette opération, dit qu'il ne faut pas attendre le septième en esté pour la faire, ny le quatorze en hyver, parce qu'on doit craindre avec raison, que dans ces délais, les humeurs n'ayent coulé sur la dure-mère, et ne l'ayent altérée, de sorte que cette opération seroit nulle,

---

3 Halyabbas ou Ali Abbas (982 ?-994) médecin, philosophe persan très renommé du Xe siècle ; a écrit un traité de médecine « *le livre royal* » en 968. C'est l'encyclopédie la plus complète sur la médecine arabe, faisant la synthèse entre Hippocrate, Galien, Oribase et Paul d'Égine, plus concise que celle de Rhazes et plus pratique que celle d'Avicenne, qui la remplacera. Traduit partiellement par Constantin l'Africain en 1087, il est devenu le texte fondateur de l'École de Salerne ; Etienne d'Antioche le traduit complétement en latin en 1127, le livre est imprimé à Venise en 1492 et 1523.

4 Les ischoeurs : mot grec les humeurs.

et n'apporteroit aucune utilité au malade, si on attendoit de faire l'ouverture après ces remises[5].

Cet advis est bon. Mais il ne doit pas toujours être suivy, puisque le Chirurgien est bien souvent appelé après tous ces temps passés, et on ne le feroit peut-être pas, si on ne voyait le malade fort pressé d'accidents. Il faut donc pas le laisser sans remèdes, et le plus sûr est de le trépaner promptement, quoy que tous ces temps soient passés. Ainsi que je l'ai fait le quatorzième de la blessure d'un nommé le Bonnetier de la Paroisse de Vrigny, qui en l'an 1644 au mois de Juin reçut un coup de pierre sur l'os pariétal senestre, qui luy fit une playe de grandeur à mettre le bout d'un doigt avec fente de l'os pénétrante toutes les deux tables, sa Mére fit d'abord si peu de cas de ce coup, qu'elle le pensa elle-même pendant treize jours, et eut continué si la violence de la fièvre qui luy étoit survenue dès le sept, ne l'eut obligée de m'envoyer quérir. D'abord j'y fus arrivé, je reconnus la fracture, qui jointe avec une fièvre très violente et une rougeur dans les yeux, m'obligèrent pour secourir cet homme, dont les forces n'était point abatue, de dilater cette playe par le moyen d'une incision en la chair, dont j'emportay la pièce, afin de mieux appliquer mon trépan, que j'appliquay le lendemain soir qui étoit le soir du quatorze.

La pièce de l'os sorta d'elle-mesme, et sortit par l'ouverture quantité de sang noir et grumeleux, la membrane m'apparut noire et sans mouvement, ce qui me donna de l'appréhension et beaucoup plus, quand je vis que le costé gauche du col s'enfloit et que le bras du mesme costé devenait paralitique. Le seizième, l'humeur qui luy causoit la tumeur sur le col flua[6] sur le costé senestre, qui luy faisoit une telle douleur qu'à peine pouvait-il respirer. Tous ces accidents ne cessèrent point qu'après six seignées, deux du bras droit et quatre du paralitique, que je n'aurois peut-être pas fait à un autre age, ma jeunesse me donnant dans ce temps plus de hardisse que je n'aurois pour le présent. Le vingt-eunième de sa blessure, une portion du cerveau de la grosseur d'une avelaine[7] se sépara et sortit dehors par l'ouverture du trépan alors que le mouvement du cerveau qui n'avoit point paru jusques à ce jour, commença à se faire voir, et depuis il ne lui survint aucun accident et fut guéry parfaitement le soixantième jour de sa playe. Il est encor vivant, mais travaillé de temps en temps par des mouvements épileptiques et apparoit encor au lieu qu'il a receu le coup une cavité de la taille d'une grosse noix.

J'ay bien voulu mettre icy cette Histoire pour faire voir non seulement que Guidon a eu grande raison de dire que les humeurs coulent sur la dure-mère, et qu'elles l'altèrent dans le quatorze, mais aussi pour apprendre qu'il ne faut pas laisser un blessé sans remèdes en quelque temps que ce soit, lors qu'on est

---

5 Ces remises : ces retards.

6 Flua : latinisme du verbe latin, fluo ere, couler.

7 Avelaine : du latin *avellana* (nux) noisette

appelé pour le secourir, comme on peut juger par celuy-cy, qui fut mort en peu de temps si je ne l'eusse trépané.

Afin de sçavoir précisément le lieu où l'on doit faire cette ouverture, on doit reconnoîstre la nature et l'espèce de la fracture, et le lieu, ou la matière estrange[8] que l'on veut évacuer, peut-être contenue[9]. Car quelquefois le coup est receu au devant de laTeste avec une si grande violence, qu'au derriére il se rompt une veine dans la membrane, qui rejette souvent quantité de sang, qui ne peut être tiré que par cette partie postérieure. Pour la nature de la fracture on peut avoir leu cy-devant, que les unes n'ont pas besoin d'autres ouvertures que celle qui leur a esté faite par le coup, et qu'on la fait aux autres selon que la nécessité le requiert sans pouvoir faire élection d'aucun lieu, ainsi qu'il sera dit cy-après. Mais aussi qu'on choisit le lieu pour le mieux faire à quelques-unes, et principalement lors qu'il est question de la faire avec le trépan, lequel on doit toujours appliquer proche de la fracture, en la partie la plus déclive. Et d'autant que la fracture peut se rencontrer en plusieurs endroits de la Teste, il faut sçavoir que tous ne sont pas propres à recevoir le trépan. Paré (liv 10 chap 11) défend de l'appliquer sur l'os fracturé, et séparé de son tout, aussi bien que sur les sutures, sur les sourcils, aux parties inférieures de la Teste, sur les os bregmatiques ou fontenelle[10] des jeunes enfants, et sur les temples.

On ne doit pas appliquer le trépan sur l'os fracturé, et séparé du tout, ny sur la grande partie séparée d'iceluy qui demeure entière, c'est-à-dire qui n'est pas fracturée de peur qu'en pressant dessus on l'enfonçat sur les membranes. Quelques-uns toute-fois l'appliquent en l'enfonceure, en sorte que le rond du trépan donne sur icelle et en coupe une partie, ce que je n'approuve pas, d'autant que le plus souvent l'enfonceure ne se rencontre qu'en la première table, et que la seconde se trouve fracturée et brisée en plusieurs pièces, que le trépan approchant de la seconde table, s'enfonceroit dans la membrane. J'en ay vu quantité de cette nature et notamment une au Valet du sieur de la Mauvaisiniere auquel je tirai plus de soixante fragments de la seconde table, la première n'étant qu'enfoncée et venant encore à quelque partie de l'os sain, ce que je fis (anno 1666) en la présence de Maître Etienne Tabar Chirurgien demeurant au bourg de Trun[11].

Guidon (traite 3 doctr 2 chap 1) dit qu'en faisant cette opération, on doit éviter autant que l'on pourra de toucher aux sutures de tête, de peur qu'en les coupant, la dure-mère n'en soit offensée (de vuln capitis), et qu'elle ne s'abatte ou s'affaisse sur le cerveau. Il le tient d'Hippocrate qui dit qu'il faut trépaner en la plupart des fractures qui arrivent au crane mais qu'il ne faut pas trépaner sur les sutures et que si la fente s'y rencontre qui demande une opération, on doit la faire sur l'os prochain.

---

8 Matière estrange : les Médecins et Chirurgiens appellent matière estrange tout ce qui est contre-nature venant du dehors (morceaux de tissus ou pierre) comme engendré du dedans.

9 Contenue : retenue.

10 La fontenelle : du latin *fonticulus* petite fontaine, la fontanelle.

11 Trun : bourg situé à 15km d'Argentan.

D'où d'Alechamps (en sa chirur francoi) tire une conséquence : qu'il faut donc trépaner des deux costés de la suture quand elle se trouve fracturée, par ce que le sang intérieurement épandu ne peut se communiquer d'un côté de la suture à l'autre, à cause de la Membrane qui y est fortement attachée, et partant où il se rencontre plusieurs autres... ensemble on applique plusieurs trépans comme il est dit autre part. Fallope dit que le Chirurgien est quelque fois contraint de couper la suture, dont j'en diray les raisons en un autre lieu et le sieur Mingelousaux[12] médecin à Bordeaux (en ses observations et remarques sur Guydon) dit que l'expérience a fait voir, qu'on pouvoit sans danger y appliquer le trépan, parce que on pourroit donner ordre aux accidents qui pourroient arriver, et que cette opération n'étoit pas tant à craindre comme on se l'étoit imaginé. Pour moy qui croy qu'il est plus facile d'ordonner que de pratiquer, je ne conseille à aucun de la faire sur cette partie à cause du danger qu'elle porte avec elle, mais bien de suivre le Conseil de D'Alechamps, sans blamer le sieur de Mingelousaux, auquel les Chirurgiens sont bien obligés d'avoir poly[13] le discours de Guidon et mis ensuite sur chaque chapitre de très doctes remarques, avec un recueil de toutes les nouvelles doctrines.

J'ay dit autre part la raison pourquoy on ne doit pas trépaner sur les sourcils, et Galien (metho liv 6) déffend d'appliquer le trépan aux parties inférieures de la teste, de peur que le cerveau par sa pesanteur ne sorte en pressant les membranes vers l'issue de la playe, ce que je ne craindrois pas beaucoup si l'occasion s'en présentoit, la substance du cerveau n'étant pas assez molle ny coulante pour sortir si facilement, à joindre qu'il est requis par les mêmes Autheurs qui ont défendu d'ouvrir ces parties d'appliquer le trépan aux parties les plus déclives de la fracture.

On ne doit pas aussi appliquer le traitement sur la Fontenelle des jeunes Enfants ni sur les os bregmatiques proches de cette fontaine[14], par ce qu'ils ne sont pas assez solides pour le soutenir, mais on peut y faire ouverture avec d'autres instruments desquels le Chirurgien se servira selon son adresse et selon que la nécessité le requièrera.

Il n'y a pas de doute que l'application du trépan sur les os temporaux est seulement défendue à cause de l'incision qu'il se feroit des muscles crotaphiles et conséquemment de plusieurs nerfs, et veines et artères, distribuées en leur substance. Ce qui exciterait douleur fièvre, et spécialement convulsions, dit Hippocrate, tant particulière qu'universelle, et enfin tueroit le malade. Ces raisons cependant sont-elles assez fortes pour laisser plutost périr un blessé que de le trépaner sur ces os quand la fracture s'y rencontre. Pour moy ce n'est pas mon sentiment, car si on ne peut pas suivre la méthode de Galien, (metho liv 6) qui dans une fracture de l'os temporal trépana l'os du synciput, par le moyen de laquelle son malade reçut sa fante, ou celle de Paré

---

12 Mr Mingelousaux : médecin de Bordeaux, contemporain de Boirel, connu pour ses travaux de chirurgie.

13 Poly : au sens figuré, rendre plus luisant pour la compréhension du monde.

14 La fontaine pour la fontanelle.

(liv 10 chap 14) dans les exemples qu'il nous donne du sieur de la Bretèche et du sieur de Pienne, je ne trouve pas grand péril de couper ce muscle, pourveu que la section soit faite selon la rectitude des fibres, ainsi qu'il est cy-devant déclaré.

Messieurs Paré et d'Alechamps (liv 10 en sa chirurg francoi) ont donné la figure[15] de tant d'instruments capitaux dont on peut se servir pour les fractures du crâne qu'il me seroit inutile de vouloir icy les décrire, je prie donc le Lecteur d'y avoir recours dans sa nécessité en l'advertissant toute-fois s'il y a espace ou lieu à glisser l'extrémité du bec de Perroquet[16] qu'il doit s'en servir le plus qu'il pourra, d'autant que l'opération en est plus prompte et plus seure et que par son moyen on peut couper facilement tant et si peu de l'os que l'on voudra, pour oster les esquilles et enlever les os enfoncés, ce que l'on faira avec pincette et élévatoires, les introduisant par le trou que l'on aura fait avec ces tenailles incisives, prenant toujours garde en ôtant ces fragments de ne pas blesser les membranes à cause de leurs pointes et de leurs aspérités, mais quand on ne poura pas introduire ces tenailles, il faudra pour faire ouverture au crane se servir de rugines, de tariéres[17] ou du trépan.

Galien (metho 6) avoit de trois sortes de rugines : l'une estoit grande, l'autre moyenne et la troisième petitte et étroite ; c'estoit par leur moyen qu'il apprenoit non seulement la profondeur des fentes ou fissures, qui ne passent pas quelquefois la première table comme font les Chirurgiens d'aujourd'huy. Mais il se servoit aussy en celles, qui pénettrant toutes les deux tables, passoient jusques à la dure-mère, on doit au reste y tenir l'ordre de commencer toujours son opération avec la plus large, et de finir avec la plus estroitte, et de ne cesser point que la scissure n'ait esté raclée et emportée.

Plusieurs ne mettent pas grande différence entre le tariere ou terebra[18], et le trépan ou modiolus[19] sorte de trepan, quoy qu'ils soient beaucoup dissemblables, selon Celse (liv 8) qui dit que la boette dentelée que les Grecs nomment χηροινικιομ (chroinikiom)[20] et nous trépan, est un ferrement rond et cave, qui en son extrémité inférieure a des denteleures comme une sçie, et au milieu une pointe ou clou, qui est ceint et environné de l'intérieure circonférence. Pour le tariere il y en a de deux sortes : l'une semblable au foret ou tire fond duquel usent les Charpentiers, et l'autre qui a la teste plus longue. Cette teste commence d'une pointe aiguë, puis soudain se fait plus large, et derechef d'un autre commencement, procède et monte un peu moins qu'égale. On voit par ce texte la différence entre les deux que Fabrice d'Aquapendente

15 La figure : le dessin, la forme.
16 Bec de Perroquet : bec de perroquet : instrument de chirurgie type pince avec une extrémité ressemblant à un bec de perroquet ; voir Annexe VII.
17 Tarière : gouges et autres instruments de trépanation ; voir Annexe VII.
18 Terebra : mot latin, forest ou vrille, ici trépan chirurgical (Celse).
19 Modiolus : mot latin, sorte de trépan (Celse).
20 Chroinikiom : morceau de fer ou de bois percé.

(part20 chap 20)[21] n'approuve pas s'ils n'ont pas un chaperon[22], mais les os estants de différence épaisseur, pour éviter la quantité et la différence des trépans à chaperon que le Chirurgien devroit avoir, Botal[23] en a inventé un avec lequel on fait cette opération avec plaisir promptement et sans danger, qui sont les trois conditions avec lesquelles Hyppocrate (de offic medic) veut qu'un Chirurgien opère principalement aux playes de la teste, ou le retardement dans l'opération est très dangereux, tant à raison de l'inflammation qui pourroit y survenir qu'à cause du froid ennemy juré du cerveau.

Ce trépan au reste est asseuré, car sa partie supérieure estant plus grosse que l'inférieure, il ne peut s'enfoncer sur la dure-mère à joindre dit Galien (6 metho) qu'elle ne peut aucunement estre blessée, parce qu'elle se sépare incontinent des os qui sont gravement offensés. On peut encor dire qu'il est asseuré, veu le manifeste danger de mort qui arriveroit sans cette opération pour le mot de travailler avec plaisir, c'est-à-dire plaisamment, on doit le prendre pour doucement, sans bruit, et sans épouvanter ny le malade ny les assistants[24].

Il y a deux sortes de trépans : l'un est dit Masle lorsqu'il a un clou en forme de foret en son milieu, et l'autre est dit Femelle quand il n'en a point. On se sert du premier au commencement de l'opération, et de l'autre dans la fin. Le Chirurgien doit toujours estre garny[25] de deux sortes de trépans, de Grands et de Petits pour s'en servir selon la nécessité. Il doit aussy avoir un foret, pour commencer cette opération ainsi qu'il sera dit cy-après ; un dépressoir[26] de la dure-mère et un lenticulaire[27]. Le dépressoir est un instrument qui doit estre rond, large, poly et uny en son extrémité, et le lenticulaire est un instrument trenchant, ayant au bout qui touche la dure-mère une petite rondeur semblable à une lentille, affin que, voulant trencher, unir et polir l'os des petites pointes qui y peuvent rester après l'opération du trépan, on ne puisse pas blesser la membrane.

Avant d'apprendre la manière de faire l'opération du trépan, il faut supposer que le malade soit assez fort pour l'endurer, que la playe soit assez ouverte, que l'os soit net et bien dénué de son péricrâne, et que la Lune ne soit pas en plein, parce que durant ce temps le cerveau s'augmente, se gonfle, et remplist presque tout le crâne. Enfin on doit témoigner[28] aux parents et aux amis du blessé du péril ou il est, leur faire voir que sa mort est prochaine et

21 Fabrice D'Acquapendente (1533-1619) : ibid.
22 Arière à chaperon : voir Annexe VII.
23 Botal : trépan de Botal : Leonardo Botallus (1530- ?) : ibid.
24 Assistants : les aides opératoires et/ou la famille.
25 Garny : équipé.
26 Dépressoir : Annexe II.
27 Lenticulaire : ibid.
28 Témoigner : avertir.

infaillible[29], et qu'il n'y a aucun moyen de l'en garantir que par cette opération, qui de soy n'est aucunement dangereuse (hipp de offic medici) ny ayant que la grandeur de la blessure qui cause tout le péril.

Le Chirurgien ensuite doit mettre la main à l'œuvre, estant assis ou debout commodément, ayant esgard tant à soy qu'à son malade et à la lumière. S'il est assis, ses pieds doivent être situés vis-à-vis des genouils, et peu distants l'un de l'autre, plus élevés que les aynes (in celena libro), et distants de sorte que les deux coudes s'y puissent mettre des deux côtés. Galien dit que cette manière de se soir[30] est stable, fort honneste et seûre pour opérer. S'il est debout, il faut qu'il se tienne bien sur les deux pieds, mais qu'il face son opération estant appuyé sur l'un des deux, non du costé qu'il travaille de la main, et le genouil doit venir à la hauteur de l'ayne comme s'il est assis. Le Chirurgien doit garder cette figure[31] pendant qu'il opérera.

Le malade auquel on fera l'opération doit estre couché, ayant sous la teste quelque manteau de drap ou autre chose un peu ferme de peur qu'elle n'enfonce dans la plume, elle ne doit estre ny trop haute ny trop esloignée du Chirurgien, qui ne doit se pancher ny deça, ny dela, ny sortir hors de son siège, il faut donc qu'elle soit située, en sorte que le Chirurgien opérant ne léve pas les mains plus haut que le milieu de sa poitrine. Il doit ensuitte faire tenir la teste de son blessé, par un serviteur fort et robuste, afin qu'elle ne branle[32] point sous le trépan, pour obtondre[33] le bruit duquel, ou des autres Instruments Capitaux, desquels on se sert ordinairement à racler, couper ou scier les os, il faudra boucher les oreilles du Patient avec du cotton et ensuitte couvrir les lèvres de la playe, de linges et de plumaceaux tout secs, ou mouillés avec un peu de Vin rouge, grossier et chaud, de peur que le froid ne le surprenne, ou que le trépan ne les blesse par son attouchement[34]. Quelques-uns pour ces mesmes raisons trempent ces petits linges, dont ils couvrent les bords de la playe par de l'Huille rosat, et les font tenir par un serviteur, aux playes principalement qui sont cruciales[35], et dont les bords pourroient tomber sur le trépan ce qui y exciteroit la douleur.

A l'égard de la lumière, nous en avons de deux sortes, l'une commune et l'autre artificielle. La commune n'est pas en notre puissance, mais l'artificielle y est, de laquelle nous devons nous servir en cette opération, que l'on fera de cette manière (gn ses opérati chirug partie 2 chap 2).

Fabrice d'Aquapendente applique le clou de son trépan à costé, et tout proche de la fente ou de la fracture, en sorte que la circonférence de la couronne de son instrument passe deçà, et delà la dite fente, affin que la

29 Infaillible : inéluctable.
30 Se soir : vieux français venant du latin *adsidere* s'asseoir ou de s'installer.
31 Figure : position.
32 Branle : bouge.
33 Obtondre : étouffer.
34 Attouchement : contact.
35 Cruciales : en forme de croix.

perforation se trouve égale de tous costés, et dit que s'il n'apparoit aucune fente, la plaie ayant esté faitte par un ferrement très pointu comme feroit un poinçon, il faut trépaner au centre, c'est-à-dire au milieu de la playe, c'est ce que je n'ay jamais fait, ne le trouvant pas bien asseuré, mais voicy comment j'en use sans rechercher d'avantage la pratique des autres. Touttes choses préparées, il faut se servir d'un instrument en forme de foret, ayant sa pointe triangulaire, de la figure et de pareille grosseur que le clou du trépan, et pour percer quelque peu de l'os à costé de la fente, ou de la fracture, en sorte toutes fois que le tour du trépan ne comprenne rien de la fracture, et aussi n'en soit éloignée que pour ne la toucher pas, puis prendre le trépan masle proportionné à la grandeur de la fracture, engraissé d'un peu d'Huille afin qu'il coule plus doucement et mettre son clou dans les vestiges du foret, ce qui le tient plus ferme, et l'empêche de vaciller de costé ny d'autre, et partant, l'os est coupé plus rondement.

Cet instrument mis, il faut que le Chirurgien opère des deux mains, le tenant par en haut avec la main gauche, et en le comprimant de la mesme main, il tournera en rond avec la droitte pour couper ou scier l'os en cette manière, jusque à ce que le ferrement soit parvenu au Diploe, ce que l'on reconnoistra par le sang qui le plus souvent en sort, et principalement quand on le trépane dans les commencements. Alors il faut oster le clou du milieu du trépan, de peur qu'en excédant[36] les dents, il ne blesse la dure-mère. Il ne faut pas cependant toujours attendre que l'on voye du sang pour oster le clou. Car j'en ay trépané beaucoup, dont il n'en sortoit point du tout. C'est pourquoi les praticiens l'ostent ordinairement, quand ils voyent que la trace du trépan apparoist enl'os. Ce clou osté, on continuera à la perforation entière de l'os avec plus de retenue qu'auparavant, levant souvent le trépan, et regardant avec le cul d'une aiguille si l'os est bientost coupé, ou si l'instrument n'a point pénéttré plus d'un costé de l'autre, afin qu'en le comprimant un peu davantage du costé ou il est moins coupé et enfoncé, on puisse rendre la perforation égalle. C'est aussi ce que l'on doit faire dès le commencement. Pendant cette opération il faut souvent lever le trépan pour le nettoyer et oster la poussière d'os (qui se voit dans le trou), et le tremper dans l'eau froide, de peur dit Hippocrate (de vuln capitis) que s'échauffant par le tournoyement il ne ramollisse, ne se rebouche et qu'il ne brusle, desseiche, et altère l'os ce qui seroit cause qu'il s'en séparereoit d'avantage.

Cette opération faite, on doutte[37] si on doit oster l'os trépané, ou le laisser tomber de soy-mesme, d'autant qu'Hippocrate (loco citate) semble appuyer ces deux opinions, quand il dit qu'on doit laisser tomber l'os trépané, alors qu'il commence à crouller[38] et qu'on doit le laisser tomber de luy-mesme, je croy que son sentiment est icy, quand on a trépané dans les premiers jours et

36 Excéder : ne pas outrepasser les limites.
37 Doute : se pose la question.
38 Crouller : tomber en s'affaissant.

que l'on n'est pas pressé de fâcheux accidents ce qu'on peut voir facilement dans un autre passage du mesme livre, si vous n'avez pas commencé la cure, dit-il dès le commencement et l'avez reçu d'un autre tardant dans la guérison, il faut incontinent trépaner l'os jusqu'à la méninge avec un instrument dentelé. Pour moy, je trouve le plus seûr de trépaner toujours jusqu'à la membrane, d'oster l'os trépané dès le commencement, pourveu qu'il n'y soit point trop adhérent, car pour lors, il faudroit le laisser tomber de luy-mesme, ce qui se fait en peu de temps, et l'ay pratiqué plusieurs fois.

Pour enlever cet os, s'il ne vient avec le trépan, il faut l'ébranler doucement avec une eslévatoire[39] que l'on fait glisser entre l'os sain et l'os incisé, lequel on tire finalement avec des pincettes ou un petit retirefond[40] que l'on met dans le trou du milieu de l'os trépané ; il reste parfois apres l'ouverture faitte, quelques petites esquilles, inégalités ou pointes d'os aux bords inférieurs de la seconde table qu'il faut couper, unir et polir de peur qu'ils ne picquent et blessent la membrane. Fabrice adjouste que la chair qui croistroit en ce lieu, qui seroit aspre, rude et inégal causeroit de grandes douleurs. On les ostera donc avec le ganiver lenticulaire[41], sur le dos duquel s'ils sont trop durs, on pourra frapper doucement avec le maillet de plomb, avec lequel on n'éstonne[42] point le cerveau et ensuite on doit relever doucement et légèrement les os qui se retrouvent enfoncés avec les élévatoires propres à cette fin, que l'on glissera par le trou fait en l'os, duquel il faut sçavoir quelle quantité on ostera.
Quoy que Celse (liv 8 chap 4) conseille de faire plusieurs ouvertures dans une fente ou sissure qui auroit une longue étendue, il dit toutes fois qu'il faut oster de l'os le moins possible que l'on pourra. Fondé selon mon advis sur le sentiment d'Hippocrate (apho 18 ib 5) qui nous témoigne que le froid estre ennemy du cerveau. Ce n'est pas que l'on ne soit contraint d'en oster quelques fois plus qu'on ne voudroit, spécialement dans les espèces d'enfonceure, où il se trouve plusieurs fragments séparés de l'os qui non seulement compriment la dure-mère, mais aussy par leurs pointes la picquent et la blessent, ce qui seroit cause de l'enflammer, s'ils n'estoient pas ôté promptement. Les autres pièces d'os séparés de leur tout doivent aussi estre tirées avec pincettes, bec de corbin, ou autres pareils, et si on ne peut pas les tirer dehors, pour estre trop enclavées sous les autres, on se servira de tenailles incisives tel qu'est notre bec de perroquet, avec lequel on ostera tant et si peu de l'os que l'on voudra,et par ce moyen on facilitera l'extraction des autres pièces séparées, mais si la fente est longue, ou si il y eust aussi quelques fragments longs qui parussent encore adhérer par quelque partie à l'os sain ou au péricrane, il faudra essayer de les relever seulement sans les séparer, et les tirer dehors, parce que la couverture de l'os est meilleure que toutte autre matière, qui pourroit y estre réengendrée, après l'avoir trenché et osté, si les os qu'on doit retirer résistent

39 Élévatoire : Annexe7.
40 Retirefond : outil de fixation : Annexe VII.
41 Ganiver lenticulaire : Ibid.
42 N'estonne : n'ébranle pas

à l'extraction. Guidon (liv 3 doctr 2 chap 1) veut qu'on les arrouse souvent avec Huille rosat pour les ramollir et les tirer plus facilement et avec moins de douleur. Cette méthode néanmoins ne me plairoit de peur de rendre l'os sain purulent, et la chair de l'ulcère baveuse, qui sont des accidents très mauvais aux playes de teste ; j'aymerois mieux donc les ébranler peu à peu, pour luy ayder à se séparer d'eux-mesmes, si les accidents ne me pressoient point de les retirer.

CHAPITRE 23
DE LA CURE DE LA MEMBRANE BLESSEE,
Seulement découverte après l'opération du trépan.
Des plaies de la membrane.
Du traitement de la dure-mère contuse.
Du traitement de la nature tuméfiée et enflammée.
Du traitement de la gangrène de la dure-mère et du cerveau.
De la noirceur qui apparaît quelquefois en la membrane.

Le crâne estant ouvert, on voit la dure-mère, qui quelques fois est saine et entière mais bien souvent picquée et deschirée par quelques pointes et esquilles d'os, ou coupée par l'instrument dont le blessé aura été frappé ou bien contuse tuméfiée, ou noire. Je trouve plusieurs advis différents touchant les topiques dont on doit se servir sur la membrane découverte. Car les uns dit Galien (lib 4 6 metho) se servent de médicaments doux et bénins, pour complaire à la volonté du blessé, et les autres de dessiccatifs violents. De ceux-cy, dit le mesme Autheur (lococitato) se servir. Eudemus[1] vieux praticien en l'art de medecine, appliquant incontinent à la membrane decouverte de l'emplastre isis[2] et, mettant par-dessus extérieurement de l'oximel[3], il avoue toutesfois n'avoir jamais osé se servir de ces remèdes, ni veu aucun autre en user, quoy que cette membrane qui est de sa substance naturellement sèche put bien les supporter, puisque la longue expérience luy a fait voir que le conduit de l'oreille qui parvient non seulement jusques à la membrane du cerveau, mais qui touche aussy le nerf, qui descend jusques à ce conduit supporte bien les plus forts et violents médicaments. Celse (liv 8 cap 4) suit cette pratique car aussi-tost que la dure-mère est découverte, il l'arrouse de fort vinaigre, autant pour arrester le flux de sang, si aucun y en a, que pour

---

1 Eudemuis ou Eudeme : médecin deuxième siècle après J. -C., disciple de Thémission, que l'on croit être le même que celui de l'adultère de Livie, qui est appelé par Tacite (Annales), l'Ami et le Médecin de cette dame, et qui empoisonna Drusus, son époux. Tacite ajoute que cet Eudème faisait parade de beaucoup de remèdes secrets, afin de paraître plus habile dans son art. Il se trouve un autre Eudeme, médecin, que Galien joint ordinairement à Hérophile, célèbre anatomiste et médecin grec d'Alexandrie, et qu'il lui compare par l'exactitude de l'anatomie des nerfs. Cet auteur rapporte la composition d'une thériaque célèbre dont usa Antiochus Philometteur. Le premier pourrait être le même que le second, mais cela n'est pas certain, car il existe plusieurs médecins de ce nom.

2 Emplastre isis : voir Annexe II.

3 L'oxymel : préparation pharmaceutique qui se fait avec de l'eau du miel et du vinaigre ; ibid.

dissoudre celuy qui pourroit déjà y estre tombé et coagulé, et par-dessus il applique des emplâtres céphaliques ramollis au vinaigre. Tels sont l'emplâtre verd[4], ou de Judoeus (idem lib 5 chap 19), médicaments qui sont très rudes pour être appliqués sur une partie aussi sensible que la méninge, qui ne peut supporter l'acrimonie[5] du vinaigre, lequel fait bien douleur aux parties moins sensibles, quand elles sont un peu entamées.

Les médicaments doux et bénins dont les autres se servent sont l'huille rosat complète seule ou mêlée avec la résine de sapin suivant la diversité des personnes blessées, du temps de la playe, de la saison de l'année, et du sentiment obtus ou aigu du malade. On peut user de thérébenthine lorsque la résine de sapin ne se rencontre point et voicy comment ils en usent. L'huille rosat complète seule est admise pour les blessures des jeunes enfants, et aux personnes humides ausquels la membrane du cerveau est pareillement fort humide, et au corps qui sont plus avancés en aage, ou qui sont chauds et secs. On mesle dans l'huille de roses quelque portion de résine, dont on augmente la dose pour ceux qui ont la teste grandement chaude et seiche. Tels sont les personnes chauves ou qui ont les cheveux crespus, dans le progrès du mal et dans l'hiver, la dose de résine doit aussy excéder la dose d'huille. Au contraire de l'ésté, où l'huille doit surpasser la résine, bien qu'au commencement de cette sorte de playe.

Pour moy, je ne me suis point encor servi des premiers remèdes, et rarement des derniers, hormis quand j'ay trouvé la membrane contuse, et ay suivi, comme dit Galien (6 meth) la coustume de mon Païs ; où je n'ay encor veu arriver aucun mauvais succès par les médicaments dont nous nous servons, selon l'intention d'Hippocrate (de vuln capitis), qui dit qu'ayant trépané et osté l'os de dessus la membrane, il faut la modifier et dessécher le plutost qu'il sera possible, de peur qu'étant longtemps tuméfiée, elle ne demeure humide et ne s'enlève. Nous nous servons donc en ces quartiers icy, de syrop rosat meslé avec du vin rouge, le faisant distiller un peu chaud sur la membrane, laquelle il faut abbaisser avec le dépressoir, en sorte qu'il en découle sous le crâne et lorsqu'il faut déterger d'avantage, nous prenons le miel rosat, au lieu du syrop, et suivons la cure au reste comme tous les autres Chirurgiens, mettent un petit linge mollet de figure ronde, attaché avec un fil, dans le trou que l'on aura fait avec le trépan, les plumaceaux secs ensuitte, le digestif sur les bords de la plaie, l'emplastre de bétoine[6] dissoute avec huile de roses par-dessus et la compresse trempée en gros vin, ce qu'il faut diversifier selon les temps de la playe, par apres bander la teste avec des linges chauds et mollets, en sorte toutesfois qu'elle ne soit ny trop couverte, ny trop peu crainte des accidents cy-devant mis.

---

4 L'emplâtre vert ou de Judoeus : ibid.

5 L'acrimonie : l'âcreté, l'acidité.

6 Emplâtre de bétoine : Annexe II.

Fabrice d'Aquapendente (part 1 liv 2) dit qu'il faut que le Chirurgien (cap 19) aye une double intention pour parvenir à la cure de la playe qui se trouve en la dure-mère, qui est très douloureuse. L'une tend à apaiser la douleur, et l'autre glutiner la playe, de laquelle il sort ordinairement du sang, qu'il faut laisser fluer et ne pas l'arrêster, si les forces du malade abatues par la grande haémorhagie ne le demandent. Car par ce moyen on évitera la fièvre, et la partie ne sera pas si tost travaillée d'inflammation ny d'aposthume. Mais si ce sang sortoit en si grande quantité, que les forces du malade se perdissent, comme nous le voyons souvent arriver, lors que la membrane est blessée à l'endroit des sinus, il faut promptement ouvrir l'os et découvrir la méninge, quand même ce seroit vis-à-vis de la suture, dit Fallope, d'autant qu'il y a plus grand danger en la perte de sang qu'en l'ouverture. Pour l'arrester, on se servira de ce remède duquel Paré (liv 10 chap 16) se sert en telles occasions. Il est composé de deux parts d'aloès, une d'encens, et autant de myrrhe dissous avec blanc d'œuf, et en consistance de miel appliqué avec poil de Lièvre coupé bien menu.

Ce sang arresté, il faut venir à la cure que l'on commencera par les remèdes anodins, affin d'apaiser la douleur qui pourroit causer inflammation à la membrane par l'attraction qui se pourroit faire dessus. La douleur s'apaisera par les remèdes lénitifs[7] : l'huille de roses seule et appliquée tiède à cette faculté[8], on peut aussy la mesler avec du sang de pigeon, lequel peut encore y estre appliqué seul. Ils sont convenables[9] non seulement à cette intention, mais aussy servent à la digestion des matières, auxquelles il faut avoir plus d'égard, qu'à la douleur, quand elle ne presse point. C'est pourquoi Fabrice d'Aquapendente (lococitato) conseille d'user de la résine de sapin, d'huille de mastic[10], ou d'huile d'hypericum[11], jusques à ce que la douleur soit calmée et que le pus soit formé dans la playe. Alors il faut mondifier et desseicher, crainte qu'elle ne perde partie de son sentiment, et qu'elle ne se corrompe par l'usage de remèdes onctueux ; d'où pourrait naître une chair molle que nous appelons fungus[12] lequel se rend quelques fois si malin et si rebelle aux remèdes, que nonobstant[13] leur usage il s'accroît et devient, dit Paré (liv 10 chap 14) de la grosseur d'un œuf. Cette chair fungueuse ne se consomme pas avec la poudre d'alun, comme la chair des autres ulcères. Il faut y appliquer la poudre de sabine[14] seule, ou meslée d'une tierce partie d'ocre, ou de la

7 Médicaments lénitifs : médicaments adoucissants et soulageants.
8 La faculté : pour les Plantes, propriété et vertu naturelle.
9 Ils sont convenables : ils conviennent.
10 Huille de mastic : ibid.
11 Huile d'hypericum vulgaré ou millepertuis : ibid.
12 Fungus ou fongus : excroissance de chair dans la plaie, bourgeonnement.
13 Nonobstant : sans que la chose empêche.
14 Poudre de sabine : Annexe II.

poudre d'hermodatte[15] bruslée. Le même Autheur dit qu'on peut lier cette chair en forme de potiron le plus près possible de sa racine, que l'on pourra si les poudres ne l'ont pas consommée, desquelles il faut aussi se servir, quand cette chair sera tombée par le moyen de la ligature. Ce fungus peut aussi naistre sur la membrane, qui n'aura point été blessée par l'usage des remèdes gras et humides. C'est pourquoi il faut s'en abstenir le temps de la douleur passée, et se servir à leur place de mondificatifs. Je n'en trouve point de meilleur que le miel rosat coulé, ou le syrop de roses seiches, avec lesquels on peut mesler un peu de vin rouge, lors que l'on veut incarner[16] ou glutiner[17] de telles playes. Paré se sert pour cette intention d'une poudre très subtile composée de trois gros de colophone, de myrhe, aloès, mastic, de sang de dragon de chacun un gros, et d'un demy-gros de saffran avec autant de sarcocolle[18]. Mais je n'approuve pas ces poudres, par ce que éstants composées de plusieurs médicaments gommeux, elles peuvent s'assembler en plusieurs petites parcelles, et se coller sous le crâne, en sorte que l'on auroit peine à les retirer. J'aymerois donc mieux me servir du suc de calaminthe[19], approuvé par Galien (liv 2 chap 2) le versant sur la dure-mère et saupoudrant par-dessus la farine de millet, pour tempérer la chaleur de la calaminthe si le miel rosat et le vin, avec lesquels j'en ay guéry plusieurs, ne suffisoient pas pour incarner des playes semblables.

Les remèdes desquels on doit se servir sur la dure-mère contuse par la violence du coup doivent empescher la descente de la matière purulente, en la réduisant en pus louable. Les suppuratifs sont recommandés à cette intention pourveu qu'ils soient semblables au tempérament de la partie : l'huille rosat qui est froide et seiche est approuvée pour cet effet par la plus grande partie des Autheurs qui en ont escrit, car quoy qu'elle soit répercussive appliquée sur une autre partie, elle est suppurative sur la membrane, dont la température est froide et seiche, de laquelle elle augmente la chaleur naturelle en sa quantité seulement, et non en sa qualité, comme doivent faire tous les suppuratifs. Le sang de Pigeon y est encor convenable à cause de sa température seiche. Paré (liv 10 chap 10) se sert de deux onces de miel rosat et d'une once d'huille de jaune d'œufs cuits ensemble, et n'approuve pas que l'huille de roses seule soit appliquée sur les membranes sans considérer qu'il est question de répercuter et meurir[20] tout ensemble qui est la raison pour laquelle Galien l'ordonne icy au commencement, ayant ces deux vertus. L'usage de l'huille n'est pas toujours permis, puisque le même Auhteur, le temps de l'inflammation passée, recommande les médicaments desiccatifs pour produire la chair et enclore le lieu de cicatrice. Mais comme on ne peut

15 Hermodatte ou hermodacte : ibid.
16 Incarner : terme de chirurgie, pour dire que les chairs commencent à revenir.
17 Glutiner : ou agglutiner ; terme de médecine, réunir les chairs.
18 Colophone, aloes, myrhe, mastic et sang de dragon, saffran, sarcocolle : Annexe II.
19 Suc de cala minthe : ibid.
20 Meurir : rendre meur, vieux français.

pas dire le temps que l'inflammation sera passée, Celse (lib 5 cap 16) disant seulement que le cinquièsme jour montre combien elle sera grande, on doit en continuer l'application sur la membrane jusques à ce que la matière commence à se convertir en pus, sans en attendre la parfaite et entière coction. Il faut donc vers le quatrièsme jour que la playe doit estre en cet estat, détergér et desseicher la membrane avec miel rosat et huille de therebentine mises ensemble en parties égales y adjoutant dit Paré (Loco citato sur le liv des playes de teste d'Hipp) poudres de mastic, aloès lavé, Iris et un peu d'eau-de-vie. Dissaudeau dit tenir d'Arantius[21] une lotion qui déterge les ordures, desseiche et remplist, de laquelle il ne se sert que lors qu'il n'y a plus aucune apparence d'inflammation.

Elle est composée de demie-livre de vin doux et foible, dans lequel il fait bouillir de la manne d'encens, de la myrrhre, et de la sarcocolle, de chacun de dragmes. On peut aussi se servir de cette décoction pour faire injection entre la dure-mère et le crâne suivant l'autorité de Paré (liv 1 chap 11) qui dit y en avoir fait au sieur de la Bretèsche. Fabrice d'Aquapendente continue l'usage de l'huille rosat, en laquelle il adjoute deux parts de résine de sapin qu'il nomme oléum abjegnum[22]. Tous ces remèdes sont excellents, mais je ne me sers que du syrop de roses seiches, quand il y a peu d'ordures, et du miel rosat lorsqu'il en a beaucoup, en lequel j'adjouste le vin si les ordures viennent de loing sous le crâne, et je ne trouve pas de meilleurs détersifs pour la membrane que ces deux remèdes, lesquels sont approuvés d'ailleurs de beaucoup d'Autheurs. On poursuivra le reste de la cure comme il est dit cy-devant, faisant toujours s'il est possible coucher le malade sur le costé de la playe, affin que la sanie en découle plus facilement, et toutes les fois qu'on pensera le patient, on abaissera la membrane avec le dépressoir, pour faciliter l'issue de la sanie qui sortira plus librement, si le blessé expire fort le nez et la bouche fermée.

Il arrive quelques fois que l'inflammation est si grande que la membrane s'enfle et sort hors du crâne par le trou du trépan ce qui causeroit de fâcheux accidents si on n'y donnoit ordre. Il faut donc promptement en rechercher la cause pour y apporter le remède. Avicenne en connaît cinq, (de fractura cranis) l'air froid, quelque éminence, ou pointe d'os, la pesanteur des charpis, des plumaceaux, et des tentes mises entre le crâne et la dure-mère, avoir trop mangé et bu du vin, ou enfin par quelque autre cause manifeste ou occulte. Toutefois ces choses demandent qu'on les combatte par leur contraire[23], car si l'air est froid, il convient de l'échauffer, et couvrir la tête du blessé de linges

---

21 Arantius (1530-1589) : nom latinisé de Guiio Cesare Aranzio, anatomiste et chirurgien italien de la Renaissance, éléve de Vésale, enseigne l'anatomie et meurt à Bologne. Il publie en 1564 un traité d'anatomie embryologique « *de humano foeto libellus* » ; son nom est associé au canal d'Arantius.

22 Oleum abjegnum : huile commune, banale.

23 Leur contraire : pour se remémorer cette doctrine, voir plus haut.

mollets et chauds, l'éminence ou pointe d'os se doit oster, et la quantité des plumaceaux, au lieu desquels Paré se servoit d'une éponge trempée, et exprimée, dans une décoction[24] céphalique, dessiccative et roborative[25] pour obvier[26] à la pesanteur des charpis. Il la composoit de feuille de sauge, de marjolaine, de bétoine, de roses rouges, d'absynthe et de myrtille, de fleurs de camomille, melilot et floechas, de chacun demy poignet, de racines de cyperus, de calamus aromaticus, d'iris, de cariophilata et d'angélique, de chacun demy once, qu'il faisoit bouillir en eau de mareschaux[27] et en vin clairet, avec portion d'eau-de-vie. Au lieu de cette décoction, il dit qu'on pourra se servir de vin clairet avec portion d'eau-de-vie. Il se servoit d'éponge pour attirer et seicher la sanie et autres humidités, ce qu'elle peut faire d'elle-mesme, à joindre qu'elle obéist par sa mollesse à la pulsation du cerveau. L'usage des tentes doit estre rejeté comme un corps estrange, qui empesche le mouvement de cette partie, par le moyen duquel elle se décharge assez. Si le phlegmon vient par l'intempérance, il faut ordonner l'abstinence[28] ; s'il vient de quelque cause externe et manifeste, il faut l'éloigner, mais si la cause en est occulte, on doit la rechercher curieusement pour la combattre. C'est icy que le régime de vie doit estre estroitement observé, usant de seignées, de clistères et de purgations, si rien n'empesche, par l'avis d'un excellent Médecin que l'on doit y appeller. Car peu de gens en réchappent, principalement lors que cette membrane sort grandement par le trou que l'on aura fait au crâne, auquel pour obvier à la mort, il faut faire plus grande ouverture avec le bec de perroquet, ou tenailles incisives, affin de donner plus grande transpiration et plus grande évacuation aux matières contenues sous le crâne, et y appliquer les remèdes contrariants à l'inflammation.

Paul Aeginette (lib 6 chap 90) y ordonne l'huille rosat et la fomente[29] d'une décoction d'eau en laquelle auront bouilly guymauves, foenugrec, graine de lin, camomille, et semblables et le cataplasme fait de farines d'orge, et de farine de lin cuits en vin, ou en la susdite décoction avec graisse de chapon. Mais si nonobstant tous ces remèdes, la membrane s'élève et sort davantage, il faut de l'authorité de Celse (lib 8 chap 4), pour l'abbaisser et de primer[30], y appliquer des feuilles de vigne broyées avec graisse d'oye, et de faire une bonne embrocation[31] sur toutte la teste, et sur la nucque avec cerat fait d'huille d'iris. Paré (liv 10 chap 17) dit que si cette tumeur ne se résout pas, et que l'on soupçonne qu'il y ait de la boue au-dessous, on doit faire ouverture à la dure-

24 Décoction céphalique : ibid.
25 Roborative : fortifiante.
26 Obvier : contrecarrer.
27 Eau des mareschaux : ibid.
28 Abstinence : la modération dans l'usage des aliments.
29 Fomente : fortifie une partie abimée en y appliquant un remède.
30 Primer : prévenir.
31 Embrocation : irrigation en pressant dans les mains une éponge ou autre sur la plaie.

mère, avec une lancette, ou un bistoury, tournant la pointe vers le Ciel, de peur de toucher la substance du cerveau, et, que par ce moyen on donnera issue à la sanie ; il dit en avoir guéry quelques-uns.
L'inflammation est quelques fois si forte qu'elle éteint la chaleur naturelle du cerveau et la gangrène. Le patient pour lors a les yeux rouges et enflammés, sortants hors de la teste, et a la veue également égarée avec inquiétude[32] et phrénésie[33]. Le cerveau paroist sans mouvement, et la membrane est noire et aride. Mais quoy que tous ces accidents ne prédisent qu'une mort prochaine, il semble touttes fois qu'Hippocrate (apho 50 lib 7) nous veut donner quelque espérance quand il promet guérison à un malade qui a le cerveau gangrèné, pourveu qu'il ne périsse pas dans trois jours. Il donne autre part un plus long temps ; de ceux, dit-il, ausquels le cerveau est sphacelisé[34], quelques uns meurent dans les trois jours, et les autres dans sept. S'ils passent ce temps-là, ils ont accoutumé de guérir. Cecy paroist bien contraire à ce que je viens de dire, d'autant que plus la gangrène persiste en une partie, et d'autant plus que la partie se corrompt, et se sphacelise du mot grec σφακελοσ (sphacelos) (gangrène sèche), παρα το σφαλεγειν (para to sfalegeien) (à côté de la gangrène) quasi σφανεγελοσ (se gangréner) *sicuti* (comme) σφαγε (j'égorge, je tue) à *jugulando* (je dois être immolé ou tué). Il faut donc sçavoir que ce mot σφακελισμοσ (sphake lismos : se gangréner) se prend de trois manières (gal in lib des fractur 20 art 35 et in apho 50 lib 7). Proprement il se prend pour une corruption d'os. Plus souvent pour le terme de gangrène, c'est-à-dire mortification des parties charnues, et généralement il se prend pour une grande inflammation, qui menace de corruption ou sydération[35]. Et c'est de cette dernière qu'Hippocrate entend parler quand il nous donne quelque espérance de santé le septième jour passé, parce que dans ce temps-là nature peut vaincre l'inflammation, mais de la seconde de laquelle j'entends parler icy, la mort est infaillible.

Quoy qu'il paroisse icy de la noirceur en la membrane, je ne veux pas dire que toutes les fois qu'elle paroistra noire ce soit un signe de mort. Car elle peut devenir telle lors qu'elle est contuse ; ou qu'il y a dessus un sang respandu et coagulé, ou par altération de l'air froid, ou enfin par l'indue[36] application de remèdes contraires à sa substance et à son tempérament aussi bien que par putréfaction. Encor dit Paul Aeginette (lib 6 chap 90), il faut qu'elle soit profonde, pour dénoter[37] la mortification et l'extinction de la chaleur naturelle, qui est un estat où il déffend de mettre la main. Il faut donc croire, que si elle n'est pas profonde, elle pourra guérir, et de fait Paré (liv 10

32 Inquiétude : agitation du corps.
33 Phrénésie ou frénésie : la folie, égarement d'esprit avec fureur.
34 Sphacelisé : mot grec pour gangréné.
35 Sydération : état d'anéantissement produit par une maladie comme l'apoplexie.
36 Indue : maladroite.
37 Dénoter : désigner, marquer.

chap 18) entreprend cette dernière, ne voulant pas abandonner son malade. Il applique dessus un remède fait de demy once de miel rosat, meslé avec deux onces d'eau-de-vie, et conseille si la pourriture est trop grande, ou qu'elle augmente d'y appliquer de l'oegiptiac[38] pur fait avec de l'eau de plantin[39], au lieu de vin aigre : il ne luy promet pas toutes fois guérison. Mais pour la noirceur qui vient des autres causes, elle est guérissable. Si elle vient de contusion, on se servira des mesmes remèdes qui sont cy-devant décrits pour la guérison de la membrane contuse, l'huile de jaunes d'œufs[40] dans laquelle on aura meslé un peu d'eau-de-vie, safran et poudre d'iris de Florence y sera singulière, pour déterger le sang répandu, et coagulé sur la dure-mère, il faut la bassiner avec un peu de vin tièd (et non pas du vinaigre ou l'oximel ainsi que faisoit Celse) (lib 8 chap 4) et appliquer ensuite du sang de pigeon pendant deux à trois jours, lesquels estant passés on se servira de syrop de roses, ou de miel rosat coulé seuls, ou meslés avec le sang de pigeon.

L'imprudence des Chirurgiens est quelques-fois cause que l'air altère la membrane et la noircist, ou pour l'avoir tenue trop longtemps découverte, sans avoir eu la prévoyance de ne la découvrir point, qu'il n'y pas eust une bassine proche, pleine de braise chaude, ainsi qu'il est ordonné au chapitre universel, ou pour avoir appliqué dessus des médicaments froids, lesquels y doivent toujours estre appliqués chauds, mais d'une chaleur tempérée, ou par des remèdes de qualité contraires à son tempérament. Si la noirceur vient pour avoir esté trop refroidie en sorte qu'elle empeschast sa coction, il faut la fomenter de choses modérément chaudes, comme de la main ou de linges chauds, et y appliquer un remède que l'on composera de thérébenthine trois onces, le jaune d'un œuf, miel rosat deux onces, farine d'orge trois gros, saffran un scrupule, sarcocolle deux gros et de trois gros d'eau-de-vie que l'on meslera ensemble pour les faire jetter un bouillon. Le Chirurgien doit user de ce remède jusques à ce que la noirceur soit ostée, mais si elle vient par remèdes appliqués mal à propos, il faut en mettre d'autres contraires. Comme si la noirceur vient pour s'estre servi de médicaments humides, on doit user des dessiccatifs, tels que sont les poudres catagmatiques[41], et céphaliques, si à cause des remèdes trop acres, on aura recours au doux et familiers. Enfin dit Hippocrate tout contraire se guérit par son contraire. Et Paul Aeginette n'ordonne pour la guérison de la noirceur de la membrane de quelque cause qu'elle puisse arriver, hors de putréfaction que le miel rosat et l'huille de roses meslées ensemble, en sorte qu'il y ait trois parts de miel et une d'huille.

38 Aegyptiac : terme de pharmacie, espèce d'onguent détersif ainsi appelé car il est noir comme les Égyptiens. Le raisonnement chirurgical ici est typiquement par analogie : sur des zones noires nécrosées, on appliquera un remède noir, Annexe II.

39 Eau de plantin : voir ibid.

40 Huile de jaunes d'œufs : voir ibid.

41 Poudres catagmatiques : terme de médecine, médicaments propres à souder les os cassés et former un cal.

CHAPITRE 24
DES PLAYES DU CERVEAU ET DE LEUR CURE

Si la playe de la dure-mère est de conséquence, celle de la pie mère l'est bien d'avantage tant à cause du cerveau, qui par l'adhoérence estroitte qu'il y a entre luy et cette membrane, se trouve nécessairement blessé avec elle, qu'à raison du sang qui coule en abondance d'une infinité de petites veines, dont elle est remplie. On veut qu'elle soit mortelle non seulement par ces considérations, mais aussy pour l'inimitié qu'il y a entre le cerveau et le froid extérieur qui ne manque pas d'éteindre le peu de chaleur naturelle qu'il a, et de corrompre facilement sa substance, quand elle est blessée, en laquelle d'ailleurs et foible d'elle-mesme, s'écoule et s'amasse une quantité d'humidités séreuses et sanieuses, d'où se tire l'indication curative d'eschauffer et de desseicher, ce que l'on faira par l'usage des topiques, après avoir arresté le sang dont l'écoulement causeroit un péril plus prompt et plus asseuré.

Pour ne pas perdre du temps à faire une longue induction[1] de tous les moyens qu'on a d'arrester l'hoémorrhagie, la plupart étant icy inutiles, je diray seulement que le Chirurgien, ayant à traiter une playe de cette nature, ne doit se servir que du mesme remède, qui est mis cy-devant, et que Galien (5 metho) compose d'une partie d'aloès et de deux parts d'encens réduites en poudre très subtile, incorporée avec blanc d'œufs et poil de lièvre coupé bien menu. Pour le reste de la cure, il faut premièrement observer bien exactement le régime universel, tenant la chambre du malade bien chaude, et tenant quelque bassinoire pleine de braise chaude sur la tête, toutes fois et quantes[2] on pensera le blessé, afin d'eschauffer l'air ambient.

Pour les topiques[3] je ne me suis jamais servi que de syrop de roses seiches, ou de miel rosat coulé, meslé avec vin rouge, par ce moyen desquels les blessés dont l'Histoire est cy-devant et plusieurs autres que j'ay pensés, ont receu heureusement leur guérison. Quelques-uns usent d'huille rosat, ce que je n'approuve pas, d'autant que la substance du cerveau, qui est un corps grandement mollet et délicat se corrompt facilement par les remèdes huilleux, quoy qu'ils soient dessiccatifs en puissance.

Quelques-uns toutes-fois approuvent l'usage de cette huille, pourveu qu'elle soit omphacine[4], et que la partie ne soit pas trop refroidie, y meslant

---

[1] Induction : investigation.

2 Toutes et quantes : manière de parler familière du XVIIe siècle, autant de fois que.

3 Topiques : remèdes qui n'opèrent qu'étant appliqués sur la région malade. Annexe II.

4 Omphacine : du latin *omphacium*, dérivé du grec *omphacion*, jus de raisin vert ou verjus ou

un peu d'eau-de-vie. Fallope s'en sert aussy, mais au lieu d'esprit de vin, il met un peu d'huille de sapin lavée, si elle est acre, avec laict ou meigue[5] de laict de chèvre, qu'il en faut après séparer avant que de la mesler avec l'huille rosat, de peur qu'il ne découle dans le cerveau, si aigrisse, ou s'y corrompe. Il approuve aussi les poudres d'encens pur, ou manne d'encens, et quelques-fois de vray pompholix[6] bien lavée qu'on verse sur la playe avec huille de sapin jusques au huictiesme jour que la partie corrompue se sépare et que la chair commence à croistre, ce qui est bon signe. Car il est mauvais s'il se fait au quatrième jour ou mesme devant. Fabrice d'Aquapendente (part 1 lib 2 chap 10) dit qu'il s'est servi heureusement du remède suivant qui est composé de médicaments, qui desseichent, et résistent puissamment à toutte pourriture. Il est de cette forme : prenez farine de millet demy once, huille d'Espagne une once, mitridat[7] six gros, baume noir du Portugal trois gros, eau-de-vie cinq gros, huille de calcanthum[8] un gros et demi, il faut mesler le tout ensemble pour s'en servir au besoin.

L'huille d'Espagne qui rentre en cette composition, est aussy de luy (part 1 lib 2 chap 7). Je m'en sers en toutes sortes de playes simples, avec heureux succès. Il la compose de deux onces de fleurs hypericon ou millepertuis, de racines de chardon benedic[9] et de valériane[10] de chacun une once qu'il met tremper en vin blanc dans un pot de terre. Après une infusion faitte durant deux jours, il y adjoute quatre onces du huille vieille, et une once de froment entier, et fait bouillir le tout jusqu'à la consomption du vin, en le remuant toujours avec un bâton, et après l'avoir coulé et pressé, il met dans la colature huit onces de thérébenthine, et deux onces d'encens en poudre très fine, et les fait lentement bouillir jusques à ce que l'encens soit fondu. Cet Autheur dit que ce baulme consolide et guérit toutes sortes de playes simples dans vingt-quatre heures, le mettant assez chaud sur la playe lavée auparavant avec du vin blanc froid et appliquant un linge sur les bords de la playe, mouillé de la mesme huille, et par-dessus une compresse trempée et exprimée[11] en vin rouge.

Si nonobstant tous ces remèdes quelque partie du cerveau se corrompt, il faut qu'elle tombe, et si en tombant elle sort comme une gelée blanche avec médiocre puanteur, c'est un signe que la nature est victorieuse, dit Dissaudeau, et qu'elle pousse la corruption dehors, mais que le contraire arrive, quand le

---

huile de l'olive pas encore mûre.

5 Meigue de laict ou maigue : le maigre de lait en latin *lacteus*, le lactosérum (vieux français 1606).

6 Pompholix : ibid.

7 Mithridat : *mithridaticum antidotum* (contrepoison) ou thériaque : ibid.

8 Calcanthum ou *calcaneum* pour os du talon.

9 Chardon benedic : chardon, plante commune connue avec des piquants, benedic en bas latin pour *benedico benedictus* digne de louange ; voir ibid.

10 Valériane : ibid.

11 Exprimée en vin : tirer le jus ou le suc en pressant.

cerveau paroîst livide et sans puanteur. Il ordonne aussy dans ce temps le syrop rosat récent, pour déterger le cerveau qui est le remède que j'approuverois le plus, ou le miel rosat meslé avec vin ou l'eau-de-vie, si la corruption estoit trop grande ainsi que je l'ay dit cy-devant, le remède de Fabrice me semblant par trop chaud, quoy qu'il die que les froids qui entrent en sa composition tempèrent assez la chaleur excessive des autres, et principalement la farine de millet qui est froide et seiche au troisiesme degré.

Apres l'application de ces remèdes, on doit mettre les plumaceaux, pardessus lesquels, il faut appliquer l'emplâtre de bétoine ou de gracia dei que je ne décris ici pour se trouver dans Bauderon[12]. Je me sers le plus souvent de celle-cy que je compose d'une livre d'huille d'olives, d'une once de vieux lard, de quatre onces de litarge[13], et autant de céruse mises en poudre très subtile que je fais bouillir à petit feu les remuant toujours avec une spatule de bois de prunier jusques à ce que qu'il soit en consistanc, du galbanum[14] de chacun une once et demie dissouts ensemble en vin et une livre de cire neufve coupée par morceaux. Je tiens le tout sur le feu jusques à ce que la cire soit fondue, et estant tout chaud, j'y mesle une livre de poix de Bourgogne, puis estant hors du feu, et à demy refroidy, j'y ajoute quatre onces de myrrhe réduite en poudre très fine, et je le remue tant qu'il soit froid pour en former des magdaléons[15] que je garde et dont je me sers au besoin.

Et c'est par ce remède que je mets fin à ce livre duquel le nom de Dieu soit remercié.

FIN

---

12 Bauderon (1540-1623) : médecin de l'école de Montpellier, installé à Macon, il écrira deux ouvrages qui firent sa notoriété : la *paraphrase de la pharmacopée* en 1588 et un *praxis in duos tractatus distincta* en 1620. Il a créé la formule moderne des pharmacopées officielles et privées. Sa pharmacopée connut un nombre considérable d'éditions en France et en Europe jusqu'en 1692.

13 Litarge : voir Annexe II.

14 Galbanum : espèce de drogue, gomme tirée d'une plante, ou au sens figuré une dose d'espérances inutiles, placée à la fin de sa recette.

15 Magdaléon : mot latin emprunté du grec *apo magdaleia* masse de pâte ; petit cylindre de soufre ou d'onguent vendu chez les Droguistes ou Épiciers. Il s'agit d'une préparation type emplâtre ou pilule conservée dans un petit cylindre en vue d'un usage ultérieur. Il pèse 30 g au minimum.

Table des chapitres contenus en ce livre

Approbation

Nous, soussignés Docteurs Regents et nommés par la Faculté de Médecine de Paris, pour examiner un Livre intitulé *Des playes de Teste* fait par Maitre Antoine BOIREL lieutenant des Maîtres Chirurgiens de la ville d'Argentan, certifions n'y avoir rien trouvé qui ne soit conforme à la doctrine d'Hypocrate et Galien, et qui ne soit très utile à ceux qui désirent connoistre et traitter méthodiquement les Playes de Teste. Fait à Paris, ce vingtième juillet 1674.

Signés M Germain Preaux, Claude Germain, Armand Jean de Mauvillain, Denis

Puylon, Guillaume Petit, Censeurs de l'Université.

Extrait du privilège

Louis, par la grâce de Dieu roi de France et de Navarre,

à nos Aimés et Beaux Conseillers les Gens tenans Nos Cours de Parlement Maitres des Requêtes ordinaires de notre Hotel, Prévost de Paris, Baillis, Sénéchaux, leurs Lieutenans Civils et autres Nos Justiciers et Officiers qu'il appartiendra Salut : Notre Aimé Antoine BOIREL Lieutenant des Maîtres Chirurgiens de la ville d'Argentan, Nous a fait remontrer qu'il a composé un Livre intitulé *traité des Playes de Teste*, lequel il désireroit faire imprimer et donner au public. Mais il craint qu'en ayant fait la dépence d'autres le voulussent imprimer à son préjudice s'il ne luy estoit pourveu de Nos Lettres de Privilège sur ce nécessaire, qu'il Nous a très humblement fait supplier luy octroyer. À ces causes voulant favorablement traiter l'Exposant et luy donner moyen de recueillir les fruits de son labeur, Nous luy avons permis et permettons par ces présentes de faire imprimer le dit Livre par tel Libraire ou Imprimeur, en tel Volume, Marge, Caractère et autant de fois que bon luy semblera pendant le temps de six années consécutives à commencer du jour qu'il sera achevé d'imprimer, iceluy vendre et distribuer par tout Notre Royaume, faisons défences à tous Libraires, Imprimeurs et autres d'imprimer, faire imprimer, vendre et distribuer le dit Livre sous quelque prétexte que ce soit, même d'Impression étrangère et autrement sans le consentement dudit Exposant ou de ses ayant cause sur peine de confiscation des Exemplaires contrefaits, amende arbitraire, dépens, dommages et intérests, à la charge d'en mettre deux Exemplaires en notre Bibliothèque publique, un autre en notre Cabinet des Livres du Château du Louvre, est un en celle de notre très cher Chevalier, Chancelier de France le sieur d'Aligre à peine de nullité des présentes, du contenu desquelles Vous mandons et enjoignons faire jouir l'Exposant et les ayant cause plainement et paisiblement, cessant et faisant cesser tous troubles et empêchements contraires. Voulons qu'en mettant au commencement ou à la dudit Livre l'Extrait des présentes elles soient tenues pour deûement signifiées et qu'aux Coppies collationnées par de Nos Aimés Secrétaires soit adjoutée comme à l'Original. Mandons au premier Notre Huissier faire pour l'Exécution des présentes toutes Significations, Défences, Saysies et autres Actes requis et nécessaires sans demander autre permission. Car tel est notre plaisir. Donné à Versailles, le dix-huitième jour d'Octobre l'an de grâce mille six cent soixante-quinze et de notre règne le trente-troisième. Par le Roy, signé Goupil, et scellé en simple queue de cire jaune.

POSTFACE

Un chirurgien de province au dix-septième siècle Maitre Antoine BOIREL Lieutenant de maîtres chirurgiens d'Argentan Par le docteur Louis Thomas, sous bibliothécaire à la Faculté de Médecine de Paris[1] en 1880

Argentan est une de ces honnêtes villes qui ne font point parler d'elles et conservent à notre époque le cachet du temps passé. Elle a bien ses dissensions, mais ce sont des dissensions locales. Le bruit des luttes politiques n'y parvient que très affaibli, le bruit des luttes scientifiques n'y trouve pas d'écho. C'est dans ce milieu si défavorable en apparence qu'au dix-septième siècle Antoine BOIREL a pu réunir des matériaux suffisants pour publier un *Traité des playes de tête*, dont plus d'un contemporain signalerait certaines parties. Pourtant La chirurgie française était alors à peu près stationnaire : d'Ambroise Paré à Dionis, sa littérature se réduit à peu de chose. Occupés par leurs charges à la Cour, par leurs luttes avec la Faculté de médecine, les principaux membres du Collège de Saint Côme n'avaient guère le temps d'observer ; ils avaient encore moins celui d'écrire. Que pourrait-on attendre des petites communautés provinciales ? Les praticiens qui les constituaient possédaient une instruction limitée ; le plus souvent leur jeunesse s'était écoulée loin des grands centres, ils avaient acquis sous la direction d'un maître les notions indispensables pour devenir maître à leur tour, et passer sans transition de l'apprentissage à l'exercice de l'art. Pourquoi d'ailleurs eussent-ils écrit ? Les médecins n'estimaient que les dissertations sur les livres hippocratiques ; les chirurgiens lisaient peu. Les publications ne procuraient

1 *Gazette des Hôpitaux* : 1880 tome 53e année page 582 à 584 ; p 597 à 598 ; p 606 à 607 ; p 645 à 646 ; p 661 à 662 ; p 717 à 718 ; p 733 à 735 ; p 742 à 743 ; p 766 ; p 773 à 775. Reproduit avec l'aimable autorisation de la BIUSANTE PARIS DESCARTES.

ni notoriété, ni profit, car le patronage d'un homme de qualité était alors un titre plus sérieux pour l'obtention d'un emploi public qu'un travail de longue haleine.

On ne saurait trop admirer ceux qui, malgré les difficultés, sans stimulation, sans encouragement, mais poussés par le seul désir d'être utiles, nous ont transmis les résultats de leur expérience ; c'est le cas de BOIREL. Son *Traité* n'est pas une compilation : il connaissait les auteurs anciens, lisait les modernes, mais il n'accepte les doctrines de personne en aveugle, et, chose rare à son époque, il ne quitte jamais un sujet sans l'illustrer par quelque fait personnel.

Le livre a été oublié ; les Historiens de la Chirurgie en mentionnent à peine l'auteur, les biographes médicaux ignorent même à la date de sa naissance. Il y a là un peu d'injustice : on élève des statues aux militaires, et l'on a raison ; des littérateurs de troisième ordre trouvent des admirateurs et des panégyristes, le souvenir des médecins se perd vite, chaque génération connaît un peu celle qui l'a précédée, mais elle ne remonte point de deux siècles en arrière. Le livre nous a intéressé par ce que c'est une des premières monographies écrites en langue française sur ce sujet ; l'homme nous a intéressé à titre de compatriote. Nous aurions voulu le suivre pas à pas, parcourir avec lui les différentes étapes de sa carrière, applaudir ses premiers succès dans la pratique, reconstituer en un mot son histoire scientifique et professionnelle, qui est un peu celle de tous les chirurgiens du temps. Par malheur, les documents sont peu nombreux ; outre son livre, qui renferme les détails biographiques intéressants, nous avons de lui que quelques observations publiées dans le *Recueil périodique* de De Blégny. Les registres de l'État civil d'Argentan renferment beaucoup d'actes relatifs à sa famille ; nous en avons relevé plusieurs ; malheureusement nous n'avons pu, pressé par le temps, aller aussi loin dans cette voie que nous l'eussions désiré de sorte que nous serons obligé de laisser dans l'ombre certains points que nous espérions éclaircir.

I
Biographie proprement dite

Famille – Éducation – Instruction professionnelle – Les communautés de chirurgiens et les lieutenants du premier chirurgien du roi – Les contemporains de BOIREL – Charles Eudes – Pratique, études de BOIREL – Ses enfants – BOIREL le syphiliographe.

Antoine BOIREL, fils de Marc BOIREL et de Marguerite Jullien, naquit à Argentan, le 18 octobre1621. Nous n'avons pas de renseignements sur la profession de son père ; il est peu probable qu'il appartint à l'une des carrières dites aujourd'hui libérales, car dans aucun acte son nom n'est précédé de la qualification de maitre par laquelle on distinguait les hommes de loi ou ceux qui exerçaient une des branches de l'art de guérir. Me Nicolas Philippe, son oncle, était un des chirurgiens les plus estimées d'Argentan ; son grand-père maternel tenait une boutique d'apothicaire en la paroisse Saint Germain de cette ville.

Nous ne savons rien sur ses premières études, sinon qu'il reçut une instruction littéraire sérieuse ; ses travaux montrent qu'il lisait couramment les auteurs classiques.

Son éducation chirurgicale commença dès l'âge de quatorze ans ; son oncle fut son premier professeur. Selon l'usage du temps, l'apprentissage de BOIREL fut un véritable internat : il demeurait chez son maître, tenait la boutique, préparait les emplâtres, faisait les saignées. Lorsqu'une opération extraordinaire appelait Me Philippe à quelque distance, son favori l'accompagnait et lui venait-en aide dans la mesure de ses connaissances. Des1635, il put voir ainsi une plaie de tête assez grave pour nécessiter la trépanation. Le maître, s'intéressant plus à son instruction qu'à celle d'un apprenti ordinaire, attira probablement son attention sur les particularités du cas, car, près de quarante ans plus tard, BOIREL les a rappelées avec précision. Il conserva toujours un souvenir agréable de ces premières années : chaque fois qu'il parle de son oncle, il lui décerne des éloges un peu exagérés : « c'était un chirurgien très habile, un des meilleurs de toute la province ».

Un praticien, même instruit, ne pouvait fournir que les éléments indispensables ; il était impossible de songer à l'étude de l'anatomie humaine. BOIREL le comprit ; après quelques années d'apprentissage, il quitta sa ville natale et à vint à Paris. En1643, il était chez Colart, chirurgien du duc d'Orléans, l'un des plus habiles anatomistes de son temps[1]. C'est là qu'il acquit sur les os de la

1 Index funereus chirurgorum parisiensium ab anno 1315 annum 1714 Paris 1714.

tête les données précises qu'il a placées au commencement de son ouvrage ; il observa même des anomalies. « En mil six cent quarante-quatre, dit-il, j'ay v eu le crâne d'un homme parfait auquel j'ay remarqué l'occipital composé de deux os séparés par des sutures qui jointes ensemble faisoient cette figure A ». Il était alors dans ses vingt-troisièmes années ; après un apprentissage sérieux, il avait acquis les connaissances théoriques qui lui manquaient ; c'était beaucoup pour l'époque, il pouvait désormais aborder hardiment la pratique.

Quelques mois plus tard, BOIREL revînt à Argentan. La lieutenance des maîtres chirurgiens appartenait à un membre de la famille Jarry, si du moins nous en croyons un acte de mariage portant la date de1640. Cette fonction était alors en grande partie honorifique ; un peu plus tard elle acquit de tels privilèges que le possesseur exerçait une autorité réelle sur ses confrères. C'est à Paris que cette innovation prit naissance[2]. De temps immémorial, les communautés avaient joui d'une sorte d'autonomie ; elles recevaient elles-mêmes leurs membres, nommaient directement ceux qui devaient les administrer ou répondre pour elles lors des procès. Attaqués violemment par la Faculté de médecine, qui, dans la circonstance, avait fait alliance avec les barbiers, les chirurgiens sentirent le besoin de s'assurer un appui permanent à la cour. En 1611, ils établirent un statut en vertu duquel le premier chirurgien du roi présiderait désormais leurs actes. Ce fut le début de leur asservissement ; leur union avec les barbiers fit le reste, car ils tombèrent sous l'autorité du premier barbier royal. Ce malheureux état de choses ne dura que douze ans, et, en1668, le propriétaire de la charge, Jean de Réty, la céda contre espèces sonnantes et d'après le conseil du roi, à Me Félix Tassy, le père.

Par suite de ce transfert, les chirurgiens eurent pour chef administratif un des leurs ; mais ils ne recouvrèrent ni leur franchise, ni leur organisation presque républicaine. En payant Jean de Réty, Félix acquérait du même coup ses privilèges. Le premier chirurgien du roi eut désormais le droit d'inspection sur tous les maîtres : celui de les convoquer, de présider les examens, de requérir la force armée lorsque son autorité était méconnue. De plus, chaque chirurgien lui devait une redevance personnelle de 5 sols parfois avant de s'établir, et une autre de 15 sols destinés à couvrir les frais d'administration ou de justice de la corporation[3]. Cette juridiction du premier chirurgien ne se limitait point à Paris : il établissait par une commission spéciale, dans l'étendue des parlements, des lieutenants jouissant des mêmes droits que lui. Les communautés n'avaient d'existence légale que quand l'un des maîtres l'avait régulièrement reçue. La charge devenait telle vacante par décès ou autrement ? Elles demeuraient frappées d'une sorte d'interdit jusqu'à la nomination d'un nouveau titulaire et ne pouvaient recevoir d'aspirants. Si l'un d'eux était pressé d'acquérir le droit à l'exercice, il est obligé d'aller subir ses

2 *La jurisprudence de la Chirurgie en France*, Verdier, Paris 1774.
3 Lettre patente de janvier 1611.

examens au collège de Saint Come[4]. Supprimés par une ordonnance de 1692 et remplacés par des chirurgiens jurés nommés directement par le roi, les lieutenants furent rétablis en1719 et existèrent jusqu'à la révolution. Le dernier de ceux d'Argentan, Me Poulain l'était encore en 178. Les communautés provinciales constituaient des corps scientifiques et graduants : elles recevaient à la maîtrise et par *grand chef-d'œuvre*, ceux qui voulaient s'établir dans la ville ; par *légère expérience*, les chirurgiens des bourgs et bourgades du voisinage. Le ressort de la corporation d'Argentan comprenait un rayon de sept à huit lieux ; il y avait des chirurgiens reçus par elle à Ry, où exerça Eudes, le père de l'historien Mezeray ; à Exmes, à Trun, chefs-lieux de canton actuel de mille à quinze cents âmes ; à Chambois, à Saint Pierre la Rivière, hameaux perdus dans les herbages et sans importance.

Le grand chef-d'œuvre était composé d'une immatricule, d'une tentative de premier examen de quatre semaines dont la première était appelée d'ostéologie, la seconde d'anatomie, la troisième des saignées, et la quatrième des médicaments ; du dernier examen et de la prestation du serment[5]. Chaque aspirant devait être accompagné d'un maître ayant eu au moins douze ans de réception. Ces *conducteurs* n'avaient pas voix délibérative jusqu'à ce que leurs propres pupilles eussent été reçus. À Paris, la réunion des barbiers et des chirurgiens avaient fait tomber en désuétude les anciens règlements qui exigeaient la maîtrise ès arts lors de l'immatriculation ; elle redevint obligatoire qu'après deux arrêts du Conseil royal de 1743. En province, les études littéraires n'entraient point en ligne de compte ; le temps d'apprentissage seul était exigible, et, encore, au lieu de six ans des aspirants parisiens, on demanda à trois ans d'abord, puis deux ans. Il est vrai que l'on ajouta le compagnonnage chez les maîtres ou dans les hôpitaux quatre ans pour les aspirants à la maîtrise, trois ans pour les autres[6]. Les chirurgiens reçus par légère expérience passaient, à un jour de distance, trois examens sur les mêmes matières, payaient des droits un peu moins élevés, et en cas de succès recevez des lettres *en forme* signées du premier chirurgien du roi ou de son lieutenant, portant *que dans les opérations décisives ils seraient tenus d'appeler un maître de la Communauté pour leur donner conseil, à peine de nullité de leurs lettres.*

4 Règlement du 28mars 1671.
5 Déclaration de septembre 1699.
6 Arrest de grand conseil du 30 décembre 1677.

II

BOIREL ne pouvait recevoir qu'un accueil favorable à Argentan. Ses parents faisaient partie des notables bourgeois de la ville ; il avait son entrée, presque par hérédité, dans le corps des chirurgiens. Les professions étaient, comme on sait, une sorte de patrimoine que se transmettaient les membres d'une même famille. Quand il débuta, la chirurgie était exercée par les Jarry, les Brière, les Do, les Chéradame, tous argentanais d'origine ; un étranger à la ville, Charles Eudes Douay, le frère de Mezeray et du prédicateur Eudes, avait cependant réussi à s'implanter dans la paroisse de Saint-Martin. C'est qu'il joignait à un dévouement professionnel à toute épreuve un courage civique, bien rare à cette époque : en1638, une affection épidémique, et que l'on croyait contagieuse, éclate à Argentan ; Eudes visite ces malades comme par le passé. « Dans le faubourg Saint Thomas, dit Prouvére, tout le monde mourut ou abandonna, à la réserve des sieurs Fontenelle et Bordeaux avec la femme dudit Bordeaux qui restoient, et dans la grande rue l'herbe y étoit à couvrir le pavé, ne voyant d'allant dans tout le faubourg que le chirurgien de santé, Me Charles Eudes sieur Douay… qui venait quérir chez le sieur Bordeaux les remèdes qui lui étoient nécessaires et qu'on lui mettait dans le milieu de la rue… ». Devenu membre du conseil échevinal, il fit une réponse qui est du domaine de l'histoire. On démolit les fortifications en cause d'intérêt public ; tout le monde désire que l'on conserve une des tours, renfermant une horloge monumentale ; le gouverneur Rouxel de Médavy, Maréchal de Grancey, un hobereau doublé d'un soudard, croit affirmer son autorité en contrariant le vœu général. Les conseillers intimidés n'osent trop le contredire. Eudes seul résiste : « D'où viens-tu et qui es-tu pour oser résister à mes ordres ? » demande le maréchal avec une arrogance toute aristocratique. « Nous sommes trois frères adorateurs de la vérité », répond fièrement le chirurgien ; « l'ainé la prêche, le second l'écrit, et moi je la défendrai jusqu'à mon dernier soupir ». Eudes fut le meilleur ami de BOIREL, plus jeune que lui de dix ans. Celui-ci le cite souvent, fait appel à son témoignage aussi bien dans son traité que dans ses observations détachées. Après la mort d'Eudes (1679), BOIREL devint le chirurgien de sa famille et l'un des cas qu'il a publié est relatif à un enfant d'un nommé Lautour, procureur des causes Argentan, proche parent du premier[1].

Malgré tout, les débuts ne furent pas sans difficultés ; on hésitait à recourir à un jeune homme de vingt-trois ans, eût-il reçu les leçons des plus grands

1 *Zodiacus medicus junius* 1679 T. I (édition latine du Journal de De Blégny).

maîtres de la capitale. Ses premiers clients furent des braves gens, qui, demeurant loin de la ville, s'adressaient à n'importe qui, lors d'accidents. C'est dans ces conditions qu'il put recueillir une de ses plus remarquables observations de plaie de tête : un enfant de Vrigny, paroisse située à trois lieux d'Argentan, reçoit un coup de pierre sur le vertex ; la mère n'y fait guère attention et applique elle-même un pansement primitif. Mais au bout de quelques jours des symptômes formidables lui montrent que la chose est plus sérieuse qu'elle ne l'a cru. Elle s'adresse à BOIREL, qui, reconnaissant une fracture de la voûte du crâne suivie d'accidents méningés, se met à la tâche avec une décision enthousiaste ; il trépane, fait coup sur coup six saignées et guérit son malade. La fin avait justifié les moyens, mais ce succès l'a laissé assez froid. « Je l'aurois peut-être pas fait un autre âge, a-t-il écrit dans la suite, ma jeunesse me donnant dans ce temps plus de hardiesse que je n'en aurois pour le présent ». À part celui-ci, la plupart des cas de cette période sont relatifs à des accidents légers, à des contusions superficielles, parfois à des commotions cérébrales graves, mais ne réclament pas d'opération ; pendant que de jeunes filles s'embrassent, un robuste farceur leur fait entrechoquer le front, et l'une d'elles reste plusieurs heures sans parole et sans mouvement. Les individus traités sont de pauvres diables, ne pouvant offrir au chirurgien que l'expression verbale de leur reconnaissance : c'est le bedeau de l'église Saint-Germain, qui, étant ivre un jour de fête, est tombé de la hauteur d'un deuxième étage et s'est fracturé la base du crâne ; ce sont des valets, des paysans. BOIREL voit de temps en temps des gens de qualité, mais à titre d'aide de confrères plus âgés, comme lors de la trépanation faite au sieur de la Pommerie, grainetier de la ville, par Guillaume Do.

Au bout de quelques années, les choses avaient changé ; devenu presque une autorité, il est demandé par ses confrères, lorsqu'ils ont affaire à une plaie quelque peu grave ; les médecins, eux-mêmes, sont contents d'avoir son avis ; il est le chirurgien préféré des couvents : « Mme de Morchesne, fille de condition, religieuse de l'abbaye d'Almenesches, fut blessée à la tête par une grosse pierre qui lui tomba du haut d'une galerie sur l'os pariétal dextre ». BOIREL fut appelé en même temps que Do et Eudes ; les lésions étaient graves et les chirurgiens ne purent que porter un pronostic défavorable, dont la suite montra la justesse. Plus heureux chez les moines de Silly, dont le prieur avait réclamé ses soins pour un enfant qui avait reçu sur la tête un morceau de bois tombé de haut, BOIREL réussit à sauver le blessé.

C'est à partir de1670 que sa situation semble devenue la meilleure ; il avait acquis avec l'âge l'autorité que donne une longue pratique ; les meilleurs marchands de la ville, les gentilshommes eux-mêmes l'appelaient dans les circonstances délicates. Parmi les noms de ses clients titrés qu'il nous a transmis, nous relevons celui de Monsieur de la Genevraye, blessé dans un duel d'un coup d'épée dans la poitrine[2] ; celui de la marquise douairière

2 Journal de De Blégny : 1679.

Monteclerc, et plusieurs autres. Il ne semble point cependant avoir eu des patrons bien sérieux dans la noblesse d'Argentan et des environs. Son livre est dédié à messire Jacques de Royer de Benneville, seigneur de Domfront.

À ce moment, deux des frères de BOIREL étaient revenus dans leur ville natale. Pierre, conseiller du roi, fut plus tard « assesseur, élu en l'élection de cette ville » ; le deuxième était Maître Nicolas, docteur en médecine, qu'il appela souvent depuis son mariage (1658) Desmanis-BOIREL du nom de sa femme ; le troisième, Xavier était prêtre.

Me Antoine jouissait lui-même de la confiance de l'autorité. Sous l'inspiration d'André Dulaurens, son premier médecin, Henri IV avait créé en1606 des chirurgiens jurés pour les expertises et rapports médico-légaux. BOIREL, chargé de cette fonction, fit l'autopsie d'un sieur de Serreuil de la Pottiére (de Bailleul), qui avait reçu un coup de pistolet dans la région du cœur ; il était chirurgien de l'Hôtel-Dieu, et avait des apprentis auxquels il donnait des notions d'anatomie sur le cadavre des animaux domestiques[3] ; c'est probablement alors qu'il obtint sa commission de lieutenant. On aime à se représenter le maître arrivé à cette période active et heureuse de sa vie, comme un de ces individus vigoureux, durs à la fatigue, hauts de taille et frais de visage, dont le type est si fréquent dans les vieilles familles normandes. Bourgeois et lettré par éducation, il était à moitié paysan par ses occupations, et devait parcourir chaque jour à cheval dix à douze lieux dans des chemins abominables pour satisfaire les exigences de sa pratique. Le soir venu, il feuilletait Hippocrate, Celse, Galien, Guy de Chauliac, Ambroise Paré, Dalechamps, Fabrice de Hilden, Béranger de Carpi, Vidus Vidius qu'il appelle Guy Vuide, sans oublier des auteurs plus récents, comme Dissaudeau et Minsegoneaux, commentateur du Guidon. Il prenait des notes, rédigeait ses observations, rapprochait les unes des autres et discernait avec un rare bon sens ce qu'il y avait à prendre et ce qu'il y avait à laisser. BOIREL ne se contentait pas de ses lectures ; de temps en temps il venait à Paris se retremper sur les bancs de collège de Saint-Côme, conférer avec les maîtres sur les procédés nouveaux, au besoin prendre leur avis. Dans un de ses voyages, en 1675, il apprit d'eux qu'ils croyaient comme lui sans danger l'incision longitudinale du muscle temporal, malgré ce qu'en avaient dit les anciens. Peu de temps après, BOIREL la fit et n'eut qu'à s'en louer. C'est alors qu'il connut de Blégny. Il fut pendant deux ans le collaborateur assidu de la feuille que celui-ci venait de fonder ; plus tard les *Nouvelles Découvertes* changèrent de caractère : d'un simple recueil d'observations qu'elles étaient, elles devinrent une sorte de compilation théorique contenant plus de physique, de mécanique ou de chimie médicale qu'autre chose. Abandonné par ses collègues, honni comme tous les novateurs par la Faculté, emprisonné à plusieurs reprises, de Blégny fut obligé de renoncer à la tâche, et notre première publication périodique de médecine s'éteignit au bout de quelques années. La carrière

3 *Zodiacus medicus*,1680.

scientifique de BOIREL se termina du même coup ; il avait fait preuve de jugement et d'habilité ; il avait montré qu'il avait de l'énergie et du bon vouloir. L'absence d'encouragements, les difficultés matérielles de l'impression le rebutèrent probablement, et à partir de1681, il ne donna plus signe de vie dans le monde savant. On l'appelait quelquefois à Carrouges, à cinq lieues de sa résidence ; il était lié avec des médecins de Sées ; tout le monde à Argentan l'estimait. Il oublia dans ce milieu calme et sympathique ses anciennes préoccupations scientifiques et cessa d'écrire.

III

BOIREL s'était marié, nous ne savons trop à quelle date, à Opportune le Voyer. Il en eu deux fils : le jeune qui s'appelait Antoine, comme lui, devint apothicaire à Argentan ; l'aîné, Pierre, était déjà chirurgien en1674. À propos de celui-ci, nous ne pouvons passer sous silence une question qui s'y rattache.

Un certain opuscule sur les maladies vénériennes, signé BOIREL, docteur en médecine, est dédié à Noël et Delamarre, receveurs des tailles à Argentan. Astruc dit avec malice que c'est le premier livre adressé à des gens de cette espèce. Eloy, Carrere, et même Haller ont supposé que le syphiliographe était ce Nicolas des Manis, frère d'Antoine et dont celui-ci parle si souvent. Il suffit de jeter un coup d'œil sur la préface du livre pour éviter l'erreur : c'est un travail inaugural. L'auteur a l'intention d'aller s'installer prochainement dans son pays : « ... j'espère... que, vous mettant au-dessus des préventions communes, vous ne refuserez pas de joindre aux approbations qui lui ont déjà été données les vôtres, qui sans doute lui attireront la confiance générale dans un pays où l'on est persuadé de la pénétration de vos lumières autant que de votre probité et où je me dispose à *aller exercer mon art* sous vos auspices ». Il est impossible d'attribuer cette préface de1702 à un docteur en médecine déjà fixé en 1659. Monsieur Hoefer a donné une biographie fondée sur une autre hypothèse. Une des dédicaces de l'ouvrage d'Antoine est signée : *Pétrus BOIREL, chirurgus filius humillimus.* Celui-ci, devenu plus tard docteur en médecine de la Faculté de Paris, aurait écrit l'opuscule en question. La chose est vraisemblable, mais non certaine ; du reste il y a là une petite inexactitude : l'auteur ne fit jamais acte de présence aux écoles de la rue de la Bucherie ; son nom ne se trouve pas une seule fois sur les Commentaires de l'ancienne Faculté ; et pourtant il ne donna pas immédiatement suite au projet qu'il avait de retourner à Argentan ; lorsque sa femme mourut, en1704, il était encore à Paris. Est-ce bien le même qui, chirurgien d'abord, aurait pris le grade de docteur en médecine en province, et serait venu se fixer dans la capitale, échappant, on ne sait trop comment, aux tracasseries du corps privilégié ? Est-ce, au contraire, un troisième fils d'Antoine ? Nous posons ces questions sans les résoudre.

La digression que nous venons de faire sur les enfants nous a fait perdre un moment de vue le père ; elle nous aura montré pourtant que, si sa profession ne l'avait pas conduit à la fortune, elle lui a procuré une aisance suffisante pour élever honorablement sa famille et donner à ses fils des situations analogues à la sienne. Ceci vaut la peine d'être noté, car les praticiens des petites villes gagnaient alors à peine de quoi vivre. Charles Eudes, le courageux membre du conseil échevinal, était dans une condition si précaire que son frère l'historiographe de France dut presque toute sa vie lui venir en aide par des moyens détournés ; il acheta la maison que le chirurgien habitait, et ne s'en fit jamais payer le loyer ; il lui laissa la jouissance complète du maigre patrimoine de leurs parents, en la paroisse de Ry. On n'a su tout cela depuis, par ce que Mezeray eut soin dans son testament de faire remise à ses neveux des dettes que leur père avait contractées envers lui.

Nous rencontrons pour la dernière fois BOIREL au dix-huitième siècle dans deux fêtes de famille. La première, en1702, fut le mariage de son fils Antoine avec Anne du Hamel. On avait tout fait pour le rendre solennel : la bénédiction nuptiale fut donnée par l'abbé BOIREL, alors curé de Sept-Forges, qui passa quelques années après à Saint-Germain d'Argentan ; les oncles du futur y assistaient en même temps que son frère, un de ses cousins François BOIREL, sieur de Nerval, le lieutenant au régiment du Bourbonnais, et Potier, le notaire de la famille. Un an plus tard, Me Antoine était le parrain du premier enfant né de ce mariage. Il portait gaillardement ses quatre-vingt-deux ans ; son écriture, ferme et régulière, dont le fac-similé ci-joint pris sur l'acte de baptême de son petit-fils donne une idée exacte, montre que sa main n'a presque rien perdu de sa sûreté.

À partir de ce moment, plus de trace de sa vie civile. Les registres des diverses paroisses d'Argentan que nous avons parcourus jusqu'en1720 renferment plusieurs pièces relatives à la famille ; des témoins que nous avons vus dans l'acte de mariage du pharmacien les ont signés, mais il n'est plus question du lieutenant des chirurgiens. Nous n'avons pu pourtant trouver la preuve écrite de son décès. Le vieux maître avait-il quitté la ville ? Fut-il frappé brusquement dans une visite éloignée ? Termina-t-il ses jours à Paris chez son fils ? C'est ce que nous ne saurions dire. Peut-être mourut-t-il plus que centenaire, de sorte qu'en tournant quelques feuillets de plus, nous eussions trouvé le mot de l'énigme. L'étude de l'homme est finie : malgré les lacunes qu'elle présente, elle complète sur quelques points les données des biographes les mieux renseignés. Nous allons examiner l'œuvre scientifique et voir si elle présente un intérêt suffisant pour légitimer les recherches que nous avons faites.

IV
Travaux scientifiques

A. Traité des playes de teste.

Cet ouvrage forme un volume in-8 de 353 pages avec table. L'approbation de la Faculté de médecine de Paris porte la date du 20 juillet1674 ; il fut imprimé à Alençon chez Martin de la Motte et la Ve Mal assis, imprimeurs du roi ; la publication ne fut terminée qu'en 1677. L'exemplaire de la Faculté vient du fond de l'ancienne Académie de Chirurgie. Après la dédicace, on trouve plusieurs compliments ou souhaits de bienvenue en vers français, latins et même grecs. Ils sont généralement satisfaisants quant à la forme, mais parfaitement insignifiants au fond. Deux font exception : une petite pièce de quatre vers latins, composée par un docteur en médecine de Sées, le sieur d'Echassey-Seguin, est juste et ne manque pas de finesse :

Ille manu, arte alius rarus celebratur utraque
Laesum si curet jusia medela caput,
Laus tua, sed major; doceant quia scripta nepotes
Quo bene nunc praestas arte, Borelle, manu.

Celui-ci est loué pour sa main (practique),
cet autre est loué pour sa connaissance (théorie), plus rarement celui qui rassemble les deux,
S'il soigne la tête lésée par un médicament approprié.
Honneur à toi, et même plus ; que tes successeurs enseignent tes écrits excellents
Maintenant remarqués dans leur théorie, ô BOIREL, et dans leur pratique.

L'autre, une épître en vers français, due à Gilles Cognart, professeur au collège d'Argentan, eut été probablement écoutée avec faveur dans les salons de l'hôtel de Bourgogne ; elle a le tort de ne faire au livre qu'une allusion difficile à saisir :

L'astre aux mortels si précieux
Dont la carrière est mesurée,
Qui finit son tour spacieux
Sans jamais finir sa durée,

Parmi les brouillards ennuyeux,
Fait voir à tous son beau visage,
Et montre à notre œil curieux,
L'éclair brillant dans le nuage,
Tu es ce soleil gracieux,
De qui les douces influences,
Sont un remède précieux,
Qui ravivent nos espérances,
Ton esprit, d'un œil radieux,
Ta vertu, bonne à notre usage,
Chassant les maux pernicieux,
Nous fait voir clair dans le nuage.

Nous nous étonnerions aujourd'hui de voir en-tête d'une monographie chirurgicale des divertissements poétiques en guise de préface. Nos pères, moins rigoureux, invoquaient les muses un peu à tout propos ; peut-être espéraient-ils se faire pardonner, grâce aux amplifications du début, l'aridité des détails techniques exigés par un tel travail.

Il ne faudrait point s'attendre à trouver dans l'ouvrage la méthode et la clarté des traités modernes ; encore moins des discussions telles que nous les comprenons, c'est-à-dire appuyées sur l'observation et l'expérimentation. L'auteur savait ce que l'on savait de son temps ; il avait étudié comme tous ses contemporains et, comme la plupart d'entre eux, il poussait jusqu'à la vénération le respect des traditions. Sa classification est celle d'Hippocrate ; c'est à lui qu'il s'en rapporte lorsque des points de doctrine sont discutés. Notons pourtant qu'il ne pousse pas, comme l'ont fait certains, cette méthode jusqu'à l'absurde. Au-dessus de la lecture des auteurs, il y a les faits ; il aime mieux les relater sans commentaire lorsqu'ils lui paraissent extraordinaires que de les torturer pour les adapter aux idées reçues. Ce sont précisément ces appels à l'observation, ces digressions anecdotiques enchâssées dans des théories aujourd'hui caduques, qui font l'originalité du livre.

Il est un peu difficile à lire, parce que les divisions font défaut ou ne ressemblent en rien à celle des ouvrages actuels, par ce que la terminologie n'est plus tout à fait la nôtre. Les bonnes choses sont disséminées dans des incidentes ; les observations, placés dans des chapitres où on ne les attendrait guère ; l'auteur n'a voulu rien systématiser, il a enregistré les cas un peu au hasard, suivant qu'il avait été frappé par un point ou un autre. Cependant l'étude des fractures domine le tout ; les plaies des méninges ou de l'encéphale sont regardées comme des complications des lésions osseuses. Nous allons tâcher d'exposer sans trop de confusion ce qui se rattache aux parties molles (1) et aux os (2).

V

1) Plaies des parties molles

Elles diffèrent suivant leur profondeur et leur siège ; les plaies contuses sont plus graves que les plaies par instruments tranchants. Lorsque celles-ci sont superficielles, les indications du traitement se réduisent à trois : arrêter le sang, diminuer la douleur, prévenir la suppuration ; dans les solutions de continuité plus profondes, on ne saurait espérer la réunion immédiate, et il faut favoriser la formation du pus par un digestif. Le meilleur est celui de Paré, composée de :

Térébenthine, Sirop de roses, Poudre d'aloès, Poudre de myrrhe une drachme et demie de chaque, Poudre de mastic	2 onces

Souvent on pourra se contenter d'une méthode mixte employée par Maître Philippe avec succès : elle consiste à réunir la plaie, convenablement nettoyée dans sa portion supérieure, en laissant dans la partie déclive une tente de charpie enduite d'un corps gras pour permettre l'écoulement des liquides.

Les lésions intéressant le péri-crâne peuvent amener une inflammation se propageant aux os et à la dure-mère ; l'application de topiques irritants ne peut que la favoriser : « nous l'avons veu, Messieurs Brière et moy, dit BOIREL, au valet de M. de Coulandon, lequel avoit esté mal pensé d'une playe contuse par Charles Jarry et son fils, tenant une boutique de vesve. On fut obligé de découvrir toute la corruption de l'os que nous trouvâmes pénétré jusqu'à la seconde table, et fallut avec des rugines ôter toute cette corruption ». Il arrive parfois que des plaies limitées aux parties molles produisent des symptômes plus graves : une tuméfaction phlegmoneuse du cuir chevelu de la face et du cou par exemple ; dans ce cas, on doit inciser largement le péri crâne : « ce qui m'est arrivé, en l'an1673, en la personne du nommé Le Mesle, couvreur en tuiles de la paroisse de Moulins, travaillé de tous ces accidents provenant d'une playe contuse en la teste faite par une chute de haut-lieu, où je fus appelé par maître Henri Jarry, chirurgien en cette ville, présence, auquel je fis ouverture du péri crâne qui mit fin à tous ses accidents ». On remarquera que ces idées sur la conduite à tenir dans les dénudations des os n'étaient pas tout à fait conformes à celles du temps, puisque l'auteur proscrit les applications irritantes recommandées alors par presque tout le monde. Les plaies de la région temporale sont redoutables à cause du risque d'hémorragie, les poudres hémostatiques ne suffisent plus : il faut de toute nécessité recourir à la ligature de l'artère : « je m'en suis servi heureusement, dit BOIREL, au fils du sieur Vavasseur, de Vrigny, qui, par une cheute sur une pierre, se coupa cette veine forte et cave, dont Hippocrate parle, qui passe par les temples ; je ne pus arrester le sang par aucuns remèdes, et si je n'eusse lié cette artère, je suis certain qu'avec le sang qu'il perdoit, en bref il eût rendu l'âme. Pour la lier je servis d'une aiguille courbe enfilée d'un fil de soye, de laquelle je perçais le cuir au-dessous de la plaie tirant vers la temple, et, la passant par dessous l'artère, ayant mis entre le cuir et le fils de soye un petit linge roulé, crainte que ce fils ne coupât à succession de temps et le cuir et l'artère ».

L'auteur ajoute une remarque physiologique, montrant qu'il se tenait au courant des questions à l'ordre du jour : « cecy fait bien paraître la circulation, n'étant pas sorty une goutte de sang par l'autre extrémité de l'artère ouverte, qui étoit au-dessus de la plaie tirant vers le sinciput ». Tout ceci s'applique aux solutions de continuité véritables : les contusions accompagnées de bosses sanguines étaient encore peu connues. « Il est question dans les livres, dit Vidal de Cassis, de ce chirurgien qui crut à un enfoncement du crane quand il n'y avait qu'une bosse sanguine. Ruysch releva son erreur. Mais, depuis Ruysch, et surtout depuis les remarques de Jean-Louis Petit, une pareille erreur est devenue presque impossible[1]. BOIREL avoue loyalement qu'il s'est mépris dans un cas de cette nature : « après incision, nous ne trouvâmes aucune chose en l'os quoyqu'au toucher sur le cuir il apparût une enfonceure assez considérable ». Une telle leçon ne pouvait être perdue pour lui. Après avoir décrit ailleurs un cataplasme très compliqué comme la plupart de ceux qu'il adopte, il a soin de nous rappeler un fait analogue à celui que nous venons de mentionner et à déterminer la conduite à tenir. « Le fils du sieur Sennegon, bourgeois d'Argentan, reçut sur le front une grande contusion accompagnée d'une tuméfaction élevée outre nature de la grosseur d'un œuf d'oye avec apparence de sang flottant sous le cuir et de dépression de l'os ; cette dépression paroît d'ordinaire en telles tumeurs. C'est pourquoi on n'y doit pas faire ouverture ». BOIREL écrivait plus d'un demi-siècle avant Jean-Louis Petit ; les observations chirurgicales de Ruysch n'étaient même pas publiées.

2) Lésions osseuses

Elles sont réunies sous le nom générique de *fractures*. L'auteur n'a guère eu en vue que la voûte crânienne ; cependant il mentionne de place en place des faits indiquant qu'il a vu des fractures de la base, mais qu'il les avait

---

1 *Traité de pathologie externe : maladies des os*, 1re édition 1789 ; 4e édition 1844.

méconnues. Il étudie successivement les plaies par instruments tranchants et les contusions des os, les fractures directes et les fractures indirectes qu'il appelle de leur nom grec apéchème. Les plaies par instruments tranchants sont appelées *marque ou siège* d'après la dénomination hippocratique, parce qu'elles représentent la forme de l'objet vulnérant. Elles sont simples ou compliquées de contusion ; on les nomme diacopé lorsqu'elles sont constituées par une fente eccopé quand une pièce d'os a été détachée en totalité. « Le *siège* ne porte pas grand péril au patient, pourvu qu'il ne soit pas situé sur les sutures ou sur les muscles temporaux ». Au contraire il faut toujours se méfier lorsqu'il y a en même temps contusion. On traitera ces accidents comme des plaies des parties molles, et on se gardera bien de trépaner. « J'ai vu l'éccopé chez un nommé Duvey, sergent, qui eust été trépané sans moi par le chirurgien qui le pansoit, quoiqu'il ne lui eût apparu aucun mauvais accident, et ce qui me surprenoit davantage, et que le médecin en estoit du sentiment ; je l'ay vue encore à plusieurs autres qui ont esté guéris comme d'une playe avec dénudations d'os ». « Les contusions sont des solutions de continuité en l'os jouxtant les particules les plus solues par compression de la substance osseue en elle-même ». Un choc ou un coup, qui, chez un adulte, produirait une fracture n'est suivie que d'une contusion chez un enfant. On doit tenir compte de l'étendue et de la profondeur ; parfois il y a décollement du péri crâne.

BOIREL recommande pour le diagnostic et le traitement des procédés en usage à son époque. Il considère comme destinées à l'exfoliation les portions d'os dénudés qu'il reconnaît à leur teinte blanc mat. On doit par tous les moyens possibles faciliter le travail d'élimination ou plutôt enlever ce qui doit disparaître ; pourtant cette règle de conduite peut subir des modifications légères suivant les cas ; mais la trépanation ou la rugination sont indiquées dès que des complications encéphaliques s'accusent ; une observation de l'auteur nous montre sa manière de procéder en pareille occurrence.

« En l'an1660, je fus appelé en la paroisse d'Urou, proche d'Argentan, voir la fille d'un nommé le Frère, âgée de dix à douze ans : travaillée de fièvre, avec aliénation d'esprit, accidents survenus à une playe qu'elle avoit en la teste, sur le milieu de l'os coronal. Cette playe avait esté causée par un coup de pierre reccu sept jours auparavant que je l'eusse veue, et donc Maître Henri Jarry la pansoit ; lequel, voyant ces accidents, demanda du conseil ; je dilatay la playe aussitost que je fus arrivé, découvris l'os que je trouvay contus de grandeur d'un denier ; cette contusion étoit assez visible, par la blancheur qu'il accompagnoit et qui la faissoit différer d'avec l'os sain, lequel retenoit le peu de vermeil qu'il doit avoir dans sa santé. Enfin, je séparay la portion de l'os contus avec une rugine triangulaire ; mais ce qui est rare et que je n'ay jamais vu que cette fois, et que cette partie s'en alla toute en poudre, en très peu de temps. Cette contusion occupant toutes les deux tables, je fus obligé de découvrir la dure-mère de dessus laquelle sortit beaucoup de pus, qui fit cesser tous ces accidents et donna lieu à cette fille de recevoir heureusement la guérison ». Cette intervention que les chirurgiens du commencement du dix-neuvième siècle eussent peut-être blâmée, n'est cependant pas si inopportune. On croirait que l'auteur a été guidé par les principes qui dominent dans l'enseignement actuel. « Si l'on constate un changement de couleur, une dénudation de l'os, une dépression de la table externe, lisons-nous dans un ouvrage classique, on ne doit pas hésiter à appliquer au niveau du point contus une couronne de trépan. Cette pratique des chirurgiens militaires a été souvent combattue, et quelques auteurs ont donné conseil de temporiser. Mais cette temporisation a été suivie de fâcheux accidents ; aussi pensons-nous que, manquant de la vaste expérience que possèdent les chirurgiens d'armée, nous devons hardiment accepter leur pratique, et, selon l'expression de Boyer, franchirent les bornes de la règle ordinaire[2] ».

2 Follin et Duplay : *Pathologie interne*, tome 3, 1878.

VI

Les *fractures* proprement dites doivent être divisées : au point de vue de la forme, en *fentes* ou *fissures* et en *enfoncements* ; au point de vue du mécanisme, en fractures *directes* et fractures *indirectes*.

La *fente* simple, sans changement de position des fragments, est presque toujours accompagnée de contusion. Elle a été si bien décrite par Hippocrate, et surtout Paul d'Égine, que BOIREL se contente de reproduire ce qu'ils ont dit. Il leur emprunte même jusqu'à un procédé bizarre de diagnostic, préconisé également par Ambroise Paré. Comme il est difficile de découvrir la ligne de séparation des fragments, on incise les parties molles, on dénude l'os et on l'enduit d'encre ordinaire, ou au mieux encore de noir de fumée délayé dans de l'huile. On rugine avec soin ; s'il y a une fracture, elle est dessinée par une ligne noirâtre lorsque la surface de voisinage a été polie.

Les *enfoncements*, qu'il appelle quelquefois embarrures avec Paré, l'intéressent surtout. Il insiste sur les causes qui les produisent par ce qu'elles peuvent renseigner sur le diagnostic. En général, un coup porté sous l'impression de la colère est violent, dirigé perpendiculairement de haut en bas ; quand il aurait laissé intacts les téguments, il faut toujours songer à un enfoncement ; les coups donnés par mégarde, en jouant ou autrement, sont plus légers et ne produisent que des lésions des parties molles. Cependant cette règle n'a rien d'absolu, et, si l'objet contondant est dur et pesant, il peut parfaitement briser le crâne, même, quand il n'aura été lancé qu'avec peu de force. « En1654, le fils d'un de nos bourgeois, badinant, jetta le bout d'un quarreau de bois à la teste du fils du bonhomme Carré, demeurant au Tripot des Forges, et l'attrapa par l'os pariétal senestre, de sorte qu'il luy fit une telle embarrure dans le dit os, au travers du cuir (n'y ayant point de playes en iceluy) on remarquoit les mouvements du cerveau quand on y appuyoit la main. Il mourut le septième jour, quelque diligence que j'y puisse apporter ». Le traitement de ces fractures exige de la décision et de l'énergie. BOIREL, s'éloignant un peu de la doctrine d'Hippocrate, qui recommande de trépaner le plus rarement possible dans la crainte de complications méningo-encéphaliques, redoute surtout la compression du cerveau, l'irritation des méninges par des esquilles, des épanchements sanguins ; il a pour principe de relever toujours la portion d'os enfoncée, et, s'il y a fracture comminutive de la table interne, d'en extraire avec soin les fragments. On doit trépaner lorsque l'orifice de la fracture est trop étroit pour donner aisément passage aux liquides, pour enlever des esquilles, ou lorsque les bords de la pièce enfoncée sont cachés sous l'os sain, de telle sorte qu'on ne puisse les dégager. Dans ce dernier cas, il détache, avec une sorte de davier coupant qu'on appelait bec de perroquet, une portion suffisante de l'os sain pour lui permettre de manœuvrer sans difficulté le crochet de l'élévateur. «Avec cet instrument, nous pouvons facilement et sans émotion couper l'os tant et si peu que nous voulons, ce que j'ay fait en l'année 1668 en la paroisse de Fleurey où je fus mandé pour panser le laquais de M. d'Argences, blessé d'un coup de pied de cheval sur l'os coronal, partie moyenne, en lequel je trouvai une enfonceure à mettre le poulce, et les os tellement comprimés et pressés les uns contre les autres, qu'il me fut impossible de les élever avec l'élèvatoire que j'introduisis par un trou que j'avois fait avec une rugine triangulaire, ce que voyant, et l'ouverture étant assez grande pour mettre le bec de perroquet, je m'en servis ici heureusement que ce laquais receut sa guérison en six semaines de temps, sans fièvre et aucun autre accident, puisqu'il ne garda pas même le lit pendant toute sa blessure ». Il l'appliqua la même année (1668) « sur la tête d'un couvreur de paille, qui, par une cheute qu'il eut du haut de sa maison, se fit une enfonceure sur le pariétal senestre. L'ouverture faite, dit-il, je voulus relever les os enfoncés. Mais je trouvay toute la seconde table séparée en plusieurs fragments, qui m'obligèrent de couper la première avec le bec de perroquet, et ensuite j'ôtay avec de petites pincettes plus de cinquante petites esquilles d'os, dont la plus grande partie est écoulée et cachée sous l'os sain ». Si les téguments sont sains et si le blessé accuse une douleur localisée, BOIREL fait une incision exploratrice, et, lorsqu'il trouve les os du crâne lésés, il trépane comme si de prime abord ils eussent été mis à nu ». J'en fourniray icy un exemple qui arriva en la personne du sieur des Plantes-Fessier, lequel étant tombé sur la teste du haut d'une charrette chargée, demeurera apoplectique, quoyqu'il ne parût aucune plaie ni contusion au cuir ; je le saignay promptement, luy fit donner un clystère assez âcre, et, luy ayant rasé toute la teste, je lui appliquay par-dessus le cataplasme d'Hippocrate. Le lendemain, l'action étant reveneue au bras droit, il porta la main sur l'os pariétal senestre pour montrer le lieu qui luy faisoit douleur ; je fis dessus ouverture, par le moyen de laquelle je trouvay cet os fracturé ; il fut trépané, et a guery par les grands soins que nous y apportâmes, le sieur Eude, chirurgien, et moy ; mais il est demeuré toute sa vie paralytique de tout le côté gauche, qui estoit du côté de sa plaie ».

Les fractures *indirectes*, dites par contre-coup, sont étudiés dans un chapitre à part ; l'auteur les conçoit ainsi : « Ce sont des fractures arrivant quelquefois en la partie opposée à la plaie et le plus souvent en même os, en sa partie la plus éloignée de celle qui a reçu le coup ». Outre cette définition, excellente parce qu'elle ne préjuge rien, ce chapitre ne renferme pas grand-chose d'original. BOIREL reproduit les idées des anciens, celles de Paré et de Béranger de Carpi. Il range avec ce dernier au nombre des fractures indirectes celles qui sont limitées à la table interne ; il fait remarquer comme lui que bien souvent il ne s'agit pas de contre-coup, comme on le dit, par ce que la cause vulnérable agit sur plusieurs points en même temps. Il donne comme signes diagnostiques la douleur et la tuméfaction limitées en un point éloigné de la plaie. Il recommande au chirurgien, lorsque le blessé est inconscient, de rechercher dans son entourage tous les renseignements relatifs aux accidents immédiats, que Celse regarde comme caractéristiques des fractures du crâne : les vomissements bilieux, l'amaurose brusque, les épistaxis, l'écoulement de sang par l'oreille, et enfin la perte des mouvements et de l'intelligence. Il ajoute pourtant que tous n'arrivent pas nécessairement ; on peut reconnaître des fractures sans qu'il en existe un seul, que des individus présentent parfois la plupart d'entre eux sans que l'on découvre aucune solution de continuité. Tel fut le cas du bedeau de l'église Saint-Germain, tombé du haut d'une des tours du château sur la tête. Il perdit connaissance aussitôt après sa chute, et eut *un écoulement de sang par l'oreille gauche*, quoi que les téguments du crâne fussent intacts. Le lendemain, le malade pouvait parler ; on constata sur le pariétal, du même côté, la présence d'une grosse tumeur, probablement une bosse sanguine. Le chirurgien se contenta de topiques peu importants, d'une médication générale expectante, et tout guérit sans accidents. Il est probable qu'il s'agissait d'une fracture de la base. L'auteur, avons-nous dit, ne les connaissait pas ; ailleurs il enregistre un autre symptôme s'y rattachant, l'ecchymose sous-conjonctivale, mais il n'en cherche pas davantage l'origine.

Le pronostic des plaies de tête est étudié longuement : elles peuvent avoir une terminaison funeste :

1° par suite des circonstances générales existant au moment de l'accident, et se développant après lui, tels que les troubles digestifs, la cacochymie, l'infection purulente qu'il considère comme le résultat du transport dans le foie des liquides morbides par les veines ;

2° par suite de complications locales, primitives ou secondaires.

Les complications primitives sont la commotion, la compression, la contusion et les plaies du cerveau ; les complications tardives sont la méningo-encéphalite et les hémorragies intracrâniennes. Aujourd'hui encore on discute sur la nature de la *commotion cérébrale,* et rien n'est plus difficile que de la définir d'une manière précise : « un homme reçoit un coup à la suite auquel il reste étourdi plus ou moins longtemps, dit Prescott Hewitt. De quoi parle-t-on ? D'une commotion du cerveau. Un autre meurt subitement ou tombe dans le coma après un choc violent sur la tête. Il n'y a rien à l'extérieur. Qu'est-il arrivé ? Encore une commotion cérébrale. Que trouvera-t-on à l'ouverture du crâne ? Absolument rien dans quelques cas, dans d'autres une congestion marquée ; enfin, on peut rencontrer des extravasats sanguins disséminés ou même des surfaces contuses. On qualifie parfois encore aujourd'hui ces cas de commotion. D'après l'enseignement actuel de la plupart des écoles, on aurait pourtant affaire à la commotion véritable que quand il est impossible de découvrir aucune lésion de la substance du cerveau ou des enveloppes ». Comme on le voit, il existe encore une confusion respectable malgré les éclaircissements apportés depuis longtemps par l'anatomie pathologique. Au dix-septième siècle, c'était bien autre chose : tous les auteurs, depuis Hippocrate, avaient parlé de concussion du cerveau pour désigner des complexus d'origine traumatique arrivant lorsque des parties molles avaient conservé leur intégrité ; les accidents les plus disparates, les lésions les plus variés, telles que les hémorragies, les contusions, et même les fractures limitées à la table interne, étaient compris dans le même chapitre. BOIREL a eu le mérite de tenter une délimitation plus précise en s'appuyant sur la gravité des phénomènes observés. « Je trouve, dit-il, deux sortes de concussion : l'une *faible* ou *médiocre*, et l'autre *forte*. La faible ou médiocre se fait lorsqu'il n'y a ruption d'aucunes parties dans le cerveau, mais la forte n'arrive qu'il n'y ait quelques veines rompues, ou nerfs, ou membranes, ou le cerveau même ». Monsieur Duplay fait justement observer que la première forme correspond à la commotion cérébrale, telle que nous la comprenons ; les exemples cités rendent cette hypothèse plus vraisemblable : « une personne forte et robuste voyant de jeunes filles s'entre-baiser, les fist tellement choquer l'une contre l'autre qu'il y en eut, une nommée Geneviève de la Porte, qui, par la commotion qu'elle en reçut au cerveau, perdit pendant six jours la parole, la veue et le sentiment, et n'en revint que le septième par le moyen de fréquentes saignées et des ventouses que je lui appliquay ». Plus loin il rapporte un fait analogue observé également chez une jeune fille à la suite d'une chute dans un escalier ; le coma disparut au bout de quarante-huit heures ; mais, pendant les quatre jours suivants, elle conserva du vertige et ne put se lever.

VII

BOIREL fait jouer à la *compression* du cerveau un rôle extrêmement important. Il la redoute plus que l'inflammation elle-même. S'il apporte un soin minutieux à relever la moindre parcelle d'os enfoncée, c'est pour la faire disparaître ; c'est à elle qu'il attribue la dépression, le coma ou la paralysie. Quand, à la suite d'une couronne de trépan, il ne voit aucun mouvement à la surface de la dure-mère, il porte un pronostic défavorable, persuadé qu'il existe une collection liquide entre elle et la surface des circonvolutions. Il s'étonne, au contraire, que les malades ne guérissent pas toujours lorsque toutes les esquilles ont été enlevées et que la place a bon aspect. L'exemple le plus remarquable qu'il donne est celui de l'enfant de Silly, dont nous avons dit un mot dans sa biographie. « Le 29 avril 1671 à la prière et charité du Révérend Père Nicolas, prieur de la paroisse de Silly, je me transportai à leur couvent, où je trouvai un petit garçon âgé de douze à treize ans, blessé en la teste par un quarreau de bois qui lui estoit tombé du haut de la tour de leur église, et qui luy fist une telle embarreure sur *l'os pariétal senestre* que sa plus grande partie se trouva rompue en plusieurs pièces. Cet enfant fut blessé le 25 du même mois, et pansé par un barbier de village, lequel, sans considérer ny la cause de cette playe, seule estoit assez grande pour juger de son péril, ni les accidents présens, le pansait toujours comme d'une simple playe : mais ce bon religieux, voyant que cet enfant, devenu paralytique du *bras droit*, ayant le visage rouge et si tuméfié qu'il ne pouvait ouvrir les deux yeux, la tumeur s'estendant jusqu'aux clavicules accompagnée d'une fièvre très violente et continue, fist trouver bon à cet ignorant (s'il faut ainsi parler) que je visse cette playe et cet enfant, lequel je trouvay en l'état que je viens de dire ; je fis voir à notre barbier son asnerie, lui montrant l'os enfoncé et brisé en plusieurs petites pièces, qu'il n'avoit pas creu estre seulement découvert. Ce mesme jour je tiray la plus grande partie de ces fragments d'os et saignay ce pauvre petit patient. Le lendemain je trouvay beaucoup de sang caillé sur la dure-mère que j'ostay, estant déjà tout noir, et réitéray la saignée. J'ostay aussi le reste des pièces d'os qui comprimaient la membrane, estans au nombre de vingt. Alors le *mouvement commençant à paroistre* en la dure-mère qui se trouva délivrée de tous ces fragments d'os, ensuite de ces deux saignées, la fièvre et la tumeur un peu diminuées, je luy fis prendre par deux matins un verre de petit laict, dans lequel j'avois fait infuser demi once de tamarinds ; en voyant que la tumeur se dissipoit peu à peu, que l'action du bras estoit revenue, n'y restant qu'une stupeur, je le purgeay le cinquième jour qui estoit le dixième de sa playe avec demi-once de tamarinds et deux scrupules de rhubarbe infuses dans un verre de petit laict, dans la colature duquel je dissoudis une once de syrop rosat solutif. L'évacuation qui suivit cette médecine fut si bonne, et elle fut donnée si à propos, que le lendemain la tumeur du visage et la fièvre disparurent, et le bras fut délivré de la stupeur qui lui estoit restée. Cela ne m'empescha pas de luy donner encore du petit laict à prendre pendant trois à quatre matins, l'usage duquel est fort approuvé par plusieurs, à cause qu'il tempère le sang et la bile, en les rafraîchissant et humectant. Ce petit garçon, enfin, receut par ce moyen une parfaite guérison ».

Les *plaies* et les *mortifications inflammatoires* d'une portion de l'encéphale sont les accidents les plus terribles qui puissent accompagner les traumatismes de la tête ; ils sont presque fatalement mortels. Quelques-uns cependant guérissent spontanément. James Young relata, dans un travail dont nous parlerons plus loin, un cas dans lequel l'élimination d'une portion notable de la substance cérébrale fut suivie de guérison. BOIREL avait vu des faits analogues. Il en rapporte deux, qu'il a observés pendant son apprentissage chez Maître Philippe ; le troisième lui appartient. Voici les premiers : « vers l'année1635, un enfant âgé de quatorze à quinze ans fut tellement blessé d'une chute de cheval qu'il demeura sur le lieu avec perte de tous les sens, vomit et laissa aller involontairement tous ses excréments. Aussitôt qu'il fut en la maison où il fut emporté, le sieur Philippe fut mandé ; et, tout enfant que j'estois, n'estant âgé que de dix à douze ans, je le suivis : il ne luy trouva en apparence qu'une simple playe sur l'os pariétal dextre, de grandeur d'ouverture à mettre le bout du doigt et l'os même n'estoit pas découvert. Il luy rasa tous les cheveux, pansa la playe et luy appliqua sur toute la teste, qu'il trouva comme une poire molle, un liniment avec huile rosat, et par-dessus une compresse trempée en vin chaud, le tout comme par manière d'acquit, espérant qu'il mourroit le lendemain, auquel jour le trouvant encore en vie, il luy fist ouverture au lieu où estoit la playe, par laquelle il découvrit l'os brisé en plusieurs pièces, dont quelques-unes estoient cachées sous l'os sain, lesquelles il osta en présence du sieur Do, chirurgien, qui y fut aussi appelé ; et tous deux ensemble furent d'avis de faire encore une ouverture sur l'autre os bregmatique, la plus grande partie duquel ils trouvèrent aussi enfoncée et brisée, et dont un fragment, ayant dilacéré les membranes, entroit dans la substance du cerveau, duquel sortit une portion de la grosseur d'une fêve. Il en sortit encore égale portion par une autre ouverture qu'ils firent sur le front, où il se trouva embarreure en l'os coronal ; partie de ces esquilles ostées et les autres relevées qu'on voulut laisser pour être trop longues. Ce petit garçon fut toujours pansé par ces messieurs-là, l'espace de trente-cinq jours sans discontinuation d'aucun des accidents, ayant perdu entièrement le sentiment, la veue, la parole. On lui versoit des bouillons de viande dans une cuiller faite exprès, qu'on luy mettoit en la bouche comme pour luy servir d'entonnoir ; on luy donnoit la tisane de mesme. Le trente-sixième, le sentiment commença à luy revenir, et ouvrit les yeux ; et enfin, il recouvra totalement avec la parole,

comme sa santé luy revint, qui fut dans soixante jours. Mais ce qui est remarquable est que cet enfant lisoit et écrivoit parfaitement bien auparavant sa cheute, et qu'estant guéry, il fallut lui apprendre non seulement à lire et à écrire, mais aussi à parler comme s'il n'eut jamais été au monde que depuis sa blessure. Il se nomme d'Hector Saint-Lambert, et est encore vivant (1674), et travaille du métier de tondeurs en draps. Il luy reste de sa blessure une parole entrecoupée, et est de temps en temps travaillé de mouvements épileptiformes ».
« Le second exemple que j'ay promise de mettre icy est d'un dénommé maistre Louis, facteur des Dames religieuses de Sainte-Claire de cette ville, lequel, voulant prendre un bœuf, receut un coup d'une de ses cornes dans la temple, qui lui enfonça l'os jusqu'à la substance du cerveau, et donc une portion put sortir de la grosseur d'un poids ; ce que le dit sieur Philippe qui le pansait fit voir au sieur de Saint-Jean, docteur en médecine, qui soutenait n'être pas du cerveau mais de la graisse. Il luy fist la même expérience que j'ai veue depuis dans Paré : car il jeta cette petite portion dans l'eau qui, au lieu de nager comme eust fait la graisse, alla au fond, et la reprit, ensuite pour la mettre sur une petite pelle de fer rouge sur laquelle elle se dessécha et devint aride comme du parchemin, au lieu de se fondre ainsi qu'aurait fait la graisse. Cet homme enfin guérit sans mauvais accident parust, et ne luy survint aucune incommodité pendant le reste de sa vie, qui a été assez longue depuis sa blessure ». Dans ces deux cas il s'agit de perte de substance primitive ; la matière cérébrale est sortie très peu de temps après l'accident, par l'orifice de la plaie ou du trépan. La première est surtout intéressante par l'étendue des lésions. Néanmoins tout a guéri, et, malgré les troubles intellectuels immédiats, malgré les accidents épileptiformes ultérieurs, l'individu vivait encore quarante ans plus tard et possédait une intelligence suffisante pour exercer une profession difficile. L'observation personnelle de BOIREL relève des accidents d'une autre nature : au début, il n'y avait presque rien ; la gangrène et l'élimination ont été consécutives à l'encéphalite. Comme dans le cas précédent, le malade a conservé toute sa vie des mouvements épileptiformes.
« Le nommé Bonnetier, de la paroisse de Vrigny, en l'année 1644, au mois de juin, reçut un coup de pierre sur l'os pariétal senestre, qui luy fit une plaie de grandeur à mettre bout d'un doigt avec fente en l'os pénétrant toutes les deux tables. Sa mère fit d'abord si peu de cas de ce coup qu'elle le pansa elle-même pendant treize jours, et eust continué, si la violence de la fièvre qui lui estoit survenue dès le sept ne l'eust obligée de m'envoyer quérir. D'abord que j'y fus arrivé, je reconnus la fracture, qui, jointe avec une fièvre très violente et une rougeur dans les yeux m'obligèrent pour secourir cet homme duquel les joues n'étaient point abattues, de dilater cette playe par le moyen d'une incision en la chair dont j'emportay la pièce afin de mieux appliquer mon trépan, que j'appliquay le lendemain au soir qui estoit la fin du quatorzième. La pièce de l'os s'osta d'elle-même, et sortit par l'ouverture quantité de sang noir et grumeleux. La membrane m'apparut noire et sans mouvement, ce qui me donna de l'appréhension, et beaucoup plus quand je vis que le côté gauche

du col s'enfloit et que le bras du même côté devint paralytique. Le seize, l'humeur qui luy causoit la tumeur sur le col flua sur le côté senestre, qui luy faisoit une telle douleur qu'à peine il pouvoit respirer ; tous ces accidents ne cessèrent point qu'après six saignées, deux du bras droit et quatre du paralytique. Le vingt et unième jour de sa blessure, une portion du cerveau, de la taille d'une aveline, se sépara et sortit dehors par l'ouverture du trépan ; alors le mouvement du cerveau, qui n'avoit point paru jusqu'à ce jour, commença à se faire voir, et depuis il ne luy survint aucun accident, et fut guéri parfaitement le soixantième jour de sa playe. Il est encore vivant, mais travaillé de temps en temps de mouvements épileptiques, et paroît encore au lieu qu'il avoit reçu le coup une cavité à mettre une grosse noix ».

VIII

Nous n'avons vu jusqu'ici que des accidents tardifs compatibles avec la vie ; des paralysies, des mouvements épileptiformes, des troubles de la parole. BOIREL rapporte, toujours à propos du pronostic, une dernière observation de *complication secondaire* pour montrer qu'il ne faut pas se prononcer à la hâte, même en présence d'une lésion qui semble superficielle et légère, par ce que des phénomènes inattendus peuvent survenir, marcher vers la guérison et aboutir à la mort lorsque tout paraît. « Le sieur Dupin-Barbot, âgé de vingt-deux ans et marié de nouveau, se fist deux playes en la teste par une cheute de cheval, l'une sur le coronal, proche du sourcil senestre, et l'autre sur le milieu du bregma du même côté, toutes deux pénétrantes jusqu'au péricrâne, lequel ne se trouva point contus, quoique comprimé entre deux corps solides, tels qu'estoit l'os qui est en dessous et le pavé sur lequel il tomba ; il ne se trouva point contus par ce qu'il ne suppura point. Lors de la cheute, il perdit tous les sens et vomit les aliments qu'il venoit de prendre (car ce fut au soir qu'il tomba). Le lendemain, tous ces accidents remis, nous le pansâmes Messieurs Brière, Jary et moi, en présence du sieur Do, médecin, et se porta bien depuis ce temps jusqu'au treize, pendant qu'il observa le régime de vie qu'il lui fut prescrit. Mais, comme il n'y a rien qui semble plus cher à l'homme que son intérêt particulier, lui ayant été rapporté qu'un marchand de notre ville vendait des moutons qu'il lui avait baillé en garde, sans son aveu, il se mit tellement en colère que, contre l'avis de tous ses amis qui, pour lors, estaient chez lui, il se leva et s'en alla chez ce marchand, où, ne le trouvant point, il fist effort pour rompre sa porte, se promena le reste du jour, et, rendu au soir chez luy, coucha avec sa femme. La mesme nuit, qui estoit à venir au quatorze, il fut pris de fièvre, laquelle toutefois se passa sur les dix heures du matin, et jetta beaucoup de sang par le nez, accidents qui continuèrent pendant quatorze jours, qui faisoient le vingt-septième de sa playe, auquel jour le sang s'arrêta et n'en rejetta plus : mais la fièvre devint continue, qui l'abandonna point jusqu'au trente-cinquième jour, qu'il mourut. Pendant tous ces temps il n'apparut autre accident, les plaies parurent toutes vermeilles, et n'eut la raison ni aucune fonction du cerveau blessée. La mort survenue, nous en cherchâmes très curieusement la cause, et fis ouverture de son corps, en présence des sieurs Brière, Jary, Douay, chirurgiens, et des sieurs Do, des Manis, BOIREL, Duplessis-Le Moine, docteurs en médecine ; nous trouvâmes toutes les parties du ventre inférieur assez bien disposées, quelques humeurs contenues dans le ventre moyen, quoyque le poumon fut sain et entier : mais dans la teste nous remarquâmes sous le bregma dextre, opposé à la playe, quelque peu de sang entre le crâne et la dure-mère. Nous trouvâmes aussi un vaisseau ouvert dans *la membrane désliée* avec du sang répandu en petite quantité : tout ce sang extravasé estoit rouge et vermeil comme sortant du vaisseau et estoit exempt de toute puanteur. » Débarrassée des détails peu scientifiques qu'elle renferme, cette observation se résume ainsi : un individu se fait en tombant de cheval une plaie des parties molles de la voûte du crâne. Cet accident est accompagné d'une commotion cérébrale dont les symptomes disparaissent en vingt-quatre heures ; quatorze jours plus tard, sous l'influence d'une violente colère et peut-être d'excès génésiques, surviennent des épistaxis et la fièvre, à la suite desquelles il succombe au bout de vingt et un jours. À l'autopsie, on trouve entre la dure-mère et le crâne, du côté opposé à la plaie un petit foyer d'hémorragie qui paraît ancien, et sur la pie mère un épanchement sanguin récent sans communication avec le premier. Incomplète comme elle l'est, cette observation n'est cependant pas dénuée d'intérêt. Il est probable que ce foyer sanguin récent de la *membrane desliée* résultait d'une hémorragie dans l'épaisseur d'une néo membrane ; malheureusement l'observation est trop concise pour que l'on puisse affirmer la chose ; quelques-uns même des détails qu'elle renferme en contradiction avec notre hypothèse. Le malade avait eu une commotion cérébrale, par conséquent un trouble circulatoire persistant et une certaine zone de la périphérie des circonvolutions : c'est une condition excellente pour la formation d'une plaque de pachyméningite. Lorsque la mort survint, on trouva une hémorragie fraîche, peu abondante, limitée à la pie mère, circonstance parfaitement explicable si les choses se sont passées comme nous l'avons supposé. Mais rien parmi les symptômes enregistrés ne nous autorise à le croire ; le malade a eu une fièvre irrégulière d'abord, puis continue, des épistaxis répétés, voilà tout. BOIREL a soin d'affirmer que les fonctions du cerveau restèrent constamment intactes ; s'il y eut du délire, de la paralysie, des convulsions ou des contractures, il l'eût dit comme toujours. Son observation indique une lésion bien limitée, rarement signalée à l'époque où il écrivait : c'est pour cela qu'elle est intéressante. Quant à l'explication de son mécanisme, de ses relations avec les traumatismes, elle nous paraît extrêmement difficile, sinon impossible. Ces extraits suffisent, du moins nous l'espérons, pour montrer une idée de l'esprit dans lequel a été conçu l'ouvrage. Nous allons jeter un coup d'œil sur les autres publications.

B. Travaux divers.

Le traité que nous venons d'analyser a eu son épilogue. BOIREL a publié ; 1° l'histoire d'une plaie pénétrante de la cavité crânienne sans accidents immédiats ; 2° celle d'une nécrose d'une partie de la portion écailleuse du temporal ayant nécessité l'incision de ce muscle ; 3° enfin, un cas de strabisme intermittent survenu après une chute.

L'observation de plaie du cerveau est curieuse. Un individu tire une pièce de gibier avec un mauvais fusil ; le canon, violemment détaché, s'enfonce dans son front par la culasse. Malgré cet épouvantable traumatisme, il se met à la poursuite du gibier et ne s'aperçoit que quelques instants plus tard de la présence du corps étranger. Il s'appuie contre un arbre, l'arrache lui-même, et peut encore parcourir à pied une assez longue distance pour rentrer chez lui. La mort survint au bout de sept jours seulement, lorsqu'apparurent des phénomènes convulsifs dus à l'inflammation[1]. Comme on peut le supposer, l'exactitude du fait souleva des doutes ; de Blégny en fit part à BOIREL. Celui-ci répondit en invoquant comme toujours des preuves testimoniales : il avait pansé le blessé avec le sieur de Guernon, chirurgien de Carrouges ; c'était un individu au service du collecteur de la taxe des grains de la localité ; il avait interrogé les personnes présentes au moment de l'accident, et toutes lui avaient raconté la chose de la même manière. On a vu depuis des cas à peu près analogues. « Nous avons déjà rapporté un fait extraordinaire, dit Monsieur Duplay, qui prouve que la guérison a pu être obtenue dans un cas une barre de fer a traversé de haut en bas la masse cérébrale. D'autres observations semblables se trouvent dans Berenger de Carpi, Ravaton, Larrey ».

Le strabisme accidentel mentionné l'année suivante n'est pas moins singulier : un enfant de trois ans tombe sur la face dans un escalier, et se casse deux incisives ; bien qu'il n'eut ni plaie ni ecchymose, il est pris aussitôt d'un strabisme double. Au bout de six jours, les axes oculaires reprennent leur direction, puis le strabisme revient, et pendant assez longtemps il y a des alternatives de déviation et de régularité[2].

Ailleurs nous trouvons trois observations de plaie ou plutôt de lésions diverses de la poitrine. La première a pour sujet un jeune gentilhomme qui reçut un coup d'épée au-dessous du mamelon droit entre la quatrième et cinquième côtes. Les phénomènes les plus frappants furent une dyspnée extrême et des hémorragies répétées pendant trois jours : « il perdit environ deux livres de sang, et ensuite à chaque pansement à peu près la quantité de deux onces d'une humeur pituiteuse, crue très fluide, et qui se congelait aussitôt qu'elle estoit tombée dans la pollette ». Le septième jour survint une

---

1 *Le Temple d'Esculape*, 1680 tome II.
2 *Zodiacus medicus*, 1680 obs 20.

fièvre vive, qui persista jusqu'au quatorzième ; la toux devint plus intense. Tous ces symptômes durèrent jusqu'à l'élimination d'un fragment de poumon gangrené, suivie de l'évacuation d'une grande quantité de pus. Le surlendemain, la plaie ne donnant plus rien, une fièvre extrêmement violente mit de nouveau la vie du blessé en danger. Plusieurs consultants sont appelés, et, croyant à une vomique pleurale, proposent l'opération de l'empyéme, que BOIREL fait à contrecœur : « ce qui ne donna issue qu'à deux ou trois gouttes de sang qui sortirent avec souffle ; si bien qu'ayant été jugé infructueuse, il fut résolu qu'on laisseroit refermer l'ouverture ».

IX

Il est probable que, n'ayant pas à sa disposition les ressources que nous fournissent la percussion et l'auscultation, le chirurgien n'avait pu rencontrer le foyer, car le lendemain il sortit par la première plaie un flot de pus et des lambeaux sphacélés de la plèvre et du poumon. On laissa à demeure une canule ouverte de l'emplâtre d'Andrea della Croce, on combattit le mauvais état général par un régime fortifiant « joint à l'usage du lait de femme », et, en fin de compte, on obtint la guérison.

La seconde observation est une simple relation d'autopsie judiciaire. On avait parlé dans un des numéros précédents du journal des lésions traumatiques du cœur. BOIREL en a vu lui-même une dont il ne s'explique pas le mécanisme. Le blessé, qui avait reçu trois chevrotines dans la poitrine, mourut environ quatre heures plus tard. À la nécropsie on trouve tous les projectiles en dehors du péricarde, qui est intact, et cependant la séreuse est remplie de sang ; cette hémorragie s'est faite par une petite plaie située à la base du ventricule gauche : « la lésion, dit l'auteur, fut un sujet d'étonnement pour ceux qui la virent et elle mérite d'être étudiée, d'autant plus sérieusement qu'il a été impossible d'en découvrir la cause[1] ».

Dans le troisième fait, il s'agit d'un abcès vermineux de la plèvre ouvert en dehors et suivi de guérison ; on peut rapprocher ce cas d'un autre assez récent, observé par Muller. Voici les particularités les plus remarquables de celui de BOIREL. Lorsqu'il fut appelé pour la première fois, il y avait déjà « une playe au costé gauche sur la quatrième des costes, à compter de bas en haut, et qui, en montant transversalement, pénétroit en la capacité du thorax entre la cinquième et la sixième ». Il en sortit pendant six jours environ une sérosité transparente et inodore ; puis elle devint fétide et diminua. Lorsqu'on croyait approcher de la terminaison, « un ver se présenta à l'entrée de la plaie, long de sept à huit travers de doigt et gros à proportion ». Les jours suivants, il en sortit d'autres, puis tout s'arrêta. « Le malade qui n'avait encore eu que peu de fièvre, ressentit tout ce qu'elle produit de plus violent. Dès ce moment, son visage parut enflammé ; il trouva la respiration fort empeschée, et il luy survint une toux qui, pour être violente et continuelle, lui causa beaucoup d'incommodité… ». Ce blessé s'estant avisé le jour suivant de faire quelques efforts pour pousser dehors la cause de ce désordre, il retint son haleine et

1 *Zod med*, 1680.

exprima tellement toutes les parties de la poitrine, qu'il en fit sortir toute la matière retenue entre deux corps membraneux dont la forme n'avoit rien pu les faire reconnoître ; ce qui le délivrera de l'oppression qu'il souffroit ».

Ici se termine la liste des publications de BOIREL méritant le nom d'observations ; le reste se compose de mentions relatives à des cas peu connus, à une concrétion pierreuse dans une grenouillette sublinguale, à des calculs biliaires, à des abcès vermineux de l'ombilic et de l'aine ; enfin à deux cas d'anus contre nature, dont un à la suite d'un coup de sabre ou de lance dans le ventre, chez un soldat de la compagnie du comte de Blin.

JUGEMENTS PORTÉS SUR BOIREL

Le traité des plaies de tête fut probablement tiré à peu d'exemplaires, de sorte que les contemporains n'en ont guère parlé. Le premier jugement porté fut celui de De Blégny : il ne pouvait être défavorable. « Comme l'excellent traité des plaies de tête, que nous tenons de Monsieur BOIREL, fait voir que c'est un homme de bon sens, scavant expérimenté et zélé pour le bien public, nous avons lieu d'espérer de belles choses de sa part ». Il fut peu répandu à l'étranger, car sa rédaction en français le rendait inaccessible à la plupart des chirurgiens des autres pays. Cependant Golicke l'a mentionné sans rien dire du contenu. Haller l'avait certainement lu, et il en analyse les points originaux. Pour lui, BOIREL n'était ni sans instruction ni sans pratique : *non rudis homo, neque in arte inexercitatus, praeter praecepta numerosas etiam curationes adfert*[2]*. Il n'est pas un homme sans culture, ni même inexpérimenté ; sauf qu'il rapporte les leçons en nombre et aussi les traitements.* Cet éloge, tout rapide qu'il est, n'est pas à dédaigner, car Haller est peu prodigue de louanges. La mention du titre d'un ouvrage dans sa bibliographie indique à elle seule que la lecture en est utile. Les biographes médicaux ont plus ou moins modifié ces termes, mais le fond est le même ; Éloy dit que les faits rapportés par BOIREL montrent que c'était un bon praticien. Carrère, plus sévère, ne voient dans le traité qu'une compilation : « la plus grande partie et la meilleure est extraite des ouvrages d'Hippocrate, Celse, Galien et Ambroise Paré ».

Les écrivains locaux ne sont pas mieux renseignés. Un certain Colleville, d'Avesnes-sous-Exmes, qui a réuni dans une brochure publiée à Caen, la biographie des principaux personnages de l'arrondissement d'Argentan consacre cinq à six lignes à BOIREL.Son travail a été composé dans l'esprit d'Ambroise Paré, et il renferme un certain nombre de faits dignes d'intérêt. En revanche, les auteurs de notre temps n'en disent plus rien. Il n'en n'est question ni dans Dezeimeris, ni dans Bayle, ni dans le *Dictionnaire encyclopédique ;* Portal, Sprengel, Daremberg, Hoefer n'en n'ont même pas

2 *Bibliotheca chirurgica* ? 1774 T 1.

fait mention. Nous ne rencontrons son nom que dans les ouvrages de bibliographie pure, dont les index placés au commencement de certains chapitres des monographies ou des traités complets, véritables nécropoles des travaux oubliés que l'on consulte par hasard et qu'on ne lit jamais.

X
L'ETUDE DES PLAIES DE TETE À L'EPOQUE DE BOIREL
Dissaudeau, Cristobal de Montemayor, James Young, Schouter, Rouhault

PARALLÈLE ENTRE LEURS TRAVAUX ET CELUI DE BOIREL.

Maintenant que nous connaissons les travaux de BOIREL, le jugement de ses contemporains et celui des historiens professionnels, pouvons-nous à notre tour nous prononcer sur son compte ? Pour cela, des termes de comparaison sont nécessaires. Il s'agit d'un chirurgien de second ordre, que nous ne saurions placer sur le même plan qu'un homme de génie comme Ambroise Paré, qu'un encyclopédiste comme Fabrice de Hilden, ou qu'un anatomiste de premier ordre comme Berenger de Carpi. BOIREL fut avant tout un praticien ; il a écrit pour les aspirants gagnant maîtrise qui ne comprenaient pas la langue de Cicéron, pour ses confréres qui l'avaient oubliée. Il n'a cherché ni les théories transcendantes, ni les distinctions académiques ; si nous voulons l'apprécier à sa juste valeur, c'est avec des écrivains placés dans les mêmes conditions qu'il faut le mettre en parallèle. Il faut voir ce que savaient ceux qui, immédiatement avant lui, se sont occupés de la question, ceux qui l'ont étudiée en même temps ou un peu plus tard ; tous consultaient les mêmes livres, observaient de la même manière. Dans un intervalle de cent ans des monographies sur ce sujet parurent en France, en Espagne, en Allemagne, en Italie, en Hollande ; leurs auteurs étaient Dissaudeau, Montemayor, Young, Walther, Falcinelli, Schouten, et Rouhault.

L'ouvrage de *Dissaudeau*[1] ne nous arrêtera pas longtemps : il est écrit avec élégance, on n'y trouve point les tournures embarrassées et les incorrections que le livre de BOIREL renferme de place en place. Dissaudeau expose bien, disserte mieux. Il a beaucoup d'érudition, mais on est porté à croire que son expérience laissait à désirer. Il ne nous donne presque jamais de conclusions ; si le texte d'Hippocrate est trop concis, il a recours aux écrivains modernes, à Dalechamps, à Pigray, plus rarement Ambroise Paré. On chercherait en vain des observations nombreuses ; nous n'avons trouvé que deux dans tous l'ouvrage, et, comparativement à elles, celle de BOIREL sont minutieuses et détaillées : « Monsieur de l'Essart-Moquet, Saumurois, receut un coup d'épée sur l'os du front qui y fit siège de la longueur de trois doigts, de la profondeur

1 *Le Livre du grand et divin Hippocrate des playes de teste*, Saumur 1622, BNF.

du dos d'un gros couteau. Par faute d'avoir rasclé et ruginé l'os dès le commencement, pour l'aplanir, la guérison fut retardée ». Notons qu'il s'agit d'une rugination exploratrice, analogue à celle que recommandaient les vieux auteurs pour découvrir les fissures imperceptibles. L'autre observation est relative à un cephalématome des nouveau-nés.

En 1611, pour la première fois, en langue castillane, un traité des plaies de teste. Son auteur était Cristobal de Monte mayor, chirurgien de la chambre de Philippe II et de Philippe III, à ce moment décédé. La propriété de l'ouvrage avait été abandonnée par sa veuve dona Ana Nunez à l'ordre de la Sainte Trinité pour le rachat des captifs. On ne peut garder aucun doute sur le but du livre. L'auteur a écrit, nous dit-il, pour les chirurgiens de son pays, « qui soignent les plaies de tête et les fractures du crâne sans que jamais personne leur est enseigné les principes qui doivent les guider ». Il semble difficile de porter *à priori* un jugement favorable. Ce travail est inconnu même de Haller : nous n'en avons rencontré l'indication que par hasard, en feuilletant le Catalogue de la Bibliothèque nationale, où il se trouve comme rareté bibliographique. De plus, les études médicales étaient alors singulièrement négligées dans la péninsule. On brûlait parfois, pour la plus grande gloire de Dieu et l'édification des fidèles, des centaines de vivants ; mais on respectait trop les morts pour livrer un seul cadavre au scalpel de l'anatomiste. Les ouvrages de l'Antiquité expliqués et commentés même à Rome étaient tenus en suspicion par les agents du saint-Office ; Hippocrate, Celse, Galien, ne pouvaient obtenir la libre pratique au-delà des Pyrénées qu'avec l'estampille de Torquemada. Les individus les plus intelligents allaient chercher en Italie des notions scientifiques sérieuses. Il y eut cependant de loin en loin, en ces temps funèbres, des praticiens laborieux et instruits comme Daza Chacon, comme Montemayor. L'ouvrage de ce dernier fut longtemps classique dans les universités espagnoles. En valait-il mieux que cela ? C'est ce que nous allons voir. Comme tous ceux de même nature, il débute par une introduction anatomique, dans laquelle les téguments de la tête, le péri crâne, les os sous-jacents et l'encéphale sont décrits d'après Galien. L'étude des plaies et des fractures du crâne vient ensuite. Ici encore, rien de nouveau, sauf indication des pratiques bizarres suivies par les chirurgiens du temps. S'appuyant sur l'autorité des anciens, Monte Mayor leur reproche de recourir hors de propos pour le pansement des plaîes les plus simples à un emplâtre composé de térébenthine, de jaune d'œuf et de vinaigre Rosat. Ceci explique le succès des charlatans qui réussissent immédiatement, tandis que les chirurgiens avec leur indispensable onguent amènent la stagnation du pus, l'inflammation, le sphacèle des lambeaux, et le plus souvent ne réussissent qu'à produire des complications graves. Monteayor parle des cas nombreux qu'il a vus ; mais il ne nous en cite qu'un, et encore, s'il prouve en faveur de sa circonspection, il ne saurait être donné comme règle de conduite. Un enfant de quatorze ans reçoit sur le sommet de la tête un coup violent qui détermine un enfoncement d'une partie du pariétal droit de la grandeur d'une pièce d'un real. Il perd la connaissance et le mouvement. Comme le jeune blessé est un Guzman deValladolid, on réunit dans une consultation les médecins les plus renommés de la ville ; et le licencié Daza y assistèrent. Les uns veulent qu'on élargisse l'ouverture pour relever le fragment enfoncé. Monte mayor et plusieurs d'autres s'y opposent, redoutant l'état de faiblesse de l'enfant et le danger d'hémorragie ; ils insistent sur l'amélioration qui s'est produite depuis la veille, car le blessé a moins de fièvre et a repris en partie connaissance. En fin de compte, on résolut de s'en tenir à l'expectation. Cette conduite fut excellente dans la circonstance, car l'enfant guérit. Voilà tout ce que le livre renferme d'original, à part une modification du trépan de Botal, figurée dans une planche de la fin. -C'est moins qu'une compilation, c'est un manuel ou un abrégé. Même dans ce sens, l'œuvre laisse à désirer. Monte mayor connaissait Hippocrate et Galien, quelques-uns de leurs commentateurs italiens Arzeo, que nous appelons Arceus, son compatriote, il n'avait aucune idée des travaux des chirurgiens français, Guy de Chauliac est à peine mentionné, et il n'est pas question de Dalechamps.

James Young fit paraître à Londres, en 1678, un court mémoire sur les traumatismes du cerveau. L'auteur a vu, à la suite d'une fracture étendue de la voûte crânienne chez un enfant de quatre ans, deux séquestres s'éliminer en même temps que de la substance nerveuse. L'exactitude du fait ayant été contesté par Darston, Young dut ajouter à son observation la relation de tous les cas analogues qu'il put trouver dans la science ; de cette façon il écrivit un chapitre intéressant dans l'histoire des plaies de tête.

Laissant de côté les livres de l'Italien Bernardino Falcinelli et de l'Allemand Heinrich Walther, qui sont introuvables, mais nous terminerons cette revue par Schouten et Rouhault. Reçu maître à Amsterdam dès l'âge de vingt ans, Schouten s'embarquait presque aussitôt sur un bâtiment de la Compagnie des Indes orientales. Il resta sept ans dans les possessions néerlandaises de l'Océanie ; puis revient à Haarlem, sa ville natale. Nous n'avons point à juger la relation de ses voyages, qui eut jusqu'à trois éditions en Hollande et fut traduite en allemand et en français. C'était un praticien d'une grande valeur, un écrivain consciencieux ; mais il avait gardé, de son service dans la marine, une franchise presque brutale et une grande âpreté de langage. Il ne savait pas dissimuler ses aversions, et il en avait de violentes : il détestait les argumentations scolastiques, qui lui semblaient plus propres à former des procureurs que des médecins ; il détestait les théoriciens, qu'il rencontrait jusque dans les jurys d'examen de la *Ghilde* ou communauté chirurgicale de Haarlem, dont le médecin de ville faisait partie de droit. Lui qui avait dû traiter plus d'une fois et sans grandes ressources thérapeutiques des plaies faites par le creek du Malais ou la massue du sauvage, il ne pouvait souffrir les préparations poly pharmaceutiques, les digestifs, les modificatifs et autres confections plus compliquées les unes que les autres. Il attaqua Bontekoe, défenseur convaincu du cartésianisme appliqué à la médecine ; Blankaart, Overkamp, Van den Sterre, gynécologiste habile, mais opérateur téméraire, qu'il accuse de couper les membres d'un malade sans plus de soucis que s'il s'agissait d'un poisson. Les travaux de Schouten sont de vraies polémiques. Son traité des plaies de la tête et du cou, le premier par ordre de date, est destiné à mettre en pratique la méthode d'enseignement qu'il préconise ; il renferme des faits et des procédés de traitement. Schouten a vu des accidents convulsifs d'un côté à la suite d'une plaie du crâne située de l'autre ; il rapporte la guérison d'une section de la voûte intéressant la dure-mère (coup de sabre), d'un enfoncement avec blessure du cerveau par un fragment d'os ; ils croient que les fissures sont toujours produites par une chute ou un coup du côté opposé à leur siège. Ses traitements sont actifs : il fait la préparation précoce, craint comme BOIREL la compression, et recommande de relever les portions d'os enfoncés. Il admet la rugination lorsque l'os est dénudé, les incisions du temporal ; seulement il veut qu'elles soient triangulaires au lieu d'être cruciales comme ailleurs.

Nous avons commencé par un ouvrage français : nous terminerons par un autre ouvrage français, celui de Simon Rouhault[2]. On pourrait dire que c'est le premier dans lequel les questions sont classées d'après un ordre logique. Il a la clarté des traités modernes ; les points difficiles sont discutés, les règles du diagnostic et du pronostic formulées avec précision. On le lit sans fatigue de la première à la dernière ligne. Comparé aux précédents, c'est un chef-d'œuvre de méthode, un excellent livre d'étude.

Malheureusement c'est là son seul mérite. Rouhault n'était seulement cependant pas jeune quand il le publia ; il avait une pratique de plus de trente ans dans les hôpitaux de Paris ; il était de l'Académie des sciences, et le roi des Deux-Siciles l'avait chargé d'organiser l'enseignement de la chirurgie à l'université de Turin. On était en droit d'attendre de lui une œuvre magistrale, des jugements sérieusement motivés, des observations détaillées et des vues nouvelles. Il n'y a rien de tout cela : les faits sont recueillis dans les auteurs, et, si Rouhault prend parti dans les cas discutés, ce n'est pas sur sa propre expérience qu'il s'appuie. Il savait beaucoup, enseignait bien ce qu'il savait ; son livre ne nous dit point comment il l'appliquait.

Que pouvons-nous conclure de ces analyses relativement à la valeur intrinsèque de BOIREL ? Supposons pour un instant que nous avons enlevé à Dissaudeau, à Monte Mayor, à Rouhault, ce qu'ils ont emprunté : il ne leur restera presque rien, à part des remarques insignifiantes et quelques cas sans intérêt. En est-il de même pour le chirurgien d'Argentan ? Certainement non.

---

2 *Traité des playes de teste*, Turin 1720.

La deuxième partie de ce travail est, à elle seule, plus longue que tout le reste, et elle est composée exclusivement de faits qui lui appartiennent. Il nous a montré non seulement ce qu'il connaissait, mais ce qu'il faisait. Il a mis en pratique, longtemps avant qu'il ne fût formulé, l'aphorisme de Baglivi, qui serait un axiome, s'il y avait des axiomes dans les sciences médicales :

Ars tota in observationibus.

Tout le savoir-faire au travers des observations.

Ces récits sont de bonne foi ; ils sont plutôt destinés à montrer un symptôme qui lui a paru singulier, une terminaison imprévue, qu'à mettre en évidence sa perspicacité et son habileté. On ne saurait leur reprocher d'être incomplets et un peu naïfs, car ceux des plus grands hommes du siècle présentent les mêmes imperfections. L'ouvrage qui se rapproche le plus du traité de BOIREL est celui de Schouten. Pour décider entre l'un et l'autre, il faudrait avoir parcouru ce dernier avec soin, et, n'ayant pu nous le procurer, nous n'en avons parlé que d'après les analyses de Haller et de Banga. Valût-il mieux d'ailleurs, qu'il ne faudrait pas trop déprécier le premier pour cela. Schouten avait étudié sous les meilleurs maîtres du temps ; ses premières années de pratique ne s'étaient point passées sans guide ; il exerçait dans une ville importante à proximité des centres universitaires. D'ailleurs, il y avait alors une différence fondamentale entre les conditions scientifiques de la France et de la Hollande chez nous, le lustre des villes où résidaient les chirurgiens, l'éclat du milieu rejaillissaient sur leurs personnes et leurs travaux ; il est peu probable que le nom de Félix fut parvenu jusqu'à nous si, au lieu du Roi-Soleil, il eût opéré un paysan bas normand. En France, la centralisation dominait ; les Pays-Bas étaient fédéralistes. Si l'université de Leyde était justement renommée, il y avait place à côté de ses professeurs pour les savants des autres cités. Cornelis Solingen et Stalpart van der Wiel étaient à la Haye, Ruysch à Amsterdam. D'un côté, les incitations du milieu et de la lutte ; de l'autre les difficultés d'une pratique rurale et la certitude presque absolue de l'obscurité.

Malgré cela, BOIREL fut un observateur sagace et un praticien judicieux ; nous le répétons, ces travaux méritaient mieux que l'oubli.

ANNEXE I : Généalogie des BOIREL

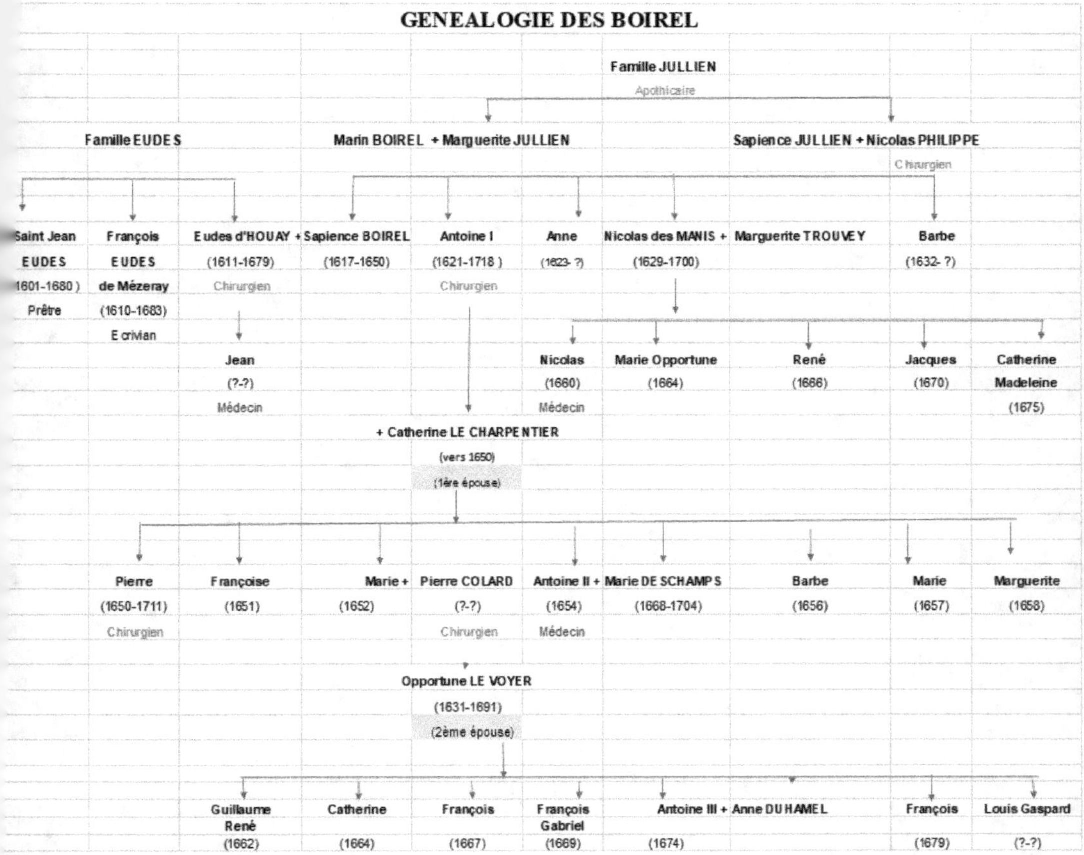

Apothicaire

ANNEXE II : Remèdes et médicaments - Lexique

Remèdes évoqués par ordre alphabétique

tels qu'ils sont dans le texte avec la dénomination grecque et latine et leur fonction

Acorus calamus : roseau aromatique, plante aromatique dont on utilise le rhizome

Absorbant ou *absorbans* : en chirurgie, se rapporte aux substances molles, sèches et spongieuses qui servent à faire extraire les liquides épanchés, par exemple la charpie, la toile d'araignée, l'éponge, la poudre de colophane et à former avec ce liquide un composé solide et adhérent, et d'arrêter ainsi le saignement.

Acorus ou acore *faux* : c'est l'iris de marais, succédané du café, et acore *vrai* : voir calamus aromatique.

Ail : *allium,* nous ne parlerons pas de l'utilisation condimentaire de l'ail, mais de son utilisation médicale. Il entre dans la composition de vins et vinaigres. Cuites sous la cendre, on emploie les gousses d'ail, comme les bulbes du lis blanc, à faire des cataplasmes maturatifs à visée antiseptique.

Aloès : *Aloes divers* nom générique de plantes à feuilles épaisses fournissant un suc épais et amer, aux vertus purgatives, qui agit spécialement sur le système vasculaire intestinal et passait également pour un puissant emménagogue (médicament propre à favoriser la venue des règles).

Altérant : médicaments qui donnent de la soif et qui agissent en modifiant d'une manière persistante la nature du sang et des humeurs.

Alun : du grec αλσ αλοσ le sel ; en latin *alumen* ; utilisé sous la forme d'alun de potassium, sulfate d'alumine et de potasse. Connu de Théophraste (IVe siècle avant J.-C) et de Pline pour ses propriétés astringentes, émétiques et hémostatiques. Il est aussi utilisé comme coagulant dans le traitement de l'eau potable. Son ancien nom est vitriol d'alumine ou vitriol d'argile.

Apozème : du grec « *apozema* » je fais bouillir. Décoction ou infusion prolongée à base de substances végétales (racines, bois, écorces, fruits), différant des bouillons composés, eux, à partir de substances animales se prenant généralement à froid et toujours destinée à remplir une indication spéciale qui détermine leur qualification : apéritif, digestif, etc.

Apostolorum (Unguentum) : apôtre, nom d'un onguent dit apostolorum, des douze apôtres ou d'Avicenne, de couleur verte ; en fait, du nom des douze simples qui le constituent ; voir onguent.

Aristoloche : du grec *aristolochia* bon pour les lochies, l'accouchement, d'un goût amer et de couleur noire. Ce groupe de plantes fournit à la médecine un assez grand nombre de médicaments ; il existe trois espèces utilisées en décoction, en lavement. Elle est excellente pour les contusions à la tête, écrit Théophraste. Galien s'en sert pour déterger les ulcères et sécher la gale. Cette plante entre dans la composition des teintures vulnéraires, qui servent à soigner les blessures, notamment dans l'emplâtre divin, l'onguent des apôtres, dans la Thériaque et dans l'eau d'arquebuse.

Assa-foetida : gomme-résine fétide, que l'on tire de la plante éponyme, de couleur jaune. C'est un médicament que l'on prescrit dans l'hystérie et l'épilepsie.

Astringent : *adstrigere* resserrer ; moyen thérapeutique qui a la propriété de resserrer les tissus organiques

Baume : *balsamum* ; nom donné à plusieurs résines, odorantes, liquides, fournies par des végétaux ou par extension, à une foule de préparations pharmaceutiques fort différentes les unes des autres. On trouve :

1) des baumes naturels tels que : le benjoin ; le styrax, utile pour le pansement d'ulcères variceux ou gangrèneux ; le baume du Pérou, provenant d'un arbre du Mexique, Brésil ou Pérou, considéré comme un fortifiant du système nerveux, capable de favoriser la cicatrisation de vieux ulcères. Il entre encore de nos jours dans la composition de tulle gras. Les baumes de Judée, fournis par un balsamier seraient à mettre parmi les térébenthines.

2) des préparations pharmaceutiques connues sous le nom de baume dont : le baume d'arcaeus, l'onguent de térébenthine et de saindoux de porc et de suif de mouton.

Bol d'Arménie : il s'agit d'un type d'argile (kaolinique) très fin qui permet l'adhérence des feuilles d'or, lors de la dorure à l'eau, sur un bois apprêté ou sur du parchemin. Connu depuis l'Antiquité, il doit sa couleur rouge à la présence d'oxyde de fer. C'est un astringent. Il sert à obtenir la teinte rouge pour le décor des faïences.

Bouillons : ce sont des décoctions prolongées (deux heures environ) de la chair d'animaux à une douce chaleur, au bain-marie, préparées dans un but thérapeutique en utilisant en principe, 128 g de substance animale par litre et parfois mêlée à des plantes ou légumes. « Le bœuf, le veau, le poulet, le poisson, les grenouilles, les tortues, les écrevisses, les vipères, les cloportes, les limaces »… sont les animaux avec lesquels on préparait ordinairement les bouillons des malades... On donnait les bouillons de veaux, poulets, grenouilles dans les maladies inflammatoires, les fièvres bilieuses, les coliques, les crachements de sang.

Bourrache : *borrago officinalis* plante médicinale et potagère, annuelle à propriétés sudorifiques, diurétiques, rafraîchissantes ou expectorantes, utilisée en fleurs ou en feuilles, en sirop ou en infusion.

Buglose : *anchusa officinalis :* plante médicinale qui a les mêmes qualités que la Calaminthe : voir suc de calaminthe

Calamine : *calamina* nom donné au protoxyde de zinc naturel.

Calamus aromatique : *Acorus calamus* ; plante dont la racine aromatique est employée comme tonique et stimulante (voir supra).

Calcitis ou calcytis *chalcanthus* ou vitriol calcaire : nom donné aux sulfates ; ici sulfate de chaux. C'est une huile corrosive très efficace. C'est vitriol qui est le nom donné aux sulfates, celui-ci est l'un d'entre eux.

Cannelle : *cinnamomum ;* seconde écorce des tiges ou branches de l'arbre cannellier de trois à quatre ans. En poudre, elle entre dans la composition de plusieurs médicaments stomachiques dont la thériaque, le diascodium. On l'associait également à des baumes dans les mixtures propres à traiter la paralysie et à l'apoplexie. Cette écorce est stimulante et tonique.

Carthame : *Carthamus tinctorius*; plante qui croît en Europe, ses fruits sont purgatifs.

Cascarille : elle provient de l'écorce du *Croton cascarilla*, de la famille des euphorbes, et on lui a parfois attribué une valeur égale à celle du quinquina. Son usage est préconisé dans le traitement des fièvres essentielles ou rémittentes, des hémorragies.

Casse : *Cassia fistula* nom pharmaceutique des fruits d'un arbre de la famille des légumineuses, originaire d'Égypte et des Indes orientales et acclimatés ensuite en Amérique et surtout aux Antilles. Ses fleurs sont d'un jaune foncé et les fruits sont des gousses ligneuses, dures et cylindriques. En médecine, c'est la pulpe qui est le plus souvent employée. D'un brun rougeâtre, sucrée, elle sert à la préparation de tisanes laxatives et purgatives.

Cataplasme : du grec *cataplasma* enduit ; préparation médicamenteuse de consistance molle, formant une bouillie épaisse, destinée à être appliquée sur une partie du corps, à chaud ou plus rarement à froid, avec ou sans substances actives. Les indications sont très variées : émollients, maturatifs, calmants, résolutifs.

Cataplasme d'Hippocrate : composé de farine d'orge et d'oxycrat.

Centaurée : *Centaurea ;* ce genre de plantes renferme un grand nombre d'espèces utilisées en médecine, à cause de leur amertume qui les range parmi les toniques plus ou moins efficaces. La petite Centaurée est prise en décoction ou en infusion.

Cérat : du grec *ceros* du latin : *ceratum* : cire. Ce sont des médicaments externes à base de cire et d'huile auxquels on ajoute des eaux distillées odorantes et d'autres médicaments. Le cérat diffère de la pommade qui est faite de graisse, de l'onguent fait de résine, même si les indications peuvent être identiques. Le plus célèbre est le cérat de Galien ou cérat blanc à base de cire blanche, d'huile d'amandes douces et parfumé à l'eau de rose, dont les chirurgiens font usage On peut y incorporer les médicaments appropriés.

Charbon végétal : *Carbo ;* obtenu par la combustion de végétaux en atmosphère réductrice (peu d'oxygène et présence d'oxyde de carbone) poudre noire, qui absorbe les gaz et les impuretés colorées dans les solutions, avec avidité.

Chardon bénit : *Carthamus lanatus,* plante amère qui passait pour sudorifique, fébrifuge et anthelminthique.

Charpie : *lintae carpia,* de *carpere* carder ; substance composée des filaments qui résultent de la destruction du tissu de petits morceaux de linge fin à demi usé. On en fait un très fréquent usage dans les pansements, parce qu'elle est molle, douce, spongieuse, et éminemment propre à abriter les plaies et à se charger des humidités qu'elles fournissent. On peut l'employer à l'état de charpie brute, c'est-à-dire telle qu'elle sort des mains de celui qui l'a fait, ou la disposer en plumasseaux, en bourdonnets, en tentes, en mèches, en tampons etc.

Chicorée des jardins : *Cichorium endivia* ; cette plante potagère, racines ou feuilles, donne une boisson amère, fort salutaire pour les malades. On l'emploie crue ou dans les bouillons et les tisanes. Elle est purgative, fébrifuge et apéritive. Elle convient dans les engorgements de l'abdomen, la jaunisse, les maladies de foie et de la rate.

Colature : ce mot se dit et de la filtration et du liquide filtré. On emploie ordinairement cette expression pour les infusions, décoctions ou sirops que l'on fait passer chauds au travers d'étamines. On réserve le mot filtre pour les liquides que l'on clarifie par le papier, le sable ou le charbon.

Confection : préparation pâteuse d'une poudre avec du miel ou du sirop. Les confections étaient des médicaments très célèbres dans la pharmacie de Galien, et dans celles des Arabes. Les Anciens attachaient une très grande importance à leur composition, y faisant entrer des perles, des pierres précieuses, de l'or…

Corail : *corallium ;* genre de polypier pierreux solide, de couleur rouge ou blanc ; on lui attribue des propriétés toniques, astringentes, diurétiques.

Cuivre : *cuprum* ; métal solide, rouge rosé, plus dur que l'or ou l'argent, brûle avec une flamme verte s'oxyde facilement. « A*lcali bien doux. Il desseche et dissous sans échauffer en mortifiant les acides qui coagulent. C'est une bonne drogue pour les ulcéres et playes quand il faut faire périr sans irriter la partie* ». Traité des remèdes vulnéraires par J.P. Lauger Lyon 1663.

Cuivre brulé : « *agit doucement et desseche beaucoup* ».

Décoction céphalique : breuvage médical fait de drogues, d'herbes et d'eau dans laquelle on fait bouillir les herbes, racines, fleurs pour divers usages médicaux, ici pour le traitement des affections de la tête.

Diaphoenic (électuaire) : *diaphoenicum* ; cet électuaire doit son nom au fruit du dattier Phoenix. La pulpe de ce fruit est associée au turbith et à la scammonée, au gingembre, à la rue, etc. ; c'est un purgatif.

Diascordium : *diascordium* (electuaire) ; cet électuaire complexe est préparé à partir de feuilles sèches de scordium mais d'autres substances telles que la bistorte, la gentiane, les roses rouges, la cannelle etc, et contient de l'extrait d'opium à raison de 0.6g pour 100g. Selon Moyse Charas, il se rapproche de la thériaque pour les traitements de *fiévres pestez* etc. Peut s'appeler aussi opiat, comme tous les électuaires qui contiennent de l'opium.

Digestif : *digestivum ;* remède servant à faciliter la suppuration, employé pour le pansement des plaies, et appliqué à l'aide de plumasseaux de charpie. Le digestif simple est un onguent composé de térébenthine, de jaune d'œuf et d'huile d'olive ou de rosat, de teinture de myrrhe ou d'alcool camphré. C'est un irritant.

Eau d'Arquebusade ou eau vulnéraire spiritueuse, *aqua vulneraria spirituosa* : il s'agit d'un alcool très étendu d'eau et chargé de diverses huiles essentielles, qu'on obtient en distillant du vin blanc avec un grand nombre de plantes aromatiques. Employée à l'apparition des plaies par arquebuse, elle sert à nettoyer les plaies, les ulcères, dans les contusions et dislocations osseuses

Eau de chaux ou *aqua calcis* : solution d'hydroxyde de calcium dans l'eau. L'eau de chaux saturée contient une part d 'oxyde pour 400 parties de liquide. C'est un produit corrosif.

Eau de mélisse : dite aussi eau des Carmes. Elle est composée de mélisse fraîche en fleurs, zestes de citron, sauge, romarin, thym, cannelle, girofle, anis vert, marjolaine, muscade, coriandre, racines d'angélique, et d'alcool à 80°, dans des proportions dont le secret est détenu par les apothicaires.

Eau phagédénique : ou *aqua phagedoenica* : mélange de chlorure de mercure et d'eau de chaux, qu'il faut agiter avant de s'en servir, car les deux produits se décomposent. Elle a des propriétés caustiques et destructives sur les excroissances de tissus.

Eau de plantain : le plantain, *Plantago arenaria* est une plante indigène, usitée en médecine notamment dans les collyres.

Eau de Maréchaux : eau ferrée de Paré.

Eau styptique : du grec *stuptico* je resserre ; solution astringente employée pour arrêter les hémorragies traumatiques : eau, acide sulfurique, sulfate de cuivre, sulfate d'alumine.

Écume de cuivre : mousse blanchâtre ou verdâtre qui surnage sur quelque corps ou liqueur agité ou échauffé.

Écrevisses : *astacus :* genre de crustacés dont on mange la chair. Leur estomac présente, à l'époque de la mue, deux petites concrétions blanches et pierreuses de carbonate calcaire, sous le corselet des écrevisses de rivière, dont on faisait autrefois une poudre absorbante et auxquelles on attribuait des principes, les rendant apéritives, diurétiques et stomachiques, qu'on employait beaucoup autrefois sous le nom ridicule *d'yeux d'écrevisses* (Bégin). Pas si ridicule que cela, la forme des yeux d'écrevisses ressemble vaguement à un œil.

Électuaire, du latin *electuarium* choisi : composé pharmaceutique d'une consistance de pâte molle comprenant des poudres très fines ou des extraits mélangés à un sirop, du miel ou une résine liquide. Beaucoup de produits entrent dans les préparations qui ont un nom spécifique, catholicum ou universel, diascordium ou opiacé astringent.

Embrocation : terme grec *embrexo* j'arrose ou irrigation selon les Latins c'est-à-dire arrosage d'en haut comme la pluie ; on laisse diffuser quelque décoction sur la partie et en touchant. Ce terme est synonyme de Fomentation. A. Pare parle de fomentation humide.

Emplâtre : du latin *emplastrum* : médicament destiné à être appliqué sur la peau comme un onguent, dont il diffère par sa consistance solide. Il se ramollit par la chaleur et adhère à la partie du corps sur laquelle on l'applique. On distingue les emplâtres résineux qui ont pour base un mélange de résines et de corps gras, des emplâtres proprement dits à base de savon de plomb, auquel on rajoute des substances médicinales. À la fin de leur préparation, on les divise et on les roule en bâtons ou magdaléons pour les conserver. Pour l'emploi, on ramollit l'emplâtre en le malaxant entre les doigts ou en le trempant dans de l'eau chaude, et on l'étend sur un morceau de toile ou directement sur la peau.

Emplâtre de bétoine : préparation faite avec du suc de bétoine, *Betonica officinalis* herbe dite plante céphalique parce que propre aux maladies de la tête, plante très commune. Elle est bouillie avec de la cire, de la poix, de la térébenthine et feuilles aromatiques. Utilisée seule, la bétoine est réduite en poudre où on peut la prendre comme tabac ; c'est un très bon sternutatoire.

Emplâtre Diapalme : du latin *diapalma* ; produit dessiccatif qu'on emploie pour résoudre les fluxions ou accumulations d'humeurs ; fort en usage. Il est préparé avec la litharge, la cire, l'axonge ou graisse de porc, l'huile et le sulfate de zinc, mêlé avec le quart de son poids d'huile de rose ou d'olive, il forme le cérat diapalme.

Emplâtre de « *gratia dei* » ou manus dei : de grâce de Dieu, emplâtre à base de litharge, d'huile, d'eau, de cire, de térébenthine, de gommes diverses, d'huile de laurier, de pierre magnétique, pierre calaminaire et de deux sortes d'aristoloche. On s'en sert pour diverses sortes de plaies et pour résoudre les tumeurs. Il est proche de l'emplâtre divin.

Gratiole, herbe au pauvre homme, *Gratiola officinalis,* ou petite digitale. Herbacée vivace, fréquente dans l'Ouest de la France, en région humide. Réputée pour guérir l'épilepsie et les maladies mentales. Actuellement elle présente une toxicité cardiaque mais elle est une plante protégée (n'entre pas dans l'emplâtre manus Dei).

L'emplâtre d'Isis : emplâtre d'origine égyptienne, liée au culte de la déesse Isis, et sacerdotale (Memphis et Alexandrie surtout) probablement transmis par des prêtres hellénisés à la période romaine, inscrit sur de nombreux papyrus médicaux, repris à la période chrétienne. Sa composition est proche du suivant.

L'emplâtre vert : s'agit-il de l'emplâtre vert du chirurgien Glycon (Galien) qui « surpasse tous les autres », qui se compose de cuivre calciné, de cuivre de Chypre, raclure de vert-de-gris, sel gemme, gomme ammoniaque, encens, aristoloche ronde, pomme de terre, myrrhe, aloès, galbanum et résines de colophon, huile et vinaigre ? Ces indications thérapeutiques sont très nombreuses : soins post-opératoires, céphalées et autres. Que ce soit l'emplâtre Isis ou le vert alexandrin, ce sont des médicaments composés, polyvalents aux ingrédients multiples, exotiques et coûteux.

Épine égyptienne : fruit (noix ou écorce de grenade).

Esprit de vin : *spiritus vini* : synonyme d'éthanol ou alcool. Il est obtenu par distillation du vin ou d'autres boissons fermentées. Rhazés, savant persan au Xe siècle, aurait isolé ce produit. L'éthanol est utilisé sur des linges comme antiseptique. Il tue les organismes en dénaturant leurs protéines et en dissolvant leurs lipides. Efficace contre les bactéries et les champignons, il est inefficace contre les spores, avec l'œil du XXIe siècle …

Farine : *farina* : poudre susceptible de se combiner à l'eau et d'entrer en fermentation ; employée seule, elle désigne la farine de froment. Les farines de lin et d'orge sont aussi utilisées. Les farines résolutives, mélange de farines fournies par les graines du lupin, de la fève des marais, et de l'orge servent à fabriquer des cataplasmes.

Fomentation : de *fomentatio*. Décoction et application de médicament liquide ou solide, chauffé, appliqué, à l'aide de linges pliés, sur la partie malade pour rappeler et entretenir la chaleur à la surface du corps humain et en écarter la douleur (fomentation rafraichissante, émolliente, etc.). Elles sont destinées à remplacer les cataplasmes ; leur base ordinaire comprend l'eau, l'huile, le vin auxquels on ajoute des principes calmants, lénitifs, émollients.

Gajac ou gayac : *Gaiacum officinale,* arbre originaire de l'Amérique du Sud. Il s'exhale de l'écorce de septembre, un suc gommo-résineux qu'on obtient en pratiquant des incisions sur le tronc et les branches. Ce suc se dissout dans l'alcool. Utilisé contre la Syphilis comme alternative aux fumigations mercurielles,

Galbanum : *galbanum* : il s'agit d'une gomme-résine, grasse, molle, d'odeur aromatique, qui coule naturellement ou par incision d'une plante la panacée qui croit en Syrie et en Afrique. C'est un puissant résolutif que l'on emploie avec succès dans les tumeurs. Ses propriétés médicales antispasmodiques sont les mêmes que celles de l'assa-foetida. Il entre dans la composition de la Thériaque ou du baume de Fioraventi.

Gresse de mouton pour graisse : du grec *stear steatos*, en latin, *adeps :* substance contenue dans le tissu cellulaire des animaux. Au cours des siècles, les diverses espèces de graisse ont eu des usages nombreux, soit dans l'économie domestique, soit en pharmacie. Ce sont, selon leur provenance animale, l'axonge ou graisse de porc, le beurre, le blanc de baleine plus tard, l'huile de poisson, le lard, le suif etc. N'oublions pas l'utilisation de graisse humaine, aussi, dans la pharmacopée de l'époque.

Gummi elemi ou élimi : dite *elimi resina* : nom donné à deux résines très voisines l'une de l'autre :

Elimi oriental, venant d'un arbre d'Éthiopie, blanc-vert ou jaunâtre, mou et gluant, à l'odeur de fenouil.

Elimi bâtard : fourni par un arbre d'Amérique de saveur amère. Ces deux résines sont irritantes et employées seulement à l'extérieur. Les gommes-résines sont un composé de résine, de gomme, d'huile essentielle et de diverses autres matières végétales. Elles sont solides, opaques, d'odeur forte, de saveur âcre, de couleur variable. L'eau en dissout une partie, l'alcool une autre, le vinaigre en dissout aussi une autre partie. L'acide sulfurique les charbonne et les change en tannin artificiel. Les gommes-résines sont pour la plupart de puissants stimulants ; en latin *Colchicum illyricum,* doigt de Mercure, espèce de colchique, nom de tubercules apportés du Levant par Marseille, qu'on croit être celle de *l'Iris tuberosa* et qu'on employait comme purgatif.

Huile : vient de *oleum :* nom collectif sous lequel on désigne deux classes de liquides très différents les uns des autres, dont les uns sont visqueux, fades et les autres à peu près dénués de viscosité, caustiques et très volatiles. On appelle les premiers huiles grasses et les seconds, huiles volatiles, essentielles ou essences.

L'huile animale est celle qu'on obtient en soumettant les principes des animaux à l'action d'une chaleur suffisante pour les décomposer. Cette huile, qui exhale une odeur fétide, contient une quantité plus ou moins grande de sous carbonade d'ammoniaque.

Huile d'amande douce : obtenue en exprimant des amandes douces débarrassées de leur tégument, et réduites en pâte par le broiement. Elle est liquide et rancit facilement.

Huile de camomille : huile d'olive ou d'œillette dans laquelle on a fait infuser des fleurs sèches de camomille.

Huile d'œillette : voir pavot.

Huile d'olive : tirée du fruit de l'Olivier. Il en existe trois qualités : l'huile vierge, qu'on obtient en pressant les olives mûres à froid ; elle est à peine jaunâtre, sans odeur ni saveur. L'huile commune, préparée en délayant la pulpe des olives qui ont déjà donné la précédente, dans l'eau bouillante, elle est jaune et rancit facilement. L'huile fermentée, en laissant les olives en tas, et en les soumettant ensuite à l'action de la presse ; elle est trouble et d'un jaune verdâtre.

Huile de mastic : matière issue du pistachier, arbuste méditerranéen qui produit une résine appelée gomme, à l'odeur prononcée.

Huile de mélilot : préparée en faisant macérer des fleurs de mélilot dans de l'huile d'olive.

Huile de vers : huile d'olive mêlée d'un huitième de vin blanc, dans laquelle on a fait digérer des vers à une douce chaleur.

Huile Rosat ou huile de roses : c'est une huile médicinale ou oléolée d'usage externe, issue de la dissolution dans l'huile, de matières médicamenteuses (drogues végétales sèches ou fraiches). Ici il s'agit d'une infusion de roses épanouies dans l'huile d'olive ou de roses non épanouies dans de l'huile d'olive verte, appelée alors huile omphacin ; les variétés de roses peuvent être des roses pâles simples ou des roses de Provins déjà utilisées au Moyen Âge.

Hypericum : ou millepertuis ; *Hypericum perforatum* : plante des bois, donnée pour dissoudre le sang caillé ; elle peut être utilisée sous forme d'huile de millepertuis, excellente pour toutes sortes de blessures, infections, brûlures ; astringente, antiseptique, analgésique et cicatrisante. Employée en infusion aqueuse, elle sert à la cicatrisation des plaies (externes ou internes).

Hypocras : boisson fabriquée avec du vin, de la bière ou du cidre, du sucre et des aromates tels que cannelle, gingembre, girofle etc. on donne aussi ce nom à l'eau chargée d'une ou plusieurs huiles essentielles.

Ipecacuanha : se dit en abrégé *ipéca. Uragoga ipecacuanah Radix brasiliensis.* C'est le nom officinal d'une racine aux propriétés vomitives, d'un arbre du Brésil, très utilisé en médecine, à cause de la présence de l'émétine. On n'en connaît plusieurs variétés. Le gris, racine très irrégulière, gris noir, forme les deux tiers du produit du commerce.

Iris : *Iris :* plante de la famille des iridées. On emploie en médecine la racine de l'iris de Florence *Iris florentina*, qu'on a rangé parmi les purgatifs et les vomitifs, mais qui sert surtout à faire des pois à cautère. Beaucoup d'autres espèces paraissent recéler des propriétés analogues dans leurs racines, mais on ne les connaît que d'une manière très imparfaite, sous le point de vue médical. Ces racines peuvent porter le nom d'hermodactes dans les officines.

Jalap : *Convolvulus jalappa* : racine d'une espèce de liseron qui croit au Mexique, connue en pharmacie depuis le début du dix-septième siècle. C'est un purgatif énergétique qui s'administre en poudre, en infusion, en extrait, en teinture.

Julep : *julapium* : mot d'origine persane qui sert à désigner des potions médicinales adoucissantes et calmantes, composées de fruits miel ou de sucre et d'eau, dans lesquelles il n'entre ni huiles, ni substances purgatives, ni poudres extractives.

Léninif : du latin *lenitivus* de *lenire* adoucir : nom donné aux remèdes qui agissent comme adoucissants, émollients, tempérants.

Lepoponax : pour opoponax du grec transcrit en latin *opopanax*. Il désigne le suc d'une plante *opos,* venant d'Asie Mineure et *panax* le nom d'une plante imaginaire qui servait de remède universel, dont on retrouve la racine dans la « panacée ». Le suc et la gomme-résine sont utilisés en pharmacie et en parfumerie, comme antispasmodique.

Lin : *Linum usitatissimum :* plante qui fournit, de ses graines, une huile siccative très employée et de la farine, une autre variété a des feuilles purgatives.

Liniment : *linimentum, frictum* du latin *linire* : oindre doucement. Selon Lémery : « c'est un mélange d'onguents ou de cires et d'huile, d'une consistance plus épaisse que l'huile mais moins épaisse que l'onguent, il est ordinairement employé à ramollir et à adoucir ». Les liniments sont généralement liquides et comme ils sont destinés à oindre ou à frictionner, on peut aussi les appeler frictions avec la main.

Litharge : composition qui se fait par le mélange du protoxyde de plomb et de l'écume qui sort de l'argent lorsqu'on le raffine dans le plomb fondu ; selon le degré de chaleur, on obtient de la litharge, couleur argent à la teinte blanchâtre, ou couleur or, qui a une teinte jaune. En fait, une variété d'oxyde de plomb.

Mastic : *mastix* : espèce de gomme ou colle, qui découle de la térébenthine ; c'est une préparation pour joindre les bords d'une plaie.

Mélilot : *Melilotus officinalis* : légumineuse dont on emploie les feuilles et les fleurs comme émollientes.

Menthe : *Mentha piperita* : plante aromatique, utilisée en médecine comme excitante et tonique.

Minion : ou minium : nom vulgaire du deutoxide de plomb.

Mithridat ou mithridate : mithridatum : électuaire dans lequel entre, avec le miel et le vin d'Espagne, la myrrhe, le safran, l'agaric, le gingembre, la cannelle, le nard des Indes, l'encens, les graines de thlaspi et de séséli, le baume de la Mecque, la staechas d'Arabie, le costus d'Arabie, le galbanum, la térébenthine de Chio, le poivre long, le castoréum, le suc d'hypociste, le storax calamite, l'opopanax, le malabathrum, la cassia lignea, le pouliot de montagne, le poivre blanc, le scordium, les graines de daucus de Crète, le fruit du baumier, les trochisques cyphéos, le bdellium, le nard celtique, la gomme arabique, les graines du persil de Macédoine, l'opium, le petit cardamone, les graines de fenouil et d'anis, les racines de gentiane, d'acore vrai et de grande valériane, le sagapénum, le méum athamantique, le suc d'acacia, le scinque marin, et les sommités de millepertuis.

Son nom Mithridat vient de ce roi du Pont Euxin, Mithridate VI (-134 à -63 avant J-C), qui craignait d'étre empoisonné et avalait chaque jour un peu de poison. Vaincu par les Romains, il dut se faire tuer par un garde du corps car il s'était « mithridatisé ». La différence avec la Thériaque est la chair de vipère ajoutée par Andromaque, médecin de Néron, et la présence d'opium.

Mondificatif d'ache : c'est un détergent ou nettoyant à base d'une herbe qui ressemble au persil, afin de mettre la plaie dans des dispositions favorables à la cicatrisation. La composition de cet onguent est très complexe.

Myrrhe : *myrrha* : gomme résine aromatique produite par le balsamodendron. Elle est employée en médecine comme substance tonique et antispasmodiques en fumigation ou en teinture. *La myrrhe est employée avec succès extérieurement, étant très résolutive, vulnéraire et propre à résister à la pourriture et à la carie des os.*

Nard indien : *Nardostaechys grandiflora* ou nard en épi de *stachys* en grec, plante odorante comme la myrrhe ; employé dans la thériaque.

Onguent : *unguentum* du latin : *unguere :* oindre. Ce sont des médicaments externes, composés de résines et de corps gras auxquels on ajoute des sels, des extraits, des gommes résines ou huiles essentielles. Ils diffèrent des pommades et des cérats par leur excipient résineux et des emplâtres par leur consistance. On citera :

L'onguent basilicum : du grec *basilikos* : royal. Il comprend quatre ingrédients (il favoriserait la formation du pus) avec des propriétés antiseptiques.

L'onguent des Apôtres : car composé de douze constituants, soit de cire jaune, de térébenthine, de gomme-ammoniaque, de poix-résine, de litharge, d'aristoloche ronde, de bdellium, d'encens, de myrrhe, de galbanum, d'opopanax, de vert-de-gris et d'huile d'olive. (voir supra)

L'onguent Aegyptiac, ainsi nommé parce que la composition aurait été inventée en Égypte, mais à tort, car il n'est pas gras, fait à base de miel aigre, oxymel cuivreux et de cuivre… Il se compose de vert-de-gris, utilisé pour ronger les chairs baveuses, pour mettre au vif de petits ulcères et les changer en plaies qui se cicatrisent avec facilité.

L'onguent populeum : ou onguent de peuplier : nom donné à un onguent composé de bourgeons de peuplier noir, de feuilles de pavot, d'axonge de porc, de belladone, dont les propriétés sont adoucissantes, pour calmer notamment les hémorroïdes enflammées, les brûlures.

Opiat : *opiatum* : électuaire dans la composition duquel il entre de l'opium.

Opoponax : *opopanax* : suc gommeux, extrait de la racine de panais, il est très résolutif et vulnéraire. Et on l'emploie dans les emplâtres.

Oxycrat : l'oxycrat, qui est une boisson habituelle des soldats romains, conservée au cours des siècles, est un mélange d'eau et de vinaigre (en général 1 c à s de vinaigre pour 6 c à s d'eau) fréquemment utilisé, à usage interne dans le traitement des maladies inflammatoires et bilieuses, à usage externe avec des proportions de vinaigre plus fortes, comme calmant et astringent, toujours froid et même glacé dans certaines circonstances : sur le front les tempes dans la céphalalgie, sur des parties enflammées ou phlegmoneuses, pour la résolution des épanchements sanguins. Jésus Christ, condamné sur la croix en a bénéficié aussi, c'est l'éponge du légionnaire.

Oxymel : *oxymel* : miel aigre, mélange d'eau, de miel et de vinaigre.

Oxyrhondin : liniment d'huile rosat ou huile et vinaigre rosat.

Pavot têtes de : *Papaver somniferum :* plante dont les capsules contiennent un principe légèrement narcotique, susceptible d'être enlevé par l'eau bouillante, et dont les graines fournissent une huile douce et alimentaire, connue sous le nom d'huile d'oeillette. C'est le *papaver orientalis* qui fournit l'opium.

Petit-lait : liquide qui forme les 9/10 du lait. On en fait un emploi fréquent en médecine. Cette tisane animale, qui paraît retenir quelques propriétés des plantes dont les animaux sont nourris, est rafraîchissante, laxative et un peu fondante. Sa saveur est agréable. On prescrit le petit-lait dans les fièvres essentielles, le plus souvent simples.

Potus divinus : le potus divin de Paré : *« breuvage fort commun chez les malades, fait d'eau bouillie, avec du jus de citron, et du sucre candy, lequel par son excellence est appelé potus divinus, comme qui dirait de breuvage divin, lequel a rafraîchi fort les entrailles, fortifie l'estomach, est d'un goust fort agréable, résiste fort à la pourriture, et descharge les reins et la vessie par les veines ».* (*Traité de la conservation de la santé* par Guy Patin, Paris 1632).

Plumaceau ou plumasseau : *plumacolus* : corps spongieux, mou, élastique, formé par l'assemblage d'un plus ou moins grand nombre de filaments de charpie, dont les bras rangés les uns à côté des autres sont repliés à leur extrémité et aplatis entre la paume des mains. Ils ne doivent être ni trop épais par ce qu'ils chargeraient la partie, ni trop minces par ce qu'ils ne s'imprègneraient point d'une assez grande quantité de fluides qui s'écoulent de la partie malade et par ce qu'on ne pourrait pas les recouvrir d'une dose suffisante de matières médicamenteuses. Ils avaient remplacé les plumes cousues entre deux linges, que les Anciens utilisaient pour panser les plaies, ce qui donne l'étymologie du mot plumasseau.

Poix noire ou poix navale : du latin *pix* : est « *un mélange de fausse colophone et de goudran* » selon Lémery. « *Elle doit être, nette, dure, d'un beau noir luisant. Elle est résolutive, détersive, dessicative, vulnéraire, digestive, on l'emploie dans les emplâtres et dans les onguens »*. On s'en sert aussi pour calfeutrer les navires.

Pompholix ou tutbi : composé volatile de cuivre et de Cadmie. Oxyde de zinc par sublimation.

Poudre de sabine : *Juniperus sabina* : elle provient d'un arbrisseau du Midi de l'Europe. On utilise les feuilles à l'odeur résineuse, aromatique et très pénétrante. C'est un puissant excitant, irritant et emmagogue.

Potion : *potio* de *poto* je bois : médicament liquide, magistral et interne, que l'on prend en plusieurs fois par cuillerée ou par gouttes. Il existe les purgatives et les non purgatives.

Repellens : ou répercussifs : nom donné aux médicaments, repoussant, refoulant les humeurs d'une partie engorgée ou tuméfiée du corps, par l'effet d'une irritation directe ou sympathique, font refluer ces mêmes liquides vers l'intérieur.

Résolutifs : comme les précédents, ce sont des médicaments qui dissipent les humeurs par atténuation de ces dernières (résolution ou mode de terminaison de l'inflammation) et qui les font évacuer par la transpiration et leur rentrée dans l'organisme.

Romarin : *Rosmarinus officinalis* : plante aromatique qui entre dans plusieurs préparations pharmaceutiques, toutes excitantes.

Rosat : *rosaceus :* nom donné à toutes les préparations pharmaceutiques dans lesquelles il entre des roses

Rue : *Ruta graveolens*: plante propre à causer l'avortement.

Safran : il provient de la culture du *Crocus sativus* (iridacée) et par prélèvement et déshydratation des trois stigmates (extrémités distales de la plante). Du latin *safranum*, emprunt à l'arabe za'faran, provenant lui-même du persan zar-paran « à plumes dorées ». Originaire de Crète, et non d'Asie centrale comme on l'a longtemps écrit, il s'est répandu dans tout le bassin méditerranéen dans le sillage des Empires, avant l'Empire romain. Il était déjà connu dans le papyrus d'Ebers (-1550 avant J.C) et par Pline qui cite ses propriétés thérapeutiques. Utilisé dans le traitement de plus de quatre-vingt-dix maladies. L'emploi du safran comme plante médicinale est légendaire, du fait de ses propriétés carminatives (du latin médiéval *carminatus* disperser en grattant et par extension purifier, nettoyer en éliminant) et emménagogues (plantes médicinales qui stimulent le flux sanguin dans la région pelvienne et l'utérus, les mois des femmes). Entre autres pathologies, le safran traite les affections sanguines, la paralysie, l'insomnie. Les adeptes de « la théorie des signatures » voient dans la couleur jaune de la plante, un élément comparatif puis curatif de la jaunisse. On ne parlera pas ici de l'usage culinaire. Actuellement, on a mis en évidence des propriétés anticancéreuses, prometteuses de la plante. La France produit un safran d'excellente qualité.

Le safran de mars, astringent, était du tri-oxyde de fer.

Sallse pareille ou salsepareille : mot espagnol. Ce sont des plantes grimpantes aux tiges armées de redoutables aiguillons, originaires des régions chaudes de l'Amérique. Les racines et rhizomes ont des propriétés sudorifiques, diurétiques et dépurgatives. Elles ont été préconisées dans les conjonctivites, les plaies de la bouche, et diverses affections dermatologiques.
Sang de dragon : *sanguis draconis* : composé solide et rouge de tannin et de résine astringente, qui découle du dragonnier et du ptérocarpe (arbre tropical).

Sarcocolle : du grec *sarco* chair et *colla* colle. Il s'agit d'une substance résineuse ou gommeuse, en petites parcelles comme des fragments de larmes, qui découle d'un arbrisseau d'Afrique et qu'on emploie pour hâter la réunion des plaies. Il entre dans la composition de l'onguent mondicatif de résine.

Sauge : *Salvia officinalis :* plante utilisée comme excitante.

Scamonée : *scammonium :* gomme résine concrète, purgative et drastique. On distingue la forme d'Alep, celle de Montpellier, celle de Smyrne.

Sel : *sal :* composé d'un ou de plusieurs acides et d'une ou plusieurs substances appelées base. Ils sont très nombreux.

Sirop de Rosat ou syrop : *syrupus*, de l'arabe *sirab*, on utilise la rose de Provins, *Rosa gallica*, dont on compose un sirop, une conserve sèche, un liquide. Le sirop est une conserve liquide, onctueuse, limpide, et sucrée, d'un suc, d'une infusion, d'une décoction, ou d'une distillation de plantes. Ils donnent leur nom à la poudre aromatique rosat. Ces préparations sont très courantes dans le vomissement. Le sirop de rose convient à toutes les sortes de pertes de sang. On se sert des roses rouges dans les cataplasmes et dans les fomentations astringentes pour fortifier les parties nerveuses ; cette préparation appliquée sur la tête (après les coups ou chutes qui menacent d'un abcès dans cette partie) permet de prévenir et d'apaiser les migraines violentes.

Séné : *senna ;* nom pharmaceutique des feuilles de *Cassia acutifolia.*

Souchet ou soucher *Cyperus divers* plante comestible.

Storax ou styrax : *calamite* : baume solide, brillant, rougeâtre, en larmes et en pains, mêlés de grains, qui est formé par le *Styrax officinalis*, arbre de Syrie du tronc duquel il découle. Le styrax liquide est une résine molle, jaune brun aromatique.

Sublime corrosif : le sublimé *sublimatus*, qui a subi la sublimation ou produit de cette opération. Le sublimé corrosif est un chlorure de mercure pouvant être utilisé comme antiseptique mais qui demeure très toxique. C'est du chlorure mercurique et le poison favori de la Brinvillers.

Suc de calaminthe ou calament des champs : *Melissa calamintha :* c'est une plante annuelle à l'odeur de menthe, très connue en Europe. Elle est utilisée dans l'eau d'Arquebusade (voir plus avant), qui prise en interne, est un suc qui calme les palpitations et crampes d'estomac. En externe, elle guérit les meurtrissures, coupures et blessures.

Tamarin : tamar indi, *Tamarindus indica* ; fruit du dattier d'Inde introduit par les Arabes ; s'utilise par voie externe, bactéricide, cicatrisant et antifongique. Il est prescrit dans les plaies, infections et dermatoses surinfectées.

Tartre : *tartarus :* c'est un composé de tartrate de potasse, de chaux, de silice, d'alumine de fer. Le tartrate est un sel formé par la combinaison de l'acide tartrique avec une base.

Tente : ou drain, *motos, emmotos* en grec : petit rouleau de charpie médiocrement dur, lié à leur partie moyenne, qu'on met dans les plaies pour y apporter plus facilement le remède et empêcher qu'elles ne se referment trop tôt.

Térébenthine ou thérébenthine ou térébinte : *terebenthina* : substance produite par le mélange d'une huile essentielle et d'une résine, d'une consistance de miel visqueuse, d'odeur forte qui découle de plusieurs arbres de la famille des conifères. La grosse térébenthine ou la térébenthine commune du pin maritime est purifiée en la mettant dans des auges de bois, dont le fond est assemblé à plat mais pas tout à fait joint. On expose ces auges au soleil ; la partie la plus liquide, qui coule par les fentes, donne une liqueur résineuse appelée térébenthine fine, pour la distinguer de celle que l'on purifie à l'aide du feu qui lui fait perdre une partie de son huile essentielle.

Thériaque : *theriaca* de *ter* béte féroce, *aceomai* je guéris : ancien électuaire qui passait pour être souverain contre les venins et poisons et qui contenait un très grand nombre de substances (quatre-vingts dans la formule d'Andromaque, soixante-douze d'après le Codex de l'époque) classées suivant leurs propriétés dominantes. Elle est composée de trochisques de seille, vipères, hedycroi, poivre long, opium, agaric blanc, iris de Florence, cannelle, scordium, roses rouges, graines de navet sauvage, suc de réglisse purifié, baume de La Mecque, racine de quintefeuille, de costus d'Arabie, de gingembre, de rhapontic, de cassia lignea et de calamant de montagne, feuilles de dictame de Crète, sommités de marrube, nard indien, fleurs de stoechas d'Arabie, jonc odorant, safran, graines de persil de Macédoine, poivre noir, myrrhe, encens, térébenthine de Scio, écorce de citron, racine de gentiane, d'acorus vrai, de méum, d'athamanie, de grande valériane et de nard celtique, feuilles de chamoepitys et de chamaedrys, malabatrum, sommités de millepertuis et de pouliot de montagne, amome en grappes, fruit du baumier, petit cardamone, graines d'ammi, de thlaspie, d'anis, de fenouil et de séséli, suc d'hypociste, suc d'acacia, storax calamite, gomme arabique, sagapénum, terre de Lemnos, sulfate de fer calciné, racine de petite aristoloche, sommités de petite centaurée, encens de Crète, opopanax, galbanum, castoréum, bitume de Judée, miel de Narbonne et vin d'Espagne.

La thériaque des pauvres ou diatéssaron ne comprend que quatre substances : la myrrhe, les baies de laurier, les racines de gentiane et d'aristoloches.

Topiques : de *topos* lien : nom générique pour les remèdes qui n'opèrent qu'appliqués sur la partie malade par voie externe.

Valériane : *Valeriana officinalis* : plante dont on utilise les racines aromatiques, styptiques (qui empêche l'écoulement de sang et resserre les muqueuses buccales) et stimulantes.

Vert-de-gris ; sous carbonate de cuivre qui se forme à la surface des ustensiles de cuivre qu'on néglige de nettoyer. Connu et utilisé depuis l'Antiquité comme antiseptique, agent très toxique, les chirurgiens s'en servent pour « manger » les chairs.

Vitriol calcifié : en chauffant la pierre d'alun, on retire de l'alun mais aussi du vitriol (acide sulfurique), du soufre, du cuivre ou du plomb. Cette pierre de vitriol, qui selon le descriptif proviendrait de Liège avec du calcaire, est dite pierre de vitriol dans l'*Encyclopédie Méthodique* de Geographie Physique vol 2 par N. Desmaret 1803.

Vin : *oinos* puis *vinum* : préparation liquide et limpide, réalisée à partir de la fermentation du moût de raisin ; par mélange ou par macération simple ou extractive des substances actives, elle est destinée à l'administration orale. Parmi les nombreuses formulations : on parle des vins médicinaux simples du type, vin de cannelle, de gentiane, de kola ou de vins médicinaux composés, vin de quinquina, vin de raifort, etc., dans lesquels on a combiné une ou plusieurs drogues. A BOIREL va largement utiliser – et efficacement – le produit de distillation alcool, ce qui va lui permettre de bonnes survies chez ses patients.

En ce qui concerne l'approvisionnement en vin en Normandie au XVIIe siècle, la documentation ne manque pas : il s'agit ici de la limite supérieure de la plantation de la vigne normande, qui donnait un vin de messe très proche de la piquette, et qui tournait rapidement en vinaigre. Cette vigne restait à usage privatif du clergé. Quelques communes portent encore des noms montrant leur vocation viticole, comme Cesny-aux-vignes, vignes réhabilitées actuellement après quelques décennies de friche. Notre notable BOIREL devait consommer du vin de Bourgogne, onéreux, coupé d'eau, à l'image du roi Louis XIV dans la seconde moitié de son règne (sous la férule de Fagon, son premier médecin) et qui peut être transformé en bon vinaigre à la maison. Pour le petit peuple, la culture du poirier et du pommier, mieux maîtrisée depuis le XVIe siècle a permis l'extension des vergers et la fabrication de cidre et de poiré à l'échelle familiale et loco-régionale, qui suppléaient avantageusement la consommation d'eaux de rivière, ou mares chargées de germes, ou « *miasmes* » mortels. L'approvisionnement en vinaigre domestique donnait des réserves, ancestrales, pour la conservation des aliments et les petits soins humains ou vétérinaires.

Vinaigre : du latin *vinum* et *acetum* aigre. Produit de la fermentation acide de liquides alcooliques tels que le vin, le cidre, le poiré et la bière. Autrefois les vins se conservaient mal et se transformaient assez rapidement en vinaigre. C'est l'*acetum* des Romains. Les vinaigres médicinaux ou acétolés résultent de l'action dissolvante du vinaigre sur une ou plusieurs substances médicamenteuses. Pour leur préparation, on utilisait le vinaigre blanc ou le vinaigre rouge, ce dernier se conservant moins bien. Parmi les vinaigres simples, on distingue celui de belladone, colchique, digitale, opium, ainsi que le vinaigre camphré et le vinaigre phéniqué. Les vinaigres composés comprennent dans leurs formules, diverses drogues aromatiques à visée antiseptique ou antiputride.

Le plus connu est le vinaigre antiseptique ou vinaigre aromatique à l'ail, qui comprend du vinaigre rouge, dans lequel on a fait macérer des sommités de grande et petite absinthe, de sauge, de romarin, de menthe et de rue, des fleurs de lavande, de l'ail, de la racine d'acorus vrai, de la cannelle et de la muscade : on y ajoute de l'alcool camphré.

ANNEXE III : La thérapeutique au XVIIe siècle

À considérer le dix-septième siècle, il semble que le temps historique obéisse à une accélération scientifique : il y a en effet plus de distance entre nous et Louis XIV qu'entre celui-ci et Périclès. En ce qui concerne la médecine, cette constatation est indiscutable autant que pour les transports ou l'exploration lunaire. Au Grand siècle, c'est encore Hippocrate avec Galien qui s'impose à l'art médical. Toutefois si le dix-septième siècle admet quelques nouveautés, dont la circulation du sang « redécouverte » par William Harvey, en 1628, ce n'est pas sans résistance et sans débats, pour s'obstiner dans certaines routines et absurdités parfois dangereuses. On se méfiait des premiers chimistes comme des faiseurs de tours ou des charlatans, bien pire des magiciens, qui pouvaient parfois attirer des foules à la recherche de compréhension scientifique. Du XVIe au XVIIe siècle, la médecine change d'aspect. La raison cartésienne, des scientifiques inventifs et – on ose le croire – le bon sens moliéresque y sont sûrement pour quelque chose. L'esprit critique de l'humanisme a perfectionné les façons de voir, d'observer et de comprendre ce terrain difficile que représente l'organisme humain. Il est devenu impossible de s'en tenir à la théorie simpliste des quatre éléments : terre, eau, air, et feu dont se composeraient la chair, le sang, le souffle. Toutefois, cette façon de voir reste celle de la faculté de médecine de Paris, et des archiâtres royaux.

À l'exception de quelques drogues, les médicaments dont le thérapeute dispose, ne se distinguent guère de la pharmacopée galénique. Si quelques médicaments sont encore en usage, le médecin ou le chirurgien fait également appel à des remèdes qui nous semblent bien extravagants. On disposait déjà de *Codex*. En l'année1637, la faculté publie son propre Codex, en dépit des Maîtres apothicaires… C'est dire que la faculté se querelle avec les chirurgiens et avec les apothicaires. Plus tard, Moïse Charas publiera une *Pharmacopée Royale* puis Nicolas Lémery sa *Pharmacopée Universelle* et son D*ictionnaire Universel des drogues simples*.

Au dix-septième siècle, les plantes avaient toujours la première place en pharmacopée, comprenant les trois règnes : l'animal, le minéral et le végétal. D'ailleurs Antoine BOIREL reprend, dans ce domaine, Celse, lui-même inspiré par Dioscoride et Théophraste. Le Jardin du roi (Jardin des Plantes actuel) avait été créé spécialement par Louis XIII pour l'étude des plantes médicinales. Les botanistes de l'époque, dont le célèbre archiâtre Fagon, s'intéressent non seulement à la flore de nos pays mais également à la flore exotique. Les pays du Levant nous expédiaient par Marseille ou Amsterdam, la rhubarbe, le camphre, le santal et les Indes occidentales commencent à nous fournir du quinquina et de l'ipéca.

Selon une vieille croyance, développée par Paracelse et surtout Della Porta, les plantes étaient marquées par la providence d'un signe qui indiquait leur application thérapeutique. Cette théorie dite « de la signature » fait corréler la couleur ou l'aspect d'une plante avec ses vertus thérapeutiques : la racine de rhubarbe est jaune et s'emploie contre la jaunisse, le pavot a la forme d'une tête et s'utilise contre les migraines, la noix qui a une forme de cerveau est bonne pour la tête.

Comme il nous est impossible d'examiner une à une toutes les plantes auxquelles avait recours la médecine du dix-septième siècle et que nous avons mentionné plus loin celles utilisées par l'auteur, nous nous contenterons de relever le nom de certaines qui ont acquis une renommée proverbiale et humoristique.

En premier lieu il faut nommer la rhubarbe. On n'en distinguait plusieurs variétés. Cette racine qui *purge doucement la bile* est la rhubarbe officinale, il ne faut pas la confondre avec celles de nos potagers dont les nervures des feuilles servent à faire des confitures laxatives ou des tartes printanières.

Si les médecins prescripteurs font de la rhubarbe, sur leurs ordonnances « *un des piliers de la médecine* », c'est qu'elle est de tout repos, qu'elle ne leur fait courir aucun risque. Elle agit sans brutalité et sans provoquer de coliques. La rhubarbe est en concurrence avec le séné ou la casse, d'une famille approchante, tous deux d'origine exotique. Casse, séné et rhubarbe constituent « le trépied thérapeutique ».

Après les plantes, souvent en association avec elles, les animaux tenaient une place considérable dans la pharmacopée. « *On se sert de plusieurs animaux entiers, comme des cantharides, cloportes, vermisseaux, lézards, fourmis, vipères, scorpions, grenouilles, écrevisses, sangsues et plusieurs petits oiseaux* ». De cette arche de Noé grouillante de bestioles, les officines actuelles ont conservé quelques espèces dont les sangsues. Au XVIIe siècle, on les tenait « toutes pour douées de plusieurs et admirables vertus ». Tout l'art de l'apothicaire s'exerçait en préparations diverses, sous forme de sirops, d'huiles, ou en poudre. Le sirop de fourmis ou celui de cloportes, si on avait une bonne cuisinière, pouvait même être fabriqué à la maison. On se contentait pour les gros animaux de n'employer que tel organe de la bête : le poumon du renard par exemple contre la phtisie, autre nom de la tuberculose ou les génitoires du « bievre » c'est-à-dire ce que l'on croit être les testicules du castor. C'était une sorte d'opothérapie. Que dire du pied postérieur gauche de l'élan pour guérir l'épilepsie et de la mythique licorne ?

Dans l'énumération des remèdes empruntés aux animaux, les sécrétions et les humeurs tiennent une grande place, graisses, huiles, sang, lait, sans préjudice des poils et des ongles, ni des coquilles et carapaces. L'apothicaire se doit aussi de conserver dans son officine de la fiente de chèvre, de chien, de cigogne, de pigeon, en dépit des odeurs. En1666, c'est l'année du *Médecin malgré lui,* le médecin des Guise, écrit les maladies qu'il traite avec le pied d'élan, les araignées, les scorpions, les crapauds etc. Il est convaincu que « ces animaux attirent le venin des maladies contagieuses, du dedans en dehors du corps ».

Pour être juste le *Codex* de la faculté, paru une trentaine d'années avant la pharmacopée de Charas publiée en 1691, ne fait intervenir que rarement ce genre de produits. Toutefois il n'oublie pas de recommander les vers de terre en emplâtre pour réduire les hernies.

Au sommet de la série animale, se trouve l'homme, dont le corps fournit, lui aussi, d'excellentes drogues à la pharmacopée. Il y a d'abord le crâne humain, quand il n'a pas été enterré. Lémery recommande le crâne d'un jeune homme mort de mort violente. Ou celui d'un criminel fraîchement pendu… on se servait également de la graisse humaine. Ce produit se vend fort cher dans les officines. Il n'était pas facile de s'en procurer, d'autant plus que les bourreaux préféraient la vendre directement quand ils le pouvaient. Mais la clientèle un peu délicate préférait celle qu'on trouvait chez le pharmacien, mieux présentée et savamment aromatisée. L'urine est d'emploi courant aussi bien pour un usage interne que pour un usage externe. On pouvait l'utiliser telle quelle, ou sous forme de préparation en essence ou esprit que l'on prenait en pilules, ou en gouttes. Madame de Sévigné, dont c'était un des remèdes favoris, en combattait ses vapeurs. De l'urine aux matières fécales, on passe sans difficultés. Voici ce qu'écrit Moïse Charas à leur sujet : « *la fiente de l'homme, à laquelle quelques-uns ont donné le nom de civette occidentale, lorsqu'étant desséchée au soleil, elle a changé sa mauvaise odeur en une bonne, ne manque pas aussi de vertus. Car, la distillant par la cornue à un feu gradué, on en tire une huile qu'on recommande particulièrement pour la guérison des érysipéles ulcérés* ». Nicolas Lémery rappelle quelques précisions sur ce remède : « *l'excrément de l'homme est digestif, dit-il, resolutif, amollissant, adoucissant, propre pour l'anthrax, pour faire venir les bubons pestilentiels à suppuration. Quelques-uns le recommandent sec, pulvérisé et pris par la bouche…* ».

Parmi les ressources pharmaceutiques du corps humain, nous citerons encore un sel volatil extrait des cheveux, les ongles, qui sont vomitifs. Mais le plus extraordinaire est sans aucun doute la mumie, bien qu'à l'époque l'Égypte ancienne n'occupait pas le devant de la scène historique comme à l'époque napoléonienne. La mumie n'est autre chose qu'une liqueur odorante que distillaient les momies dans leurs bandelettes. On en vend chez les apothicaires. La mumie qui fait des miracles est celle qui provient effectivement des sarcophages pharaoniques couverts de hiéroglyphes, et de signes sacrés. Or cette mumie s'étant vite épuisée, du fait d'une exploitation abusive, on s'est rabattu sur des momies de la dernière classe et qui souvent avaient succombé à des maladies contagieuses comme la lèpre ou la peste… la mumie devient alors plus dangereuse que salutaire. Fort heureusement le coût très élevé du produit a limité sa production et son exploitation commerciale. Le Lecteur encore fidèle la retrouvera employée plus loin dans l'observation médicale du Roi Henry II, relatée par André Vésale. Elle passait pour anticoagulante, mais Ambroise Paré, qui s'était informé auprès du médecin du roi de Navarre, Gui de La Fontaine, lequel avait voyagé en Égypte, ne lui accordait aucune confiance. Il ne lui reconnaissait pas plus de pouvoir qu'à la poudre de licorne. Le médecin royal lui confia même l'histoire vécue d'un fabricant de momies contemporaines en Alexandrie, qui en faisait grand trafic… Antoine BOIREL ne parle de ces remèdes à aucun moment pour plusieurs raisons : peut-être en bon chirurgien il ne croit pas à toute cette pharmacopée ; leur disponibilité n'est sûrement pas évidente à Argentan en cette fin du XVIIe siècle et enfin le coût exorbitant de la « matière première » explique que la population rurale n'y ait pas accès.

La dernière représentation des trois règnes de l'Apothicaire consiste en le monde minéral. Les pierres précieuses en font partie ; elles sont en vogue depuis plusieurs siècles et ont chacune des vertus particulières. À côté des pierres précieuses, il convient d'admettre les perles et le corail, en y ajoutant de l'or. Auréolées de leurs mystères, de leur beauté, de leur rareté, elles agissaient par magie… dans les processus simples de guérison et de bien-être. Le corail rouge, ce calcaire d'au-delà des mers, était apprécié non seulement comme remède, en particulier dans ceux du célèbre A*ntidotaire de Nicolas* ou dans divers autres recueils, mais aussi comme un précieux protecteur. Albert le Grand a dit : il était *expérimenté et sûr qu'il arrête le sang sur-le-champ.* Toujours dans le même ordre d'idées de la théorie de la signature. On peut aussi ajouter de l'ambre. On employait d'habitude les joyaux par contact. Les apothicaires les faisaient aussi rentrer dans leur préparation, poudre liqueur électuaire. Le *Journal de Santé* des trois médecins royaux en parle à propos de Louis XIV, et Molière dans le M*édecin malgré lui.* Cependant Lémery emploie parfois des expressions prudentes comme : « on prétend », « on attribue » et même il parle de « qualités imaginaires », du moins quand on se contente de porter ces pierres comme amulettes. Une pharmacopée de conte de fées… Antoine BOIREL ne les utilise pas car elles sont à usage purement médical sauf peut-être le jaspe qui arrête les hémorragies. Mais son coût et sûrement sa rareté font qu'il n'en dispose pas et n'en parle pas.

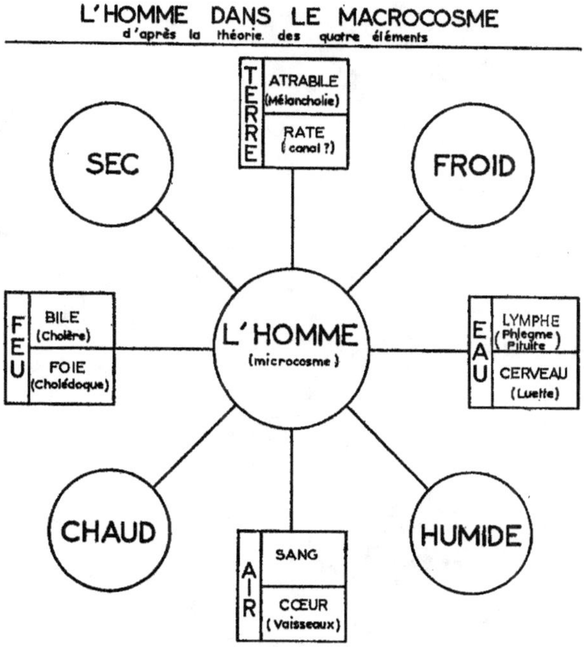

Fig. 66. L'homme dans le Monde (Macrocosme) selon la doctrine aristotélicienne des quatre éléments. L'état de santé est un équilibre entre deux pôles opposés : Sec-Humide et Froid-Chaud. Les quatre éléments sont la Terre (Solide), l'Eau (Liquide), l'Air (Gaz) et le Feu (Radiation). A ces quatre éléments se rattachent respectivement les quatre organes primordiaux : la Rate, le Cerveau, le Cœur et le Foie, dont les moyens d'excression sont, respectivement, un hypothètique canal splénique se déversant dans le tube digestif, la luette, les vaisseaux sanguins et le canal cholédoque. Quatre humeurs primordiales se rattachent naturellement à ces quatre organes : l'atrabile ou mélancholie, la lymphe ou phlegme ou pituite, le sang et la bile ou cholère. Quatre couleurs les symbolisent : le noir, le blanc, le rouge et le jaune. L'homme peut offrir plusieurs types de tempéraments suivant sa place entre les quatre états majeurs : le sec, le froid, l'humide et le chaud. Il y aura donc des tempéraments bilieux ou coléreux, atrabilieux ou mélancholiques, lympathiques ou phlegmatiques, sanguins. Composition de l'auteur.

ANNEXE IV : Éléments de thérapeutique humorale botanique

La lecture de la thérapeutique botanique au XVIIe siècle nous a paru intéressante non seulement d'un point de vue classification, mais aussi replacée dans la physiopathologie des humeurs et nous avons donc repris le texte de Pierre Jean Baptiste Chomel dans son Abrégé des plantes usuelles en 1761 pour plus de compréhension.

On distinguera des plantes appelées évacuantes, parce qu'elles vident les humeurs par les voies sensibles et ordinaires.

1) Des plantes purgatives :

On comprend sous ce titre les plantes qui purgent, soit par le vomissement, et alors on les appelle Emetiques, soit par le ventre, on les nomme Purgatives. Quoi que les remèdes en général et surtout les purgatifs, n'agissent que suivant la disposition des humeurs, la différence des tempéraments, de l'âge, du sexe, du climat, de la saison, du poids, et de la variété de l'air, et de plusieurs autres circonstances, on peut cependant assurer que l'action des remèdes en général et des purgatifs en particulier, dépend principalement du médicament dont on se sert. Ainsi il est des purgatifs dont les principes sont doux, onctueux, mucilagineux, agissent en relâchant les fibres de l'estomac et des intestins telles par exemple l'huile d'amande douce. Outre l'huile qui agit comme relâchant, le suc de violette, de laitue, le petit-lait clair ou clarifié, le jus de pruneaux, la casse, les tamarins sont encore des remèdes qui purgent doucement en relâchant et qui conviennent dans tous les cas, où il est question de purger sans irriter. Les purgatifs actifs et irritants sont le Séné, la Scamonée, l'aloès, la résine de Jalap, la gomme, la coloquinte et l'Hypecacuanha.

Dans la multitude des purgatifs qui diffèrent en principes, que nous venons de nommer, quelle prudence ne doit point avoir un médecin, sur le choix, sur les doses, sur les préparations qu'il faut employer ? Tel remède n'a-t-il pas besoin de correctif, mais en le corrigeant, n'énervez vous pas la vertu du purgatif ?

Bien d'autres difficultés se présentent dans l'usage des purgatifs. Faut-il purger dans le commencement des maladies, lorsqu'il y a un regorgement ? Faut-il attendre que les humeurs soient fondues, que les fibres soient relâchées, que les accidents soient calmés ? Les purgatifs agissent-ils par choix sur telle ou telle humeur par préférence ? Le Séné purge t il la bile ? Le Jalap la pituite ? L'aloès l'humeur plus épaisse et plus tenace, que les Anciens appelloient le suc mélancolique (l'atrabile) ? On peut dire, en général, que l'usage et l'expérience, qu'un certain tact, une certaine finesse qui s'apprend et ne s'enseigne que difficilement, servent à résoudre toutes ces questions beaucoup plus facilement que les préceptes les plus réfléchies. Ces questions ont été agitées dans tous les livres depuis plus de deux mille ans et se proposent encore avec le même degré de probabilité en soutenant le pour et le contre.

Avant tout il convient de purger un malade presque dans le premier moment qu'ils tombent malade, mais ce cas est rare. Et il est dangereux de purger mal à propos. Aussi l'émétique et les purgatifs actifs ne réussissent presque jamais, qu'entre les mains de gens habiles. Ce n'est pas cependant que les signes qui indiquent la nécessité ou le danger de purger, manquent au médecin attentif et circonspect. La plénitude, le regorgement des humeurs, une disposition évidente au vomissement, une certaine anxiété se font assez sentir à qui n'agit qu'en courant et sans réflexion. Il est facile d'apercevoir si la plénitude est dans les artères et dans les organes, ou si elle n'est que dans les premières voies, l'estomac et les intestins. Il est quelquefois imprudent de retarder une purgation. Il est dangereux de la précipiter. Les ignorants croient que tout consiste à saigner et à purger : oui sans doute et très souvent. Mais de saigner ou purger à propos, rien n'est plus difficile.

Il faut toujours commencer par les plus doux, et aller par degrés aux purgatifs les plus actifs. Il faut bien connaître la maladie qu'on veut combattre, afin de ne donner un purgatif, que dans les moments de calme, et jamais lorsqu'on craint un redoublement.... J'ai vu de forts doux, donnés dans un redoublement et devenir de vrais poisons par les irritations convulsives qu'ils occasionnaient.

C'est une erreur de croire qu'il est des purgatifs qui agissent plutôt sur une humeur que sur une autre. Tout ce que l'on doit dire, c'est qu'il est des humeurs qui cèdent plus difficilement les unes que les autres.... Il faudra des purgatifs plus vifs et plus actifs dans d'autres cas. Supposons encore que le tempérament est lent, pesant, froid, sans action, que les fibres sont dans l'inertie, dans la stupeur, dans une espèce de paralysie, il faudra graduer les purgatifs en augmentant la dose et proportionner la qualité du purgatif à la nature de la maladie

On distingue : la Carthame, les roses pâles, les roses de Damas, l'iris, l'iris de Florence le sureau, le lin sauvage et dans les plantes étrangères, la casse le tamarin le Séné la manne l'aloès la rhubarbe la Scamonée le Jalap, l'hermodacte et l'Ipeca, la coloquinte, la gomme, le psyllium, la fume terre.

2) les plantes Béchiques ou pectorales.

Les remèdes Béchiques, ceux qui apaisent la toux, et qui procurent l'évacuation des matières pituiteuses, grossières et épaisses, lesquelles compriment les vésicules pulmonaires, et sont attachées à la surface interne de la trachée artère et de ses rameaux. La toux s'apaise plus aisément que l'acreté de ces matières est plus adoucie. Parmi les plantes Béchiques, les unes sont adoucissantes, les autres ont la vertu de diviser la pituite épaisse et de la rendre fluide. Toutes ces plantes n'agissent point en coulant dans la poitrine par la trachée artère, la structure de l'épiglotte s'oppose à leur passage, et il n'est permis qu'à l'air de s'insinuer dans la cavité du poumon par ce chemin, mais elles y parviennent par la voie de la circulation du sang et conjointement avec le Chyle par le canal thoracique, la veine sous clavière et l'artère du poumon.

Ce sont :la capillaire, la pulmonaire, le coquelicot, le réglisse, le chou rouge, le navet, la buglose, l'aunée, l'amandier, le figuier, les raisins, le pommier, le Jujubier, la datte, le benjoin et les sucres.

3) les plantes Errhines ou sternutatoires et salivantes

Ces plantes sont ordinairement mises en usage dans les maux de tête, dans la léthargie et l'apoplexie, et les autres dispositions stuporeuses : on les ordonne communément en poudre, qu'on prend par le nez, ou qu'on souffle dans cette partie par le moyen d'un tuyau de plume, lorsque les malades sont privés de mouvements et de sentiment. On emploie aussi ces remèdes par la bouche en machicatoire, on les nomme alors salivant, parce qu'ils ont la vertu d'exprimer quantité de salive et de sérosité, en irritant les glandes du palais et de la bouche. Lorsque la membrane pituitaire et les sinus frontaux qu'elle tapisse, sont abreuvés par une pituite trop abondante ou trop épaisse, les Errhines sont ordonnés, comme étant très propres par leurs sels àcres et volatiles à exciter un picotement qui oblige cette membrane à se resserrer et à se dégager de l'humeur dont elle est surchargée.

Ce sont le tabac, le marron d'Inde, le laurier rose, l'héllébore, la moutarde, et le mastic.

4) les plantes hystériques.

On appelle remèdes hystériques ou emmenagogues, ceux qui sont propres à rétablir les évacuations naturelles au sexe. On les emploie ordinairement pour procurer les mois aux filles, et guérir la plupart des maladies que cette suppression leur cause, comme sont les pâles couleurs, la jaunisse, les coliques, les migraines. On donne aussi ce nom aux remèdes capables de guérir les maladies de la matrice, auxquelles les femmes sont sujettes, soit par la mauvaise qualité ou la petite quantité de leurs menstrues, soit après l'accouchement, lorsque les évacuations qui doivent survenir s'arrêtent ou ne coulent pas assez abondamment. Ils sont aussi donnés avec succès dans les vapeurs qui sont accompagnées de convulsions, de difficultés de respirer et d'autres accidents qui arrivent le plus souvent aux femmes à l'occasion de la suppression de leurs ordinaires. Là aussi elles peuvent exciter dans le sang une fermentation capable d'augmenter son mouvement et sa fluidité et de le rendre plus propre à surmonter les obstacles qui s'opposent à son évacuation périodique.

Ce sont la rue, la sabine, la valériane, l'aristoloche, la mélisse, le safran, la menthe, l'opoponax, le camphre.

5) les apéritives et diurétiques

Nous appelons remèdes diurétiques ceux qui sont propres à procurer l'évacuation de la sérosité superflue du sang, par la voie des uretères et des urines mais aussi sur les glandes du foie, le mésentère et autres parties du bas-ventre. Il arrive aussi que les remèdes diurétiques deviennent quelquefois sudorifiques et que les diaphorétiques (médicaments qui font transpirer) font plus uriner que suer. La plupart des plantes diurétiques excitent dans le sang un mouvement considérable, par le sel àcre volatile qui domine en elle. Les racines apéritives chaudes sont les semences de persil, d'ache, de fenouil, de rave, d'oignons. Les diurétiques froids sont la chicorée sauvage, le pissenlit, l'oseille, le fraisier ou la mauve, la guimauve, la graine de lin.

6) les plantes cordiales et alexiteres.

Les plantes cordiales sont celles qui passent pour avoir la propriété de fortifier le cœur et qu'on emploie avec succès dans les maladies qui semblent attaquer particulièrement cette partie : comme sont les syncopes, les défaillances et les évanouissements, dans lesquels le mouvement du cœur est suspendu ou interrompu. Pour parler avec justesse, les cordiaux ne fortifient pas plus le cœur que les autres parties du corps. On appelle aussi ces plantes alexitéres parce qu'elles conviennent dans les maladies contagieuses et pestilentielles, contre les poisons, la morsure de bêtes venimeuses, dans les fièvres malignes et pourprées, dans les maladies dans lesquels la chaleur naturelle est presque éteinte. En un mot ces plantes sont celles qui rétablissent le cours libre du sang et des esprits, non seulement dans le cœur mais aussi dans toute l'habitude du corps. L'utilisation de ces remèdes peut être dangereuse dans les climats que nous habitons avec le régime de vie qu'observent les Français. Dans le traitement des maladies, il est beaucoup plus sûr de calmer la vivacité des humeurs et d'en adoucir l'âcreté, que de chercher à les chasser au-dehors par des transpirations forcées, des éruptions incertaines, des sueurs peu efficaces. Tel qui croit diviser la masse du sang, détruire l'épaississement des humeurs, de ramener la matière morbifique à un degré de coction, de maturité et de fluidité, capable de la faire passer par les plus petits vaisseaux des organes destinés à la déploration, se trouve bien souvent, à enflammer la masse du sang, ou tout au moins perdre le temps si précieux dans les maladies et n'est averti de son erreur que lorsqu'il n'est plus possible d'y remédier trop sur les fievres.

7) les plantes altérantes

On appelle en médecine plantes altérantes, celles qui par une action particulière sur les humeurs en rétablissant la constitution naturelle et conséquemment la santé. Cette santé ne consiste que dans une juste proportion des parties fluides du corps, avec les parties solides qu'elles arrosent, en sorte que le ressort de celles-ci ne soient d'un côté, ni forcé, ni contraint par la trop vive impulsion de celles-là, ou ne soient au contraire, ni relâché, ni affaibli par leur lenteur et leur paresse. Car c'est ce juste équilibre et ce tempérament mesuré des unes et des autres, qui met le corps en état de faire ses fonctions avec la vigueur et la force qui sont inséparables d'une santé parfaite. La misère de l'homme est telle, que cet état de perfection ne se soutient pas longtemps. Et la vie ne serait de peu de durée, si l'auteur de la Nature, prévoyant cette décadence, n'avait sagement préparé dans les aliments et dans les remèdes, les secours propres à nous conserver.

a) Les plantes Céphaliques et Aromatiques.

Les plantes céphaliques sont ainsi nommées parce qu'elles sont propres aux maladies de la tête appelée en grec cephale ; elles conviennent surtout à celle du cerveau, comme l'apoplexie, la paralysie, l'épilepsie, la léthargie, et la plupart des maladies du genre nerveux, qui sont accompagnées de mouvements convulsifs. Les plantes aromatiques issues des huiles essentielles s'emploient avec succès dans ces maladies-là, en infusion, intérieurement, ou en fomentation, appliquées à l'extérieur. Les plantes Céphaliques peuvent aussi être regardées comme anti spasmodiques, puisque plusieurs d'entre elles conviennent dans les convulsions, agacements, irritations, tiraillements, douleurs, syncopes, faiblesses et toute maladie du genre nerveux. Il est peu de maladies qui exigent de la part des médecins plus de circonspection, d'expérience et d'habilité, même d'une certaine sagacité pour en distinguer les variétés et pour les guérir. Le cerveau, cette masse pesante, blanche et pulpeuse, si souvent disséquée par les anatomistes, et si peu connue, ce centre des opérations de l'âme, des sens, de la volonté du mouvement est sujet ainsi que les nerfs, qui sont ses agents, à une multitude presque infinie de maladies. Ces maladies en général sont suivant le langage des médecins, idiopathiques ou sympathiques, c'est-à-dire qu'elles sont ou propres au cerveau, ou elles lui sont communiquées par les autres parties avec lesquels il est uni par le moyen des nerfs, ces cordons élastiques, si actifs, si sensibles, si susceptibles des moindres impressions.

Oseroit-on comparer le cerveau organisé de tous ses nerfs, à ces insectes vigilants et industrieux qui se bâtissent leurs demeures dans le centre d'une multitude de filets qu'ils tendent et arrangent, pour être avertis de tout ce qui se passe à une certaine distance ? Au moindre choc, ils volent à l'endroit irrité et y portent toute leur activité et leurs forces. Mais s'ils reçoivent de cet ingénieux réseau beaucoup de secours, ils en reçoivent aussi beaucoup d'inquiétudes et de tortures. Tous les corps leur font impression, les alarment, les inquiètent, les déplacent. De même aussi le cerveau n'est pas seulement exposé aux maux que lui procurent sa structure particulière, sa substance, ses humeurs, ses vaisseaux, ses enveloppes. Il est bien davantage par cette multitude de filets nerveux, irritables, qui portant partout la vie, l'action, le mouvement est peut-être la nourriture, n'en rapportent pour toute récompense que des sensations passagères, trompeuses, tumultueuses, plus souvent funestes qu'agréables, plus souvent fatales qu'utiles.

On trouvera dans la classe des Céphaliques une grande variété de remèdes : des cordiaux, parce que le cerveau peut être affecté par sympathie par le cœur embarrassé par ses mouvements de systole et de diastole, des hépatiques parce que la bile trop épaisse irrite et embarrasse par son séjour et son action les nerfs qui se distribuent au foie et à l'estomac, des diaphorétiques, parce que la transpiration, la sueur peuvent occasionner des maladies du cerveau que nous appelons sympathiques. De là, on doit comprendre ce que nous ne nous lasserons jamais de répéter, pourquoi il est si difficile d'être un habile médecin et combien on doit être circonspect sur le choix de ce à qui on donne sa confiance.

Les plantes concernées sont la bétoine, le muguet et le tilleul, la pivoine, le merisier, le basilic le calament, le thym, le serpole, le romarin, la sauge, la lavande, le stoechas, la sarriette, la marjolaine, le laurier, la cannelle, le clou de girofle, la muscade, l'origan, le storax, le bois d'aloès.

b) Les plantes ophtalmiques

Les remedes ophtalmiques, ceux qui sont propres aux maladies des yeux à cause du mot grec ophtalmose, qui veut dire œil, sont fréquemment utilisés pour l'inflammation, le nettoyage des petits ulcères qui se forment autour des yeux. Ce sont des maladies fréquentes. Nous n'en parlerons pas puisque Antoine BOIREL n'a pas travaillé les traumatismes oculaires.

c) Les plantes stomachiques et vermifuges.

Ce sont des plantes qui servent à faciliter la digestion des aliments que doit procurer l'estomac. Là aussi Antoine BOIREL n'a pris aucun médicament de cette classe thérapeutique.

8) Les plantes carminatives

Les carminatives servent en général à diviser et à dissoudre les matières crues, visqueuses et gluantes dans lesquelles l'air, se trouvant embarrassé, cause en se raréfiant des gonflements et des distorsions douloureuses dans l'estomac et les intestins.

L'air, ce fluide universel et invisible, si connu cependant par sa pesanteur et son ressort, ses effets et ses propriétés, faisant plus ou moins corps avec les aliments suivant leur texture différente, se mêle à nos humeurs sans se décomposer, mais cependant différent de l'état ou il était, lorsqu'il a été reçu dans l'estomac avec les aliments. Ce n'est plus aujourd'hui une dispute. L'air ne pénètre la masse du sang ni par les pores de la peau, ni par le poumon, mais par la seule déglutition. On peut assurer que dans les premiers intestins il se fait une digestion, une séparation, un choix d'air, comme il s'en fait de la matière de la nutrition. La partie la plus travaillée passe par les veines lactées, avec le chyle dont elle aide le mouvement progressif ; l'autre reste dans les intestins pour les tenir dans un état de gonflements, de solidité pour ainsi dire, sans laquelle les bouches des veines lactées affaissées les unes sur les autres seraient sans fonction et sans usage. Il y aura donc un air récrément, ou pour mieux dire, nourrissant, ou du moins absolument nécessaire à la nourriture, à la circulation et aux sécrétions. L'autre air sera purement excrémentiel, s'échappera comme tel, avec ou sans les excrêments. L'air que nous avons nommé récrément, doit subir encore d'autres altérations avant d'être perfectionné, ainsi que les humeurs avec lesquels il fait corps. Alors il soutient le poids de l'air extérieur, avec lequel il est en équilibre. Il anime les mouvements de l'animal, il les entretient, les facilite, les conserve. C'est à la grande agitation et à la raréfaction de l'air, que des fibres mises en convulsions doivent la force énorme qu'elles acquièrent. Sans doute, c'est à cet air intérieur purifié et bien disposé que nous devons l'avantage de pouvoir longtemps résister à tant de causes extérieures et si fréquentes de maladies. Si l'air est le véhicule de la salubrité et de la santé, il est aussi de la maladie. Chargé d'exhalaisons empestées, nuisibles, fétides, humides chaudes, froides etc. il portera dans le sang, il communiquera aux humeurs une partie de ses différentes impressions, et lorsqu'il s'agira de le corriger, de changer sa nature, de le purifier ou de le renouveler, de le faire sortir, quel travail ! Quelle difficulté !...

Nous avons parlé d'un air mêlé avec les humeurs, et parcourant avec elles toute l'économie animale. Cet air si utile à la marche des humeurs, sitôt qu'elles s'échauffent, s'enflamment, croupissent, contracte les mêmes vices que les humeurs, et c'est à tort que les ventouses sont entièrement oubliées, tandis que dans plusieurs cas, elles doivent être préférées à la saignée. Ce n'est sans doute qu'à l'issue de l'air infecté et renfermé dans le tissu de la peau et dans les vaisseaux lymphatiques, qu'on doit le succès des vésicatoires employées depuis vingt ans aussi fréquemment. Deux à trois médecins étaient en possession de la haute pratique, et ne souffraient l'application des vésicatoires que dans le cas d'apoplexie séreuse avec assoupissement. Si les vésicatoires rappellent avec tant d'efficacité, du centre à la circonférence, un air corrompu qui s'est chargé de miasmes ou d'exhalaisons de toutes sortes d'espèces, il ne faut pas cependant croire qu'ils conviennent dans tous les éléments des maladies et dans tous les cas. Il faut préalablement que cet air soit disposé à suivre la route et la pente des humeurs préparées, il faut qu'il y ait ni trop ni trop peu de plénitude.

Ce sont l'anis, la coriandre, le carvi, l'aneth, le panais, le mélilot, la camomille.

9) les plantes vulnéraires

La propriété vulnéraire peut-être attribuée à tout remède capable de guérir une plaie, ou extérieure ou intérieure, soit qu'elle soit récente et accompagnée d'hémorragies, soit qu'elle soit ancienne ou ulcérée, soit enfin qu'il y ait intérieurement des dépôts d'humeur extravasées, ou des obstructions dans le voisinage de la plaie, qui empêche la réunion et la cicatrice. Ces différentes circonstances me donnent lieu de séparer les plantes vulnéraires en astringentes, détersives et apéritives.

a) les plantes vulnéraires astringentes.

On comprend assez par le mot d'astringent, que les plantes vulnéraires auxquelles on donne ce nom, sont celles qui peuvent en resserrant les vaisseaux, arrêter le sang, et suspendre les hémorragies si dangereuses dans la plupart des plaies nouvelles. Ces plantes s'appliquent extérieurement, et on n'en fait prendre intérieurement l'infusion ou le suc.

Ce sont la bugle, la Brunelle, la piloselle, le millefeuille, la renouée, le plantain, l'amaranthe, la patience rouge ou sang de dragon, l'ortie, la myrte, l'églantier ou rosier sauvage, les roses de provins, le cyprès, le chêne, le sorbier, l'orme, le néflier, l'iris jaune des prês, les baumes d'Égypte, de Judée, du Pérou, de tolu, les gommes, l'acacia.

b) les plantes vulnéraires détersives

Les remèdes détersifs sont capables de nettoyer les plaies, c'est-à-dire de faire tomber les chairs mauvaises et baveuses qui entretiennent la pourriture, empêchent la réunion de la plaie et la formation de la cicatrice. La plupart des plantes qui produisent cet effet abondent en sels acres, qui pénétrant et dissolvant ces chaires sanieuses qui corrompent le suc nourricier, les détache et les fait tomber par escarres. Alors cette lymphe douce et naturelle fournie par le sang, est destinée pour former une chair nouvelle, n'y trouvant plus d'obstacles, les parties fibreuses et solides reprennent insensiblement leur ressort, les vaisseaux sanguins se réunissent, et la plaie parvient à une heureuse cicatrice.

Ce sont le persicaire, la ronce, le troène, la renoncule, le lierre, la savonnière, le chèvrefeuille, la gomme élimi.

10) les plantes émollientes

On remarque assez souvent dans le cours des maladies une sécheresse et une tension dans les fibres de certaines parties, lesquels sont capables de produire des symptômes très funestes, soit par l'interception et le séjour des humeurs qui s'épaississent et interrompent la circulation du sang, soit par la retenue de celles qui devraient être chassées hors du corps. Les remèdes utilisés dans ces circonstances s'appellent émollients, parce qu'ils ont la propriété d'amollir et de relâcher les fibres trop tendues, aussi bien que d'adoucir l'acreté des sucs qui par leur irritation entretiennent et occasionnent cette tension. On donne des lavements avec la décoction des herbes dont nous allons parler, on les applique en fomentation sur les parties souffrantes et on n'en fait des cataplasmes très utiles.

Ce sont : la mauve, la guimauve, la violette la mercuriale, la poirée ou bette, l'épinard, le lis, le lin, le sauvage, l'olivier, le peuplier.

11) les plantes résolutives

Ce n'est pas souvent assez d'amollir et de relâcher les fibres trop tendues, et de rétablir leur souplesse pour les rendre plus propres à hater le cours des humeurs lorsqu'il est ralenti. Ces humeurs sont quelquefois parvenues à un tel point d'épaississement et de coagulation, qu'elles éludent l'impression du ressort des parties solides, si on ne trouve pas le moyen de les résoudre et de rétablir leur fluidité naturelle. Les remèdes qui produisent cet effet, s'appelle résolutifs, et s'applique ordinairement à l'extérieur en cataplasmes ou en fomentation. On y joint les plantes émollientes lorsqu'il y a disposition inflammatoire, et quelquefois les rafraîchissantes, lorsqu'il faut résoudre insensiblement et avec mesure. Si au contraire il faut diviser et dissoudre les matières dures et schirreuses, et les disposer à suppuration ou à résolution, on anime les farines résolutives avec les poudres de camomille et de mélitot, on peut y ajouter quelques plantes aromatiques. On emploie même quelquefois les emplâtres fondants dans lesquels entrent les gommes. Ces remèdes sont d'un usage très familier dans la chirurgie.

Les farines résolutives ordinaires utilisées pour lutter contre les douleurs, sont l'orge, le seigle, le blé, le sarrasin, l'avoine, la fève, le lupin, le fenugrec, la lentille, le pois, la grande et la petite scrophulaire.

12) les plantes anodines et assoupissantes

Les remèdes qui calment les douleurs s'appellent anodins (Ndlr : en grec an privatif sans, *odein* douleur, sans douleur, et non dans le sens contemporain insignifiant, peu important), *et ce qui provoque le sommeil assoupissants ou hypnotiques ou narcotiques. On range dans la classe de ces plantes, à côté du pavot et de l'opium qui en est l'extrait, la ciguë, la belladone et les autres plantes, à qui l'on croit la vertu calmante et assoupissante. Il est vrai que toutes ces plantes ne différentes ne diffèrent entre elles que du plus au moins, qu'elles sont composées des mêmes principes, et qu'elles agissent sur le sang de la même manière.*

Ce sont : le pavot, la jusquiame, la ciguë, la mandragore, la morelle, la belladone, la pomme épineuse ou stramonium, la pomme d'amour.

13) les plantes rafraîchissantes et épaississantes

*Il s'agit de plantes capables d'apaiser le mouvement précipité des humeurs, ou de leur donner plus de consistance, soit en émission, les sels acres qui agitent le sang et le tiennent en dissolution, soit en les enveloppant. De ce nombre sont toutes les plantes qui par des parties aqueuses ou mucilagineuses peuvent adoucir l'acreté des humeurs, modérer leur activité, telle que les semences froides, du psyllium de la mauve. Toutes ces drogues méritent le nom de rafraîchissantes et d'épaississantes, sont ordinairement employées dans les fièvres ardentes, les inflammations des viscères, les rétentions d'urine Sont rafraîchissants les cerises, les groseilles, les framboises, les fraises, la grenade, le citron, les raisins, les feuilles d'oseille, de patience, de pourpier etc. Et comme il arrive quelquefois que la chaleur est excitée dans notre corps par les obstructions des vaisseaux capillaires, causées par des acides vicieux et étrangers qui coagulent les humeurs, et occasionnent leur séjour dans les parties, où elles s'aigrissent et se corrompent. Les apéritifs comme les chicorées, (*Ndlr :on se rappellera que la chicorée a changé le cours de l'Histoire de France : la première Madame, Henriette d'Angleterre (1644-1670) épouse de Monsieur, frère du roi, est décédée après avoir bu un verre de chicorée pour ses embarras gastro-intestinaux – la cause de sa mort est encore sujet de discussions entre experts – ;

on a crié à l'empoisonnement, comme souvent à l'époque où la médecine médico-légale était balbutiante, le chevalier de Lorraine, « l'ami » de Monsieur, un coupable tout trouvé, a été exilé quelque temps. Monsieur, n'ayant pas de descendance mâle, a épousé la Princesse Palatine et, son fils le Régent a amené à son avènement le règne de Louis XV), *les chicorées, donc, conviennent merveilleusement dans ces sortes d'occasion et c'est pour cela que la plupart des auteurs les met au nom des plantes rafraîchissantes.*

Ce sont : la citrouille, le concombre, la courge, le melon, la laitue le pourpier la chicorée le nénuphar la lentille d'eau le Miller, la mache, le cerisier le framboisier le groseillier le cassis, le saule, le pin, la gomme arabique.

TABLEAU I : *Principales mesures de Poids sous l'Ancien Régime*

Une prise ou une pincée :
quantité que l'on peut prendre entre deux et trois doigts et qui correspond selon la substance à 1 ou 2 g

Un grain :
0,0 53 gou 1 /20 e de g

Un scrupule :
24 grains soit 1,272 g

Un dragme ou un gros :
3 scrupules soit 72 grains soit 3,824 g

Une once :
8 gros soit 30,57 g

Une livre :
16 onces soit 490 g

FIG I : Armoiries de la corporation des apothicaires et chirurgiens

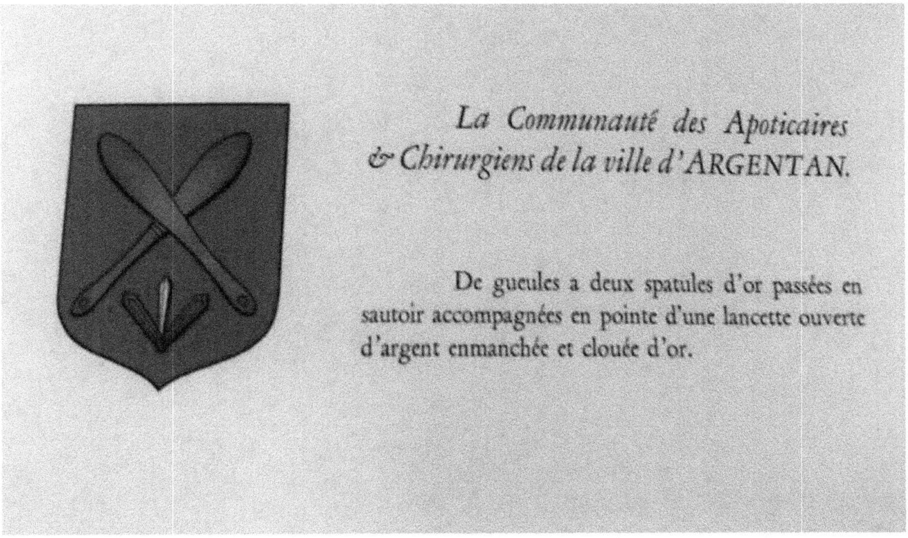

ANNEXE V : Les procédures chirurgicales

Les procédures chirurgicales peuvent aussi apparaître complexes, car l'auteur discute des avis des uns et des autres, qui ne sont pas toujours concordants, pour exprimer le sien au final. Les arbres décisionnels sont exprimés dans les tableaux I, III, IV, qui suivent ce texte.

Le malade a été installé, *couché*, les *oreilles bouchées par du coton,* dans une atmosphère chaude et reposante, éventuellement maintenu par des aides, *assistants, les cheveux rasés.* La saison hivernale est plus favorable au traumatisme crânien, mais on ne choisit pas.

Nous ne reviendrons pas sur le traitement médical qui a été évoqué plus haut et notamment les règles hygiénodiététiques, le régime universel, les saignées les purgations, les ventouses.

PLAIE DE TÊTE SANS FRACTURE

Au démarrage on peut appliquer *du vin et le cataplasme composé par Hippocrate est composé de farine d'orge subtile et rôtie, pétrie avec du vinaigre en sorte qu'il soit visqueux.* BOIREL préfère le l'oxycrat. *Le vin par sa nature froide et sèche repose et empêche l'écoulement de venir en la partie. Ces deux remèdes ne doivent pas être appliqués pendant tout le cours de la plaie. Certains utilisent au commencement de telles plaies de l'oxyrrhhodin avec autant de succès que le cataplasme ; ces remèdes doivent être appliqués froids.*

Il nettoye et déterge avec une préparation *avec heureux succès.Il la compose de six onces de racines de Guimauve, Iris, Cyprès, Calamus Aromaticus aussi deux onces, feuilles de Sauge, Marjolaine, Bétoine, fleurs de Camomille, de Mélilot, de Roses rouges, de Stoechas (an),demi poignée, sel commun trois onces, qu'il faisoit bouillir ensemble avec du vin rouge et de l'eau des Maréchaux ,dont il nettoie la teste deux fois par jour avec feutres et éponges, et ensuite appliquait le cérat, duquel De Vigo se servit.*

Il faut pour le **commencement** choisir quelque médicament bénin et qui soit en quelque façon rafraîchissant, *tel qu'est celui-cy dont je me sers en telles rencontres. Je le compose d'une demy-once de tamarin, et de deux scrupules de rhubarbe, infusés dans un grand verre de petit-laict, dissoudant dans la colature une once de syrop Rosat solutif Le temps de l'inflammation passé, on peut se servir de remèdes plus violents ; comme de l'électuaire de suc de roses de mesué ou du diaphoenic. La casse n'y convient pas, selon mon avis, parce qu'elle est très vaporeuse, et le Chirurgien prudent n'en doit pas user que par l'avis d'un docte Medecin, aussi bien que de tous les autres purgatifs.*

Sur **une plaie non grave** sans déperdition de substance, *elle sera guérie comme toutes les autres playes simples. Galien (lib 2 Meth) nous apprend qu'elles n'ont besoin que d'union. Pour cet effet, il faut d'abord raser le poil, et pour premier appareil appliquer sur la partie un adstringent fait avec de la poudre de bol d'Arménie aloès, et le blanc d'un œuf, afin d'arrester le sang, apaiser la douleur, et empescher la partie d'apostemer. On se servira le lendemain de l'emplâtre de bétoine, ou de gratia dei que l'on continuera jusque à ce que la playe soit unie. C'est en ces playes icy qu'Hippocrate (de vuln capitu) défend l'usage du charpis, mais le temps de l'inflammation passée, il usa au lieu de cataplasme de l'emplâtre de bétoine et de diapalme en parties égales et dissoutes avec celui de Rosat.*

Si la playe est profonde, *et qu'elle pénètre jusques au péricrâne, pour lors il faut au second appareil se servir de charpis enduits d'un digestif composé d'un jaune d'œuf, térébenthine de Venise, huiles de roses, et un peu de safran, dont on continuera l'usage jusqu'à ce que l'on voye le pus, et alors on adjoutera dans le digestif du miel Rosat, et un peu de farine d'orge, si le Chirurgien n'ayme mieux se servir du mondificatif d'ache avec lequel le plus souvent la playe se trouve remplie de chair. Et s'il est besoin de* nettoyer *davantage, il peut se servir de l'onguent des Apôtres (La playe nettoyée et détergée, (ce que l'on reconnoîstra par la chair qui sera belle, vermeille et solide, et par la sanie bonne et louable (9) sortant en petite quantité) on usera d'un remède génératif de chair. Paré (liv 10 chap 15) loue beaucoup celuy-cy, qu'il compose de deux onces de thérébentine, d'une once de syrop de roses et de poudre d'aloès, myrrhe et de mastic, de chacun demie dragme, le tout incorporé ensemble. Ce médicament est aussi très utile pour procréer engendrer la chair, lors qu'il y a déperdition.*

Fracture du crâne ouverte : la discussion se fait *sur deux avis tout à fait différents les uns disent ne pouvoir ôter le sang entre la chair et le crâne qu'en coupant ce que les autres n'approuvent pas. Car le cerveau est chaud et humide il faut donc éviter la déperdition de chaleur et refroidir.*

Ceux qui deffendent l'ouverture se servent, pour parvenir à la guérison, de médicaments qui dessèchent, et empeschent l'inflammation : tels sont le cataplasme composé de farine d'Orge, d'Oxicrat, et huiles de Roses, qu'ils appliquent sur toute la Teste après avoir rasé les cheveux. Quelques-uns se servent pour les premiers jours de l'Oxyrrhodin seul. Paré conseille d'appliquer un médicament composé de trois onces d'huile Rosat, du blanc de deux oeufs, et de poudres, de noix de Cyprès, de Baulaustres, d'Alun de Roche, et de Roses rouges, de chacun une dragme (liv 10 cha 15). *Pour moy je me suis toujours servy dans les commencements et notamment depuis peu, de l'Oxyrrhodin, et du Cataplasme ci-dessus.*

L'on peut se servir à mesme intention d'une fomentation que De Vigo (traité 1 liv3 chap 5) *qui résout et seiche le sang meurtry. Elle est composée de quatre livres de Vin rouge, deux livres de l'Exive de Barbier, de dix noix de Cyprès pillées, une once de poudres de Myrtilles, Roses rouges, d'Absinthe, feuilles de Sauge, Marjolaine, Staecas, fleurs de Camomille et de Melibot, de chacun demy poignée, d'Alun de Roche, de racine de Cypérus, et de Calamus Aromaticus de chacun demy once qu'il faut faire bouillir ensemble pour en faire une décoction dont on se servira, fomentant assez longtemps le lieu pour mieux résoudre, dit Galien* (metho 6),*on peut aussi laisser tomber un peu d'huile d'Amandes douces dans l'oreille, afin d'ouvrir et adoucir le conduit, si la matière qui se ramasse dans le Cerveau vouloit sortir par-là, les Masticatoires et les Gargarismes sont admis dans la mesme intention mais surtout il ne faut oublier le régime universel, la seignée estant nécessaire dès le premier jour, et quelquefois la purgation dans le second, ainsi qu'il est cy-devant expliqué, le tout suivant l'avis d'un Docte Médecin.*

Si la tumeur ne se résout pas par tous ces médicaments, que la douleur continue, il faut faire promptement l'ouverture de la peau.

Après avoir ruginé l'os vicié il faut utiliser des médicaments céphaliques dessiccatifs. Ils sont composés de poudre d'Iris, de farine d'Orobe, de Manne c'est-à-dire d'écorce d'Encens, d'Aristoloche, d'écorce de racine de Panax, et autres simples qui sont Abstersifs et sans érosion. On se sert aussi de ces poudres aux os qui sont découverts et qui n'ont aucun autre vice, afin que par leur siccité, ils puissent consommer l'humidité superflue et ce faisant, aider à la nature à séparer les dits os et engendrer la chair dessus, qui ne peut arriver, dit Galien, s'ils se trouvent onctueux ou aucunement humide écorce. Pour moy je me sers de la Composition de Paré, qui est d'une once de poudre d'Iris de Florence, autant d'Aristoloche, deux dragmes de petite Centaurée, et demie dragme d'écorce de Pin, mêlées ensemble.

Je les diversifie aussi quelquefois selon les tempéraments du Corps car le Crâne des enfants ne requiert pas des médicaments si dessiccatifs que celui des grandes personnes, ni celui des bourgeois que celui des paysans, ni celui des femmes que celui des hommes.

Pour l'infection de l'os, BOIREL cite Paré qui préconise l'application de cautères (le feu) mais visiblement BOIREL ne le suit pas. Il préfère des médicaments assez puissants pour mondifier et absterger le lieu. *Je me suis servi avec heureux succès en telles occasions du Mondificateur de Pare* et si ce mondificatif n'est pas assez fort, on peut se servir *d'AEgiptiac meslé en égales parties avec l'Apostolorum. Je me suis aussi servy de l'Ægiptiac pur, lorsque la pourriture estoit très forte, pour.* Par contre, Paul d'Égine, Celse et

Hippocrate sont d'avis que l'on fasse l'ouverture et ne veulent pas qu'on attende la suppuration. La technique chirurgicale est expliquée selon les trois auteurs. La crainte du chirurgien, finalement n'est pas celle de la section du muscle temporal que ses collègues de Saint Côme ont pratiqué, mais le saignement de l'artère temporale (*je ne puis arrêter ce sang par aucun remède si je n'avais pas lié cette artère,) ;* pour arrêter le sang, les remèdes doivent être astringents comme celui de Galien composé d'Aloès, d'Encens, de blanc d'œuf et de poil de lièvre. On peut aussi proposer le cataplasme d'Hippocrate.

Vient ensuite **l'Art du Trépan** : BOIREL nous donne les quatre causes d'ouverture de la fracture. Pour l'ouverture du crâne l'auteur suit Hippocrate *qui commande de trépaner le premier et le second le troisième jour, tout comme Guidon qui dit de ne pas attendre le septième jour en été ni le quatorzième jour en hiver parce que l'on doit craindre que les humeurs n'aient coulé sur la dure-mère et ne l'ait altéré. Cet avis est bon* dit-il *toutefois il ne doit pas toujours être suivi puisque le chirurgien est bien souvent appelé après tous ces temps passés, le plus sûr est de le trépaner rapidement, bien que tout ce temps soit écoulé.*

Avant la chirurgie on s'assure que *le malade soit assez fort pour l'endurer, que la Lune ne soit pas en pleine lune,* l'influence des astres était encore importante, le cerveau augmente de taille, et remplit tout le crâne. L'œdème cérébral est mis sur le compte de la Lune… On doit aussi avertir la famille des risques encourus par le patient. La technique de position du chirurgien est expliquée en détail. L'installation du *malade opérable*, qui doit être au chaud pour éviter le refroidissement du cerveau, montre la présence d'un champ opératoire a minima en *couvrant les lèvres de la plaie, de linges et de tampons de charpie tout secs, ou mouillés avec un peu de vin rouge, grossier et chaud, quelques-uns, pour ces mêmes raisons trempent ces petits linges, dont ils couvrent les bords de la plaie par de l'huile rosat les font tenir par un serviteur*. Pas de gants, tenue civile et pas d'anesthésie hormis opium ou belladone mais souvent le malade a perdu le *sentiment* ; la lumière est aussi importante pour la chirurgie. À cette époque, les aides sont nécessaires pour maintenir le malade lors de la chirurgie ; par exemple la chirurgie de la taille a bénéficié d'une abondante iconographie en ce sens. Ceci explique que Antoine BOIREL ne soit jamais seul sur ses « urgences ». La tête est rasée mais pas forcément nettoyée. La douleur est souvent évoquée, sûrement calmée par le pavot donné le soir pour aider à la sédation et par les emplâtres. Il recommande dans la préparation du malade de lui boucher les oreilles avec du coton pour éviter le bruit de la scie et des autres outils. Par contre, il ne parle pas des cris du patient. C'est naturel d'entendre crier le patient et Antoine BOIREL doit savoir en faire abstraction, comme tous les chirurgiens de l'époque, puisqu'il ne l'évoque à aucun moment. S'il éponge la plaie avec du vinaigre, il rince aussi ses instruments dans de l'eau vinaigrée. C'est le début de l'antisepsie.

Les outils chirurgicaux, bien passés en revue par l'auteur, ont peu changé depuis l'Antiquité et le lecteur trouvera dans l'annexe VII un historique de leur fabrication et utilisation par le praticien.

En ce qui concerne les remèdes généraux, on doit pratiquer au commencement des plaies de la tête pour arrêter l'écoulement, adoucir la douleur et empêcher les signes cliniques qu'on peut prévenir par quelques topiques refoulants. L'usage du vin dans le cadre de la théorie des humeurs vient d'Hippocrate : il est humidifiant alors qu'il faudrait dessécher la plaie. Les cataplasmes ramollissants et avançant la suppuration ou réchauffants sont aussi jugés néfastes. BOIREL préfère la troisième série de cataplasme pour empêcher l'inflammation, adoucir la douleur, et digérer ce qui a été en place. Il est encore un peu tôt pour classer en hématome sous dural et extra dural, la hantise de l'externe en chirurgie… toutefois au moins deux observations sont assez évocatrices avec la notion d'intervalle libre plus ou moins long, à vaquer à des occupations diverses ou de traumatisme grave, délabrement avec trépanation rapide donnant du sang très abondant et bien rouge. Les signes de l'hypertension intracrânienne sont là, *le cerveau sort par la playe*, dans le désordre non relié, commenté au travers des humeurs humanisées (la sympathie du cerveau et de l'estomac).

Le pansement est vu tous les jours. On attend la suppuration plus ou moins rapidement et on suit l'état clinique pour intervenir ou non. La réanimation et alimentation du patient n'est pas si incompréhensible : du bouillon (car les eaux de rivière et des puits sont polluées, on boit du cidre à cette période à la place de l'eau, mais pas le malade…), du petit-lait (on en a toujours après l'égouttage du fromage blanc à la ferme. Le fromage Camembert, fleuron de la gastronomie normande, n'apparaîtra qu'à la Révolution. BOIREL ne parle pas non plus des troubles de la déglutition, ni du nursing du blessé, des escarres, est-ce du domaine du docte médecin ou laissé aux mains familiales ?

La question centrale exprimée par tous les auteurs depuis l'Antiquité est celle du diagnostic du crâne fracturé et du moment de sa trépanation. BOIREL exprime bien une erreur qu'il a faite de trépaner un enfant à tort comme Hippocrate qui exprime dans une observation son erreur et en parle. Dans notre siècle nous en comprenons bien la genèse avec l'absence de radiologie.

Quant aux médicaments dont on doit se servir **sur la membrane découverte.** Car les uns dit Galien <u>(lib 4 6 metho)</u> *se servent de médicaments doux et bénins, pour complaire à la volonté du blessé, et les autres de dessiccatifs violents. De ceux-cy, dit le mesme Autheur* <u>*(lococitato)*</u> *se servait. Eudemus vieux praticien en l'art de medecine, appliquant incontinent à la membrane decouverte de l'emplastre Isis et, mettant par-dessus extérieurement de l'oximel, il avoue toutesfois n'avoir jamais osé se servir de ces remèdes, ni veu aucun autre en user, quoy que cette membrane qui est de sa substance naturellement sèche put bien les supporter, puisque la longue expérience luy a fait voir que le conduit de l'oreille qui parvient non seulement jusques à la membrane du cerveau, mais qui touche aussy le nerf, qui descend* *jusques à ce conduit supporte bien les plus forts et violents médicaments. Celse* (liv 8 cap 4) *suit cette pratique car aussi-tost que la dure-mère est découverte, il l'arrouse de fort vinaigre, autant pour arrester le flux de sang, si aucun y en a, que pour dissoudre celuy qui pourroit déjà y estre tombé et coagulé, et par-dessus il applique des emplâtres céphaliques ramollis au vinaigre. Tels sont l'emplâtre verd ou de Judoeus* (idem lib 5 chap 19), *médicaments qui sont très rudes pour être appliqués sur une partie aussi sensible que la méninge, qui ne peut supporter l'acrimonie du vinaigre, lequel fait bien douleur.*

Pour panser après la **trépanation** : *Nous nous servons donc en ces quartiers icy, de syrop rosat meslé avec du vin rouge, le faisant distiller un peu chaud sur la membrane, laquelle il faut abbaisser avec le dépressoir, en sorte qu'il en découle sous le crane et lorsqu'il faut déterger d'avantage, nous prenons le miel rosat, au lieu du syrop, et suivons la cure au reste comme tous les autres Chirurgiens, mettent un petit linge mollet de figure ronde, attaché avec un fil, dans le trou que l'on aura fait avec le trépan, les plumaceaux secs ensuitte, le digestif sur les bords de la plaie, l'emplastre de bétoine dissoute avec huile de roses par-dessus et la compresse trempée en gros vin, ce qu'il faut diversifier selon les temps de la playe, par apres bander la teste avec des linges chauds et mollets, en sorte toutesfois qu'elle ne soit ny trop couverte, ny trop peu crainte des accidents cy-devant mis).*

Pour arrêter l'hémorragie après l'ouverture, on se servira de *ce remède duquel Paré se sert en telles occasions. Il est composé de deux parts d'aloès, une d'encens, et autant de myrrhe dissous avec blanc d'œuf, et en consistance de miel appliqué avec poil de Lièvre coupé bien menu.* Il est permis de se poser la question de l'intérêt du poil de lièvre dans l'hémorragie.

Le sang arrêté, il faut venir au traitement de la douleur qui pourroit causer inflammation à la membrane par l'attraction qui se pourroit faire dessus. La douleur s'apaisera par les remèdes lénitifs : l'huille de roses seule et appliquée tiède à cette faculté on peut aussy la mesler avec du sang de pigeon, lequel peut encore y estre appliqué seul. Ils sont convenables non seulement à cette intention, mais aussy servent à la digestion des matières, auxquelles il faut avoir plus d'égard, qu'à la douleur, quand elle ne presse point. C'est pourquoi Fabrice d'Aquapendente (lococitato) *conseille d'user de la résine de sapin, d'huille de mastic ou d'huile d'hypericum jusques à ce que la douleur soit calmée et que le pus soit formé dans la playe.* Ensuite il faut de nouveau nettoyer et dessécher pour faire naître un fungus soit un état cicatriciel qui peut être aussi traité si le patient n'est pas mort.

L'application de poudres à visée cicatrisante, sur une dure-mère blessée, n'est pas dénuée d'inconvénient, BOIREL semble s'en être rendu compte par lui-même : *elles* (les poudres) *peuvent s'assembler en plusieurs petites parcelles, et se coller sous le crâne, en sorte que l'on auroit peine à les retirer. J'aymerois donc mieux me servir du suc de calaminthe approuvé par Galien le versant sur la dure-mère et saupoudrant par-dessus la farine de millet, le miel rosat et le vin, avec lesquels j'en ay guéry plusieurs, ne suffisoient pas pour incarner des playes semblables.*

Pour empescher la descente de la matière purulente, en la réduisant en pus louable, les suppuratifs sont recommandés à cette intention pourveu qu'ils soient semblables au tempérament de la partie :l'huille rosat qui est froide et seiche est approuvée pour cet effet par la plus grande partie des Autheurs qui en ont escrit, car quoy qu'elle soit répercussive appliquée sur une autre partie, elle est suppurative sur la membrane, dont la température est froide et seiche, de laquelle elle augmente la chaleur naturelle en sa quantité seulement,et non en sa qualité, comme doivent faire tous les suppuratifs. Le sang de Pigeon y est encor convenable à cause de sa température seiche. Paré (liv 10 chap 10) se sert de deux onces de miel rosat et d'une once d'huille de jaune d'œufs cuits ensemble, et n'approuve pas que l'huille de roses seule soit appliquée sur les membranes sans considérer qu'il est question de répercuter et meurir tout ensemble qui est la raison pour laquelle Galien l'ordonne icy au commencement, ayant ces deux vertus. L'usage de l'huille n'est pas toujours permis, puisque le même Autheur, le temps de l'inflammation passée, recommande les médicaments desiccatifs pour produire la chair et enclore le lieu de cicatrice. Mais comme on ne peut pas dire le temps que l'inflammation sera passée, Celse (lib 5 cap 16) disant seulement que le cinquièsme jour montre combien elle sera grande, on doit en continuer l'application sur la membrane jusques à ce que la matière commence à se convertir en pus, sans en attendre la parfaite et entière coction. Il faut donc vers le quatrièsme jour que la playe doit estre en cet estat, détergér et desseicher la membrane avec miel rosat et huille de therebentine mises ensemble en parties égales y adjoutant dit Paré poudres de mastic, aloès lavé, Iris si l'air est froid, il convient de l'échauffer, et couvrir la tête du blessé de linges mollets et chauds, l'éminence ou pointe d'os se doit oster, et la quantité des plumaceaux, au lieu desquels Paré se servoit d'une éponge trempée, et exprimée, dans une décoction céphalique, dessiccative et roborative pour obvier à la pesanteur des charpis. Il la composoit de feuille de sauge, de marjolaine, de bétoine, de roses rouges, d'absynthe et de myrtille, de fleurs de camomille, melilot et floechas, de chacun demy poignet, de racines de cyperus, de calamus aromaticus, d'iris, de cariophilata et d'angélique, de chacun demy once, qu'il faisoit bouillir en eau de mareschaux et en vin clairet, avec portion d'eau-de-vie. Au lieu de cette décoction, il dit qu'on pourra se servir de vin clairet avec portion d'eau-de-vie. Il se servoit d'éponge pour attirer et seicher la sanie et autres humidités, ce qu'elle peut faire d'elle-mesme, à joindre qu'elle obéist par sa mollesse à la pulsation du cerveau. L'usage des tentes doit estre rejeté comme un corps estrange, qui empesche le mouvement de cette partie, par le moyen duquel elle se décharge assez.

En cas de saillie de la dure-mére, *peu de gens en réchappent il faut faire plus grande ouverture et y appliquer les remédes contrariant l'inflammation.* Paul Aeginette y ordonne l'huille rosat et la fomente *d'une décoction d'eau en laquelle auront bouilly guymauves, foenugrec, graine de lin, camomille, et semblables et le cataplasme fait de farines d'orge, et de farine de lin cuits en vin, ou en la susdite décoction avec graisse de chapon. Mais si nonobstant tous ces remèdes, la membrane s'élève et sort davantage, il faut de l'authorité de Celse pour l'abbaisser et déprimer, y appliquer des feuilles de vigne broyées avec graisse d'oye, et de faire une bonne embrocation sur toutte la teste, et sur la nucque avec cerat fait d'huille d'iris.*

Il faut donc croire, que si elle n'est pas profonde, elle pourra guérir, et de fait Paré entreprend cette dernière, ne voulant pas abandonner son malade. Il applique dessus un remède fait de demy once de miel rosat, meslé avec deux onces d'eau-de-vie, et conseille si la pourriture est trop grande, ou qu'elle augmente d'y appliquer de l'oegiptiac pur fait avec de l'eau de plantin au lieu de vin aigre : il ne luy promet pas toutes fois guérison. Mais pour la noirceur qui vient des autres causes, elle est guérissable. Si elle vient de contusion, on se servira des mesmes remèdes qui sont cy-devant décrits pour la guérison de la membrane contuse, l'huile de jaune d'œuf dans laquelle on aura meslé un peu d'eau-de-vie, safran et poudre d'iris de Florence y sera singulière, pour déterger le sang répandu, et coagulé sur la dure-mère, il faut la bassiner avec un peu de vin tiède (et non pas du vinaigre ou l'oximel ainsi que faisoit Celse) et appliquer ensuite du sang de pigeon.

En ce qui concerne les **plaies du cerveau**, il ne faut pas perdre de temps dit l'auteur, le pronostic étant compté.

Pour les topiques je ne me suis jamais servi que de syrop de roses seiches, ou de miel rosat coulé, meslé avec vin rouge, par ce moyen desquels les blessés dont l'Histoire est cy-devant et plusieurs autres que j'ay pensés, ont receu heureusement leur guérison. Quelques-uns usent d'huille rosat, ce que je n'approuve pas, d'autant que la substance du cerveau, qui est un corps grandement mollet et délicat se corrompt facilement par les remèdes huilleux, quoy qu'ils soient dessiccatifs en puissance. Quelques-uns toutes-fois approuvent l'usage de cette huille, pourveu qu'elle soit omphacine et que la partie ne soit pas trop refroidie, y meslant un peu d'eau-de-vie. Fallope s'en sert aussy, mais au lieu d'esprit de vin, il met un peu d'huille de sapin lavée, si elle est acre, avec laict ou meigue (3) de laict de chèvre, qu'il en faut après séparer avant que de la mesler avec l'huille rosat, de peur qu'il ne découle dans le cerveau, si aigrisse, ou s'y corrompe. Il approuve aussi les poudres d'encens pur, ou manne d'encens, et quelques-fois de vray pompholix bien lavée qu'on verse sur la playe avec huille de sapin jusques au huictiesme jour que la partie corrompue se sépare et que la chair commence à croistre, ce qui est bon signe. Car il est mauvais, s'il se fait au quatrième jour ou mesme devant. Fabrice d'Aquapendente (part 1 lib 2 chap 10) dit qu'il s'est servi heureusement du remède suivant qui est composé de médicaments, qui desseichent, et résistent puissamment à toutte pourriture. Il est de cette forme : prenez farine de millet demy once, huille d'Espagne une once, mitridat six gros, baume noir du Portugal trois gros, eau-de-vie cinq gros, huille de calcanthum un gros et demi, il faut mesler le tout ensemble pour s'en servir au besoin.

En désespoir de cause on utilise les dernières ressources, notamment le Mithridat ou son équivalent la Thériaque, qui sert à tout, qui n'empêche pas l'issue fatale.

Il faut quasiment arriver à la fin de l'ouvrage pour avoir le détail du pansement, difficile à faire tenir mais qui explique la survie d'un certain nombre de patients de notre chirurgien : *L'huille d'Espagne qui rentre en cette composition, est aussy de luy Je m'en sers en toutes sortes de playes simples, avec heureux succès à ce que l'encens soit fondu. Cet Autheur dit que ce baulme consolide et guérit toutes sortes de playes simples dans vingt-quatre heures, le mettant assez chaud sur la playe lavée auparavant avec du vin blanc froid et appliquant un linge sur les bords de la playe, mouillé de la mesme huille, et par-dessus une compresse trempée et exprimée en vin rouge.*

Pour enrichir le débat chirurgical, qui aurait ravi l'auteur de théâtre Shakespeare, la question, qui était posée, était toujours la même jusqu'à l'avènement de la radiologie : « ouvrir ou ne pas ouvrir ». Le lecteur découvrira dans les lignes suivantes quelques textes relatant les affres, les hésitations de chirurgiens chevronnés.

Nous commencerons par le baron Percy (1745-182), chirurgien en chef de la Grande Armée, qui est au siège de Dantzig, après la victoire d'Eylau en 1807. Percy écrit :*« Il existe à l'ambulance de la légion du Nord un grenadier polonais qui a reçu un coup de feu au front ; la balle a fait ce qu'on appelle une concamération ou envouture par le moyen de la lame criblée, qui s'est détachée du diploé et portée au-dedans du crâne ; le blessé ne se plaint point. Il boit et mange bien. Que faire en ce cas ? Un homme raisonnable se laisserait appliquer une couronne de trépan ; notre grenadier périra peut-être de convulsions au premier jour, comme cela n'arrive que trop souvent le quarantième. «* On remarquera que le chirurgien en chef utilise encore un vocabulaire grec.

Voici quelques années plus tard le Rapport de fin de campagne de la gabare L'expéditive de mai à décembre 1819. Nous sommes ici à l'école navale militaire de Rochefort. Son chirurgien de bord écrit :

Un accident affreux nous arriva dans la nuit du 27 novembre. Le nommé De Jean, matelot, étant par un très mauvais temps à serrer le grand hunier, tombé de la vergue sur le pont (...), il se fractura le bras gauche à son tiers inférieur, le coronal fut fracturé depuis la bosse frontale gauche jusqu'à l'angle interne de l'œil du même côté (...) le malade ne perdit connaissance et je m'aperçus aussitôt que l'accident n'avait produit que peu d'exaltation dans son discours. Le gonflement considérable de tout le front et des deux yeux ne me permit de reconnaître de suite la fracture de la tête et après avoir appliqué un appareil convenable au bras fracturé, j'appliquais des compresses résolutives sur le front et les yeux et fit une forte saignée que je renouvelais le soir par ce que la réaction paraissait élevée.... Le surlendemain de l'accident...

je me décidais à faire des recherches convenables pour m'assurer de l'état du coronal... dès lors, il me sembla qu'il y avait peu à espérer pour la vie du malade et je m'attendris à le voir s'assoupir peu à peu après deux ou trois jours et mourir ainsi sans le moindre signe de douleur. Ce qui est arrivé en effet le septième jour et ce que j'attribue à l'exaltation des fluides fournis par les méninges irritées qui jusque-là avaient entretenu l'exaltation de l'intellect. Dans quel lieu appliquer une couronne de trépan dans une pareille fracture ? Et quelle en était l'indication ? N'ayant pu résoudre ces deux questions, je me suis borné aux moyens généraux. Les carnets de bord. Musée national de la Marine ancienne École de Médecine navale de Rochefort.

La guerre de 1914-1918, elle, s'est singularisée par de nombreuses plaies crânio-cérébrales et traumatismes crâniens ou rachidiens. Elles sont responsables de 20 % environ des morts au combat. Elles furent moindres à l'arrivée du casque Adrian en 1915. *Les lésions extradurales du type hématome, très fréquentes en traumatologie civile sont rares ; les lésions méningées ou cérébrales, elles très importantes, plus ou moins étendues avec lésions de la dure-mère, contusion et destruction cérébrale, lésion directe ou lésion à distance du fait du contrecoup, furent les plus fréquentes. Si la dure-mère est lésée, la mortalité est plus importante.*

Les complications plus ou moins tardives sont liées, soit à la localisation des structures touchées motrices, sensitives, soit à l'oedeme post-traumatique ou post lésionnel, soit enfin plus tardivement aux complications infectieuses : méningite, abcès, pneumopathies de déglutition, encore mal identifiées (syndrome de Mendelson).

L'intervention comportait : l'abord de la plaie du cuir chevelu, l'incision en forme de croix, l'examen de l'orifice, excisé et suturé, la recherche de lésions osseuses, même minimes. Le principe de l'intervention était posé dès qu'il y avait une lésion osseuse portant sur les tables externe et interne, et bien entendu, une vision de la dure-mère, atteinte ou non, avec bombement des structures sous durales et persistance de battements, une esquillectomie éventuelle. Le traitement du foyer cérébral selon les circonstances se faisait avec l'extraction du projectile et l'évacuation des hématomes cérébraux suivis de mécharge à l'alcool et de drainage. L'intervention précoce ou retardée était de règle, mais les indications ne furent codifiées qu'avec difficulté, car différentes doctrines s'affrontaient. Les conditions étant différentes, les attitudes variaient selon les circonstances du combat. La moitié des plaies crânio-cérébrales globalement mouraient précocement après l'intervention, et un tiers restant dans les trois mois... on s'orienta assez vite vers le débridement explorateur des plaies de la tête et vers l'intervention systématique... Deux tactiques opératoires allaient s'opposer : les Français préconisaient une intervention différée après évacuation sur une formation hospitalière de l'arrière. Il s'agissait de réaliser un traitement du foyer contus (hémostase, suture et drainage) après avoir réalisé un vaste volet osseux. Cette tactique reçut un avis favorable de la part de Mondor (1885-1962)[1] *et Leriche (1879-1955)*[2]. *L'autre tactique, préconisée par le neurochirurgien américain Cushing (1869-1939)*[3], *qui a donné son nom à la maladie, consistait à réaliser la même intervention mais beaucoup plus précocement, donc dans une formation de première ligne. Après une incision cruciforme, réalisé sur et autour de l'orifice osseux lui-même, agrandi à la pince gouge, on réalisait une détection chirurgicale de la plaie, une esquillectomie, et l'exérèse de la zone. La suture primitive des plaies du cerveau était susceptible de réduire la mortalité de 60% à 20%. Les tactiques opératoires variaient aussi selon la localisation et l'expérience de l'opérateur. La mortalité était plus importante sur le front car c'étaient les blessés les plus graves, intransportables, qui y étaient opérés. Dans ce contexte la part de la radiologie est incontestable, moyen de rechercher et de localiser les fractures leur importance et la position des corps étrangers. Un argument pour la trépanation large était d'éviter un œdème faisant hernie cérébrale. Il fallait suivre par la désinfection, la détection des tissus contus, le redressement des embarrures, l'extraction des corps étrangers, faciles à retirer sans trop toucher aux zones sensibles, l'évacuation des hématomes complétée par une hémostase soigneuse. Un drainage était associé surtout en cas d'infection et de fracture de la base du crâne.*

Ce dernier paragraphe, avec un plus grand luxe de détails, nous paraît assez proche des préoccupations de notre auteur à quelques siècles de différence…

Larcan A et Ferrandis J-J : Le service de santé aux Armées pendant la Première Guerre mondiale, éd. fbm 2008 p 371.

---

1 Mondor Henri : il est étudiant en médecine quand débute la Première Guerre mondiale. Engagé volontaire en 1914 comme infirmier de 2e classe, il participe à la bataille de Verdun et au front de Champagne. Médecin en 1915, il termine sa carrière militaire comme médecin major. Chirurgien des hôpitaux en 1920. Artiste dessinateur et littéraire. Son œuvre majeure *Les diagnostics urgents de l'abdomen*, traduit en plusieurs langues, est un des ouvrages médicaux français les plus lus et diffusés du XXe siècle, réédités dix fois jusqu'en 1979.

2 Leriche René : médecin en1902, il se destine à la chirurgie. En 1917, il participe à la formation des chirurgiens de guerre puis des Américains fraîchement débarqués. Chirurgien major de 1ere classe en 1917. Il a l'idée de différencier le linge blanc traditionnel dans lequel sont amenés les blessés, du linge de salle d'opération chirurgicale aseptique. Il choisit le bleu et fait peindre les salles d'opération en bleu. Tout le linge de salle (casaque, calot, masque, champs opératoires) est de couleur bleue. Cette convention permet au mieux de limiter les contaminations infectieuses et devint universelle.

Entre-deux-guerres : enseignant à l'université de Strasbourg.

Pendant la Deuxième Guerre mondiale : premier président du nouvel Ordre des Médecins, installé sous le régime de Vichy. À la Libération, il est évincé des circuits officiels, mais est l'élu de plusieurs Académies.

3 Cushing H.W : neurochirurgien américain. En 1902 il est le premier chirurgien à opérer une tumeur du cerveau. Sous son influence, la neurochirurgie est devenue une discipline à part entière de la chirurgie. La plus célèbre de ses découvertes est la maladie de Cushing, « syndrome poly glandulaire », qu'il publiera en 1932.

TABLEAU II : Arbre décisionnel des plaies sans fracture

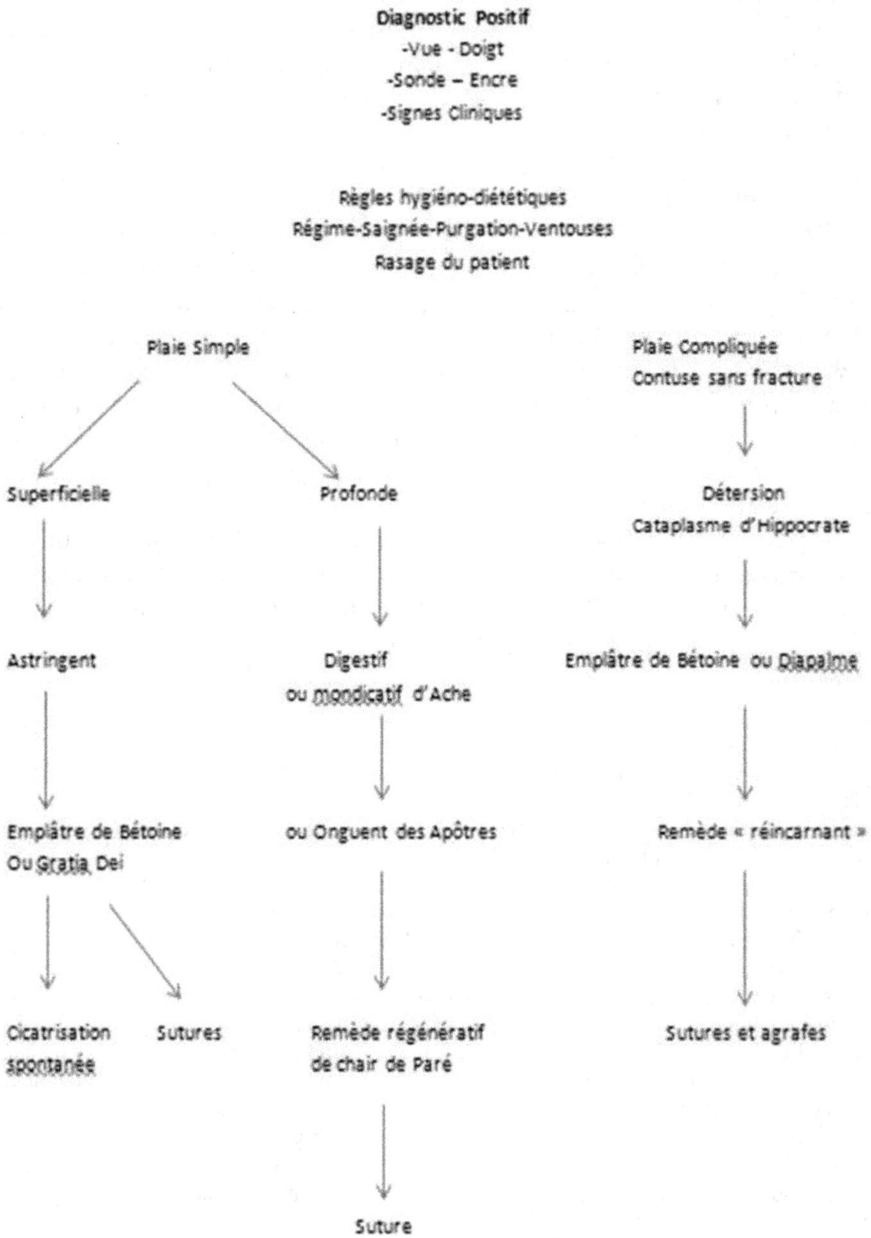

TABLEAU III : Arbre décisionnel des plaies à la tête avec fractures du crâne

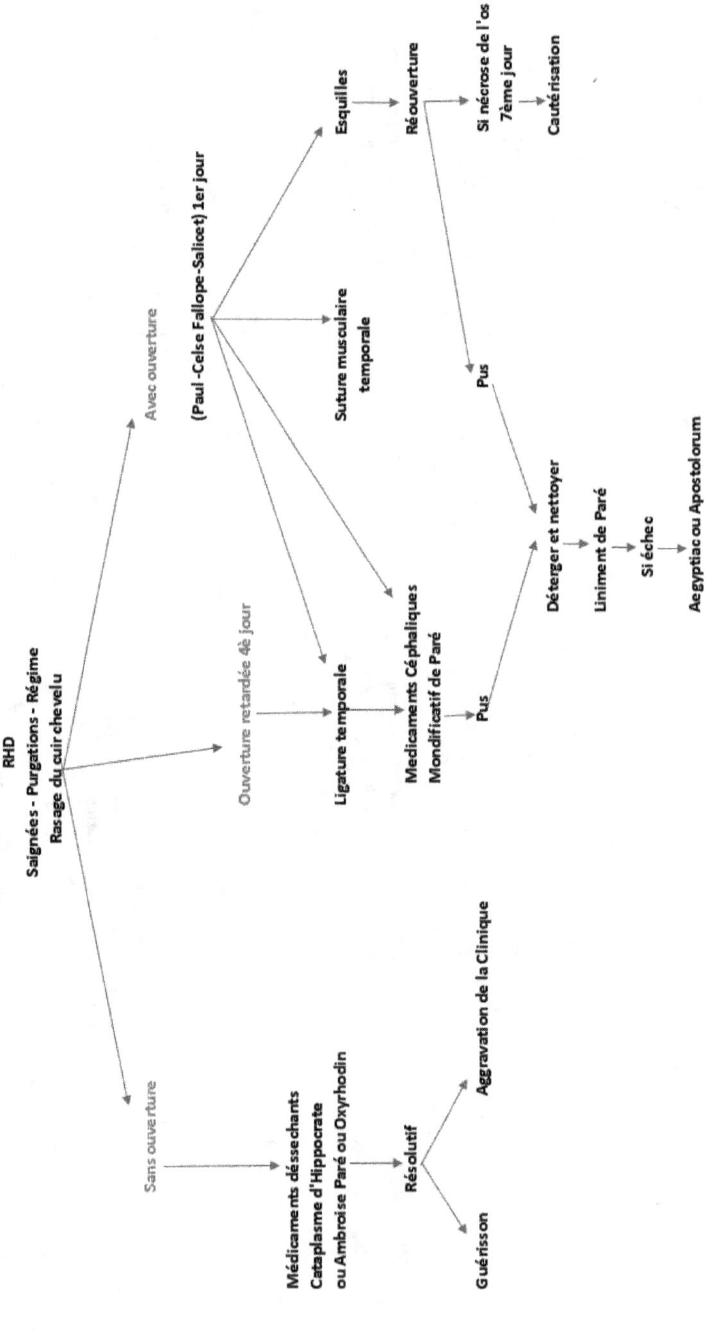

TABLEAU IV : Arbre décisionnel des plaies de la dure mère

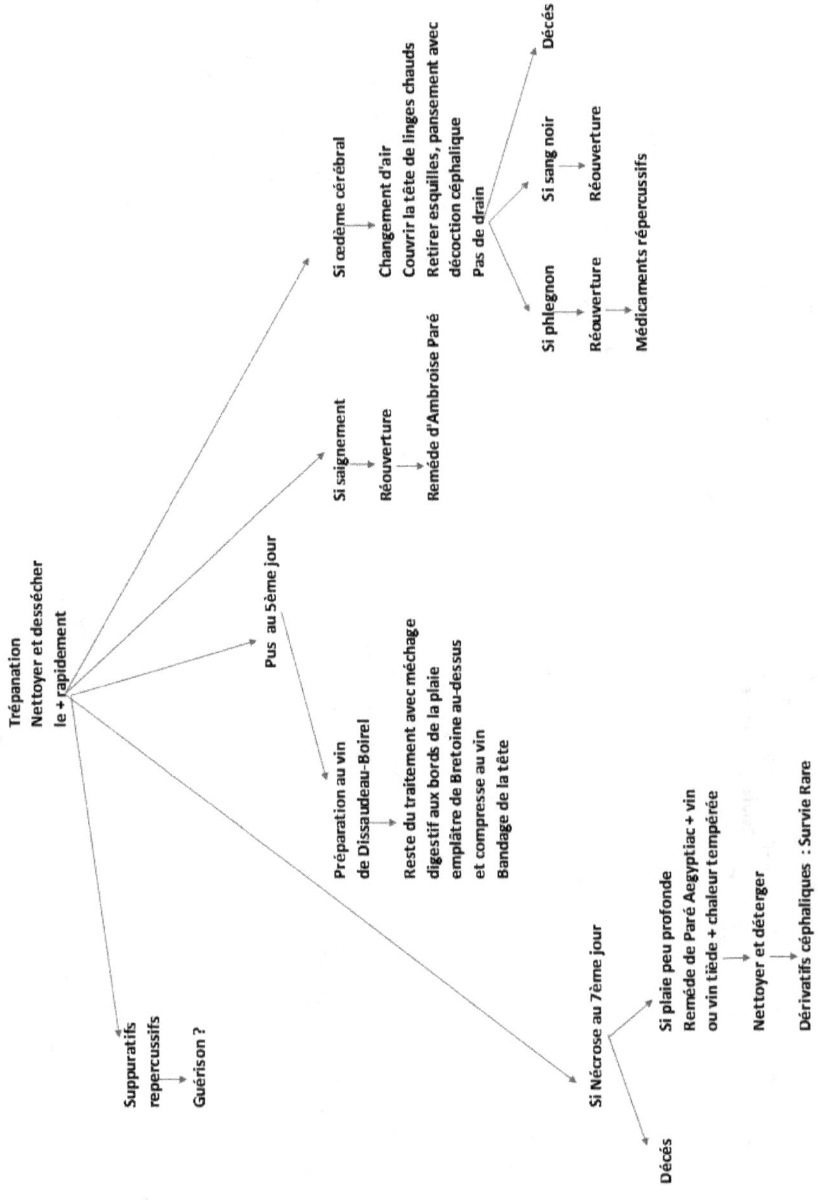

ANNEXE VI : Les cas cliniques d'Antoine BOIREL

À l'exception de l'observation du roi Henri II, nous n'avons consigné ici que les observations du texte d'Antoine BOIREL et non celles relevées par Hippocrate ou Ambroise Paré et que l'auteur cite.

1) En 1660 **fille** de dix-douze ans Le Frere

Plaie frontale, sept jours auparavant, au milieu du frontal de la taille d'un denier

Fièvre et aliénation d'esprit (coma)

À l'ouverture une partie des deux tables est en poudre, pus important en dessus, avec compression.

Guérison sans séquelles ??

2) En 1668 **homme** laquais

Coup de pied de cheval dans le frontal

Embarrure importante nécessitant l'utilisation d'un bec de perroquet

Guérison en six semaines, sans température, ni symptôme.

3) En 1668 **homme** couvreur en chaume

Chute du toit de maison

Trépanation une cinquantaine d'esquilles

Pas de pronostic.

4) **Homme** Duvey Sergent

Signes ?

Pas d'autre soin que la trépanation

Décès ??

5) En1646 **femme** Genevieve de La Porte

Choc entre deux têtes

Perte de connaissance d'emblée, reveil au 7eme jour

Saignées et ventouses seulement

Guérison.

6) En 1654 **homme**
Fracture fermée du pariétal gauche avec bout de bois
Décès au septième jour.

7) **Le Bedeau** de Saint-Germain
Chute du haut d'une tour du Château d'Argentan
Fracture du rocher gauche : otorragie.
Guérison sans traitement.

8) **Femme** jeune
Chute dans l'escalier de cuisine de la maison
Perte de connaissance dès le début puis réveil
Pas de traitement sauf saignée.

9) **Homme** Henri II
Citation de l'observation du roi Henri II (Annexe VIII)
Traumatisme crânien lors d'une joute
Plaie de l'œil gauche avec perforation de l'orbite et corps étranger de type bois
Décès par méningo-encéphalite infectieuse post traumatique en dix jours.

10) **Homme** Saint Esloi :
Fracture du rocher
Sans plaie de la tête
Non décédé.

11) En 1648 **homme** Mr de la Pommerie grainetier
Chute de cheval
Trépanation
Au dix-septième jour septicémie, convulsions, coma,
Mort au dix-neuvième jour.

12) **Enfant** douze treize ans à Silly chez les moines
Morceau de bois sur le pariétal gauche avec plaie du cerveau
Paralysie du bras droit, coma
Levée de la plaie et des esquilles. Les mouvements réapparaissent.
Parfaite guérison apparemment sans séquelles.

13) **Homme** Monsieur de Ronnay
Trois balles de pistolet dans le front,
Décédé au septième jour.

14) **Homme** M Fiesnier des Plantes
Chute de Charette
Pas de plaies visibles ; coma avec paralysie du bras gauche.
Traitement médical, puis trépanation du fait de la douleur du pariétal gauche
Séquelle : paralysie de tout le côté gauche.

15) En 1635 **garçonnet** Hector Lambert 14-15 ans
Chute de cheval
Fracture ouverte du crâne en plusieurs endroits prédominant sur le pariétal droit
Non décédé
Travaille toujours
Séquelles : troubles de la parole et mouvements épileptiques.
C'est le premier traumatisme crânien de l'apprenti-chirurgien BOIREL.

16) **Homme** Maître Louis boucher
Coup de corne dans le temporal avec perte de cerveau de 10 à 20 g.
Pas de séquelles
Longue vie après l'accident.

17) **Homme** Sieur Pin Barbot de vingt-deux ans
Chute de cheval
Plaie frontale près du sourcil gauche et une seconde au milieu du bregma.
Perte de connaissance et vomissements puis reprise de conscience
Rhinorrhée à quatorze jours
Fièvre et décès au trente-cinquième jour.
Autopsie : sang rouge, rupture de vaisseau intracrânien ;
Brèche ostéo-méningée hypophysaire ?

18) **Homme** L'Escalier
Chute par la fenêtre
Traitement médical
Pas de séquelles guérison.

19) En 1673 **homme** Le Mesle couvreur en tuiles
Chute de hauteur
Traitement médical
Guérison.

20) **Garçon** fils du Sieur de Sennegon
Chute
Rien sur le crâne au toucher sauf hématome de la grosseur d'un œuf d'oie
Pas d'ouverture
Guérison.

21) **Femme** Mme de Martel
Chute de cheval
Guérison
Pas de séquelles.

22) **Garcon** fils du Sieur de la Postiere
Fracture du crâne sans ouverture
Traitement médical (saignées et répercussifs) car pas d'hématome.
Séquelles : non dites. Probablement sans séquelles.

23) **Homme** Valet de Mr de Coulandon
Plaie contuse et fracture du crâne
Aucun autre détail
Pronostic ?

24) **Garçonnet** fils du Sieur Levavasseur
Fracture temporale.
Ligature de l'artère temporale
Succès.

25) **Homme** jeune Le Bonnetier
Coup de pierre sur le pariétal gauche de la taille d'1 cm de diamètre, les deux tables sont touchées.
Sa mère le panse seule pendant 13 jours
Fièvre, paralysie du bras gauche, nécrose de la dure-mère et hématome vieilli,
Au vingt et unième jour sortie d'un morceau de cerveau.
Guérison au 60e jour avec séquelles : crises d'épilepsie.

26) **Homme** valet du Sieur de la Mauvaisiniere
Fracture du crâne
Trépanation : environ soixante morceaux enlevés.
Pronostic non donné.

Statistiques des Plaies de la tête d'Antoine Boirel 1674 sur 25 patients					
	Hommes	**Femmes**	**Enfants**	**Ratio**	**Pourcentage**
Guérison sans séquelles	**5**	**3**	**4**	**12/25**	**48 %**
Guérison avec séquelles	**3**	**0**	**1**	**4/25**	**16 %**
Décès	**4**	**0**	**0**	**4/25**	**16 %**
Non exploitable	**4**	**0**	**1**	**5/25**	**20 %**

Tableau 2 : Statistiques personnelles de BOIREL

ANNEXE VII : Les outils du chirurgien

Précis descriptif des outils de chirurgie utilisés anciens et modernes
(par Henry 1825 Paris 389 pages)

De la trépanation

Les instruments dont on se sert sont : le trépan, le tirefond, le couteau lenticulaire, une tenaille incisive, l'élévatoire, la rugine, la gouge (Figure 1).

Du trépan

Cet instrument fort ancien, déjà employé par Hippocrate a été décrit par Celse sous deux formes. L'un de ces instruments agissant en perforant comme la tarière des charpentiers et l'autre avait une couronne tranchante de même fort que celle qu'elle a conservée jusqu'à nous. Guy de Chauliac, restaurateur de la chirurgie et qui la tira d'entre les mains des barbiers, reproduisit le trépan avec une couronne, dans le centre de laquelle il fit rajouter le premier une pyramide. Ambroise Paré s'attache à donner une forme plus commode ; Jacques Guillemeau, son élève introduisit l'usage des couronnes dentelées. Fabrice de Hilden ou Hildanus et Fabrice d'Aquapendente apportèrent différentes modifications à cet instrument.

Le trépan affecte la forme d'un vilebrequin. Cet instrument tout en acier, se compose de deux parties : de l'arbre et du trépan proprement dit. Cette seconde pièce se monte sur un arbre au moyen d'une tige arrêtée par une bascule qui tient à l'arbre. La forme de cette pièce fait distinguer cet instrument en trépan perforatif, en trépan couronné et trépan exfoliatif (Figure 6).

Le trépan perforatif est terminé par une pointe quadrangulaire tranchante sur les côtés. Les tranchants sur les côtés sont formés par deux biseaux qui sont tournés de droite et de gauche de peur qu'elle s'égraine. L'usage le plus commun du perforatif et de percer le crâne pour y placer la pyramide du trépan.

Le trépan couronné est terminé par une scie circulaire. L'arbre du trépan est plus ou moins artistiquement travaillé ; la palette qui surmonte l'instrument peut-être en ébène, ivoire ou en acier.

Le trépan exfoliatif ressemble au perçoir de tonneau ; le pivot est resserré au milieu de deux tranchants, fait par deux biseaux opposés à l'autre. On employait cet instrument pour emporter la carie des os, en enlevant des espèces de feuillets.

Du tirefond

Cet instrument a trois pouces de longueur : c'est une tige d'acier terminée par une vis à figure conique et à pas double. Elle est terminée à son extrémité supérieure par un anneau qui fait office de manche. Cet instrument sert à enlever la partie osseuse séparée par la couronne du trépan.

Du couteau lenticulaire

Cet instrument est une forte tige d'acier montée fixement sur un manche ; sa longueur est de deux pouces et demi. Un trancheant d'un pouce de longueur est fait à son extrémité, qui se termine par une lentille extrêmement arrondie à son extérieur et évidée à l'intérieur. Cette lentille est aplatie du côté du tranchant de la lame, et arrondie sur le reste. Le manche peut être en ébène, en ivoire, en os, et ne doit pas avoir plus de deux pouces et demi de longueur. Cet instrument sert à couper les inégalités, qui se rencontrent quelquefois aux bords osseux, formés par l'application d'une couronne de trépan.

De l'élévatoire

Pour l'opération du trépan, on se sert de deux sortes d'élévatoire : l'élévatoire ordinaire et le triploide d'Ambroise Paré.

L'élévatoire ordinaire est une sorte de levier, qui remplace la griffe ou le pied de griffon des anciens. Il consiste en une forte tige d'acier de six à huit pouces de longueur, garnie au milieu de pommes à facettes, afin qu'il ne glisse pas entre les doigts de l'opérateur. Chaque branche est aplatie d'avant en arrière, et diminue successivement d'épaisseur jusqu'à l'extrémité, qui est terminé carrément ou en affectant une forme arrondie ou olivaire. Ces extrémités sont en outre garnies de dents transversales propres à les empêcher de glisser sur les os qu'on se propose de relever. Chaque branche de ce levier est contournée en sens inverse. Quelques élévatoires sont emmanchées et diffèrent entre eux par la courbure de leur branche ; quelques-unes sont presque rectilignes, d'autres sont plus courbes, certaines sont coudées. Ce coude peut parfois servir de point d'appui.

Le triploide est dans la mémoire de tout un chacun, en référence à Ambroise Paré. Cet élévatoire forme une espèce de trépied ; trois branches qui s'écartent à leur extrémité inférieure, sont réunies à leurs extrémités supérieures par deux plaques perçées au centre d'un pas de vis, pour donner passage à une quatrième branche, qui est le véritable levier. Le trépied étant posé sur le crâne, la quatrième branche engagée dans l'os à soulever, un écrou de rappel le fait mouvoir à volonté.

De la rugine

La rugine est formée d'une tige d'acier de deux pouces et demi de longueur, montée sur un manche. À l'extrémité de la tige, se trouve une petite plaque d'acier carrée. Cette plate-forme quatre tranchants fait par un biseau abattu de court pour donner de la force à ces tranchants. C'est un instrument sert à racler et à ratisser l'os du crâne.

Le bec de perroquet, le bec de Corbin et autres oiseaux : les pinces

Les pinces étaient désignées par les Anciens Auteurs sous le nom de tenailles et de pincettes ; les pinces servaient à panser les plaies, les ulcères, les fistules, à saisir les tumeurs ou à extraire les corps étrangers ; ces instruments sont composés d'une paire de tenailles portant un ressort à l'intérieur de l'une des branches ; la tenaille affecte la forme d'un bec d'oiseau, dont elle porte le nom. Heras de Cappadoce[1] pendant le cours des guerres d'Auguste imagina les différents becs ou tenailles sont parvenus jusqu'à nous. Ambroise Paré se sert de pinces nommées bec de Corbin, pour y saisir l'artère et y placer le lien.

La gouge

Il s'agit d'une espèce de ciseau dont le tranchant décrit une figure semi circulaire. On se sert de ces instruments dans la dissection, pour la section des os et des esquilles.

Le marteau ou maillet

Cet instrument sert pour frapper sur le dos de la gouge ou du ciseau. Son embranchement doit être parfaitement fait, pour en faciliter l'utilisation.

Du rasoir

Le rasoir qui fait partie de la trousse du chirurgien, est semblable à ceux dont on se sert journellement, mais il est plus petit et a une lame tronquée. La lame doit être de bon acier et bien affilée. Le manche est en corne, os ou ivoire. Il sert à raser les parties que l'on veut opérer.

Des lancettes

On ignore l'inventeur de cet instrument (Figure 3). Albucassis pratiquait la saignée avec un instrument à pointe allongée ou avec un stylet, qu'il enfonçait. La lancette est composée d'une lame et d'une chasse. Le manche porte le nom de chasse, car l'instrument est enchâssé. La lame, faite en acier fondu et bien trempé, est longue de quelques centimètres et peu large à la base. Sa forme pyramidale, son extrémité est polie et terminée par une pointe aiguë à bords tranchants et légèrement convexes. Elle est attachée à sa chasse par un clou qui lui permet de se mouvoir aisément. Chaque côté peut s'ouvrir en tous sens ce qui donne la facilité d'essuyer la lame. Cette châsse est en corne, en écaille, nacre de perle etc. Il y a des lancettes qui diffèrent par la forme de leur pointe : très ouvert, en grain d'orge, en grain d'avoine et à langue de serpent. La

1 Heras de Cappadoce : médecin antérieur à Celse, il vivait probablement au commencement du premier siècle de l'ère vulgaire. On pense qu'il fut disciple d'Héraclite. Galien le met au nombre des médecins les plus habiles de son temps. Il ne reste de son œuvre que sa Panacée, conservée d'ailleurs dans les livres du médecin de Pergame.

lancette à abcès est plus grande, à angle très ouvert. Le lancetier est un petit étui cylindrique à compartiments, qui contient un assortiment de six lancettes. Une bonne lancette doit être faite avec le plus grand soin. On exige qu'elle soit en acier fondu, d'un grain serré et bien trempé. On s'assure de la bonté de sa pointe en essayant sur une peau de chevreuil préparé. Les praticiens se servent rarement plusieurs fois d'une lancette sans la faire repasser. Cet affilage demande beaucoup de soin : il se fait avec trois pierres.

Des aiguilles

Le chirurgien dispose de plusieurs variétés d'aiguilles (Figure 4) selon la chirurgie concernée. On n'en possède pour les sutures de la peau, des tendons, des intestins, pour la ligature des artères, pour l'opération de la fistule anale entre parenthèses celle de Louis XIV nous est connue, pour la réunion du bec-de-lièvre.

Pour la suture de la peau Antoine BOIREL utilise des aiguilles courbes du côté de la pointe et droites vers le talon. Leur tête est moins volumineuse que le corps, et percée d'une ouverture oblongue entre deux rainures pratiquées pour loger le fils.

Des cautères

Ils sont employés depuis l'Antiquité (Figure 2). Les médecins arabes faisaient des cautères en or ou en argent, comme plus doux et provoquant une brûlure moins douloureuse que celle du fer. Cette erreur se propagea jusqu'à la Renaissance. Actuellement les cautères sont en acier. Cet instrument est divisé en trois parties : le manche, la tige et l'extrémité cautérisante.

Le manche peut être en buis, en ébène, en corne, ou en ivoire. La tige d'acier, qui pouvait s'échauffer en même temps que le fer, a une extrémité recourbée et forme, à quelque distance du renflement destiné à cautériser, un angle de 80 à 90°. Cette courbure donne la facilité de porter l'instrument dans toutes les directions, et permet de le diriger plus sûrement avec l'œil, que s'il faisait une suite directe avec la tige. On fera exception du cautère dit en roseau qui est droit.

L'extrémité cautérisante est de formes variées. On en a distingué six, qui sont :

- Le cautère en roseau dont on a parlé, utilisé pour cautériser les trajets longs ou des points très profonds.
- Le cautère olivaire ou le bouton de feu, dont la tige est recourbée, et porte à son extrémité un bouton de la forme d'une olive.
- Le cautère conique ou la pointe de feu : sa tige également courbée porte un coup tronqué.
- Le cautère hostile ou le couteau de feu : son extrémité a la forme de la hache des faisceaux des licteurs romains. Le coup.
- Le cautère nummulaire ou la plaque de feu.
- Le cautère circulaire ou couronne de feu : sa tige est droite, terminée par une masse globuleuse surmontée d'une couronne. Ce cautère est destiné à

pratiquer la cautérisation synciputale (on se rappellera la discussion d'Antoine BOIREL sur ce sujet).

Des ventouses

L'usage des ventouses est lui aussi très ancien, et fort connu de tous les peuples. Cet instrument est une petite cloche de verre, dont primitivement la forme approchait de celle d'une courge. On les fabriquait en argent, en cuivre, ou en corne évidée, mais lorsqu'on a connu celles de verre, on abandonna les autres. Diverses formes sont disponibles plus ou moins longues ou larges, plus ou moins rondes et ovales, ou obtuses, en pointe. Les ventouses ont trois à quatre pouces de haut sur un à quatre pouces de diamètre suivant les cas. Le bord doit être poli et épais. On s'en sert pour l'évacuation du lait chez les femmes et toutes les douleurs ostéo-articulaires ou blessures non ouvertes.

De la seringue à clystère

La seringue à clystère (Figure 5a et 5b) est une grande seringue métallique, en étain, qui servait aux lavements aussi bien humains qu'animaux ; le clystère est la préparation médicamenteuse introduite dans la seringue et qui sera administrée au patient. La période du XVIe et XVIIe siècle a été qualifiée d'âge d'or du clystère en étain. L'intérêt du lavage des intestins, à l'aide de plantes médicinales, est d'évacuer une partie des humeurs nocives, préventivement ou curativement. Moyse Charas, dans sa Pharmacopée Royale et Chymique, dit entre autres que le *clystère sert à faire revulsion des humeurs ou des vapeurs qui se portent à la teste : il s'agit d'une décoction de racines ou d'herbes dans de l'eau commune, ou du petit lait, de l'urine, ou du vin. On y ajoute quelquefois des laxatifs comme le séné la rhubarbe. On peut aussi y adjoindre des huiles, des sels, du jaune d'œuf. Et Charas de terminer par ces mots* délicieux : *les formules des clystères sont trop familières pour mériter d'être ici insérées.* C'est dire si le clystère était dans les mœurs du temps…

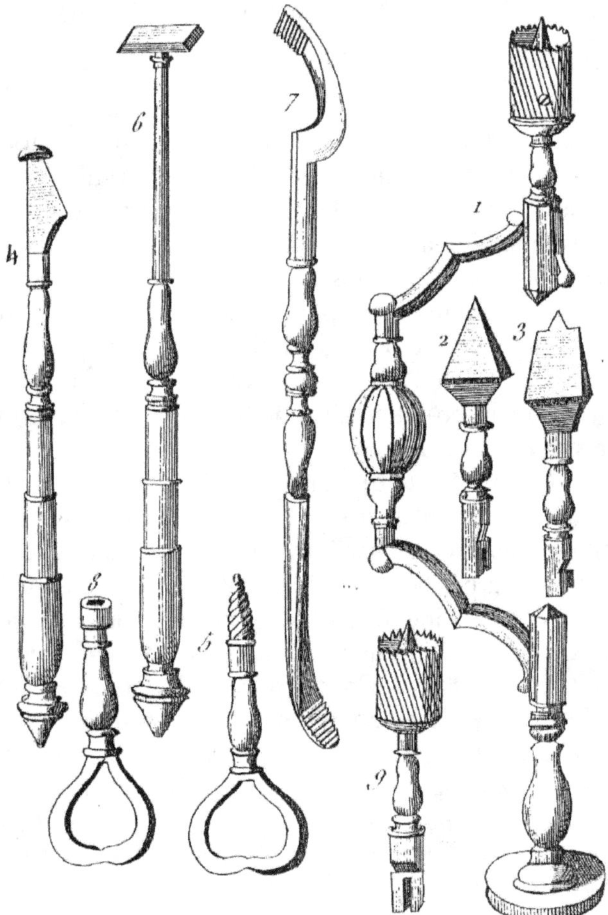

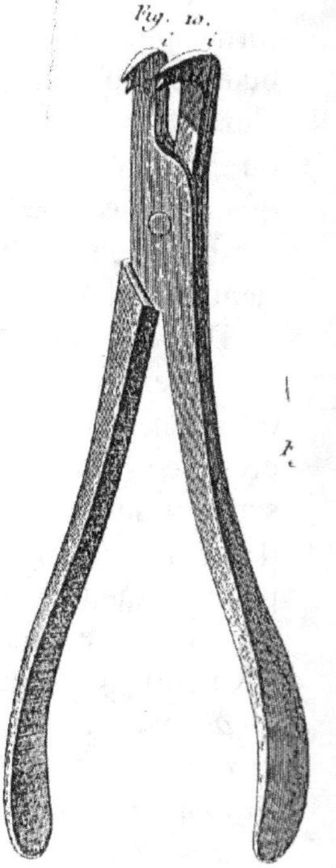

Trépanation. Figures 1 : corps du trépan sur lequel est une couronne;
2 : le perforatif; 3 : l'exfoliatif;
4 : couteau lenticulaire; 5 : le tire-fond;
6 : la rugine; 7 : l'élévatoire; 8 : la clé;
9 : couronne de rechange.
Henry, Précis descriptif sur les instruments de chirurgie, 1825.

Figure 1

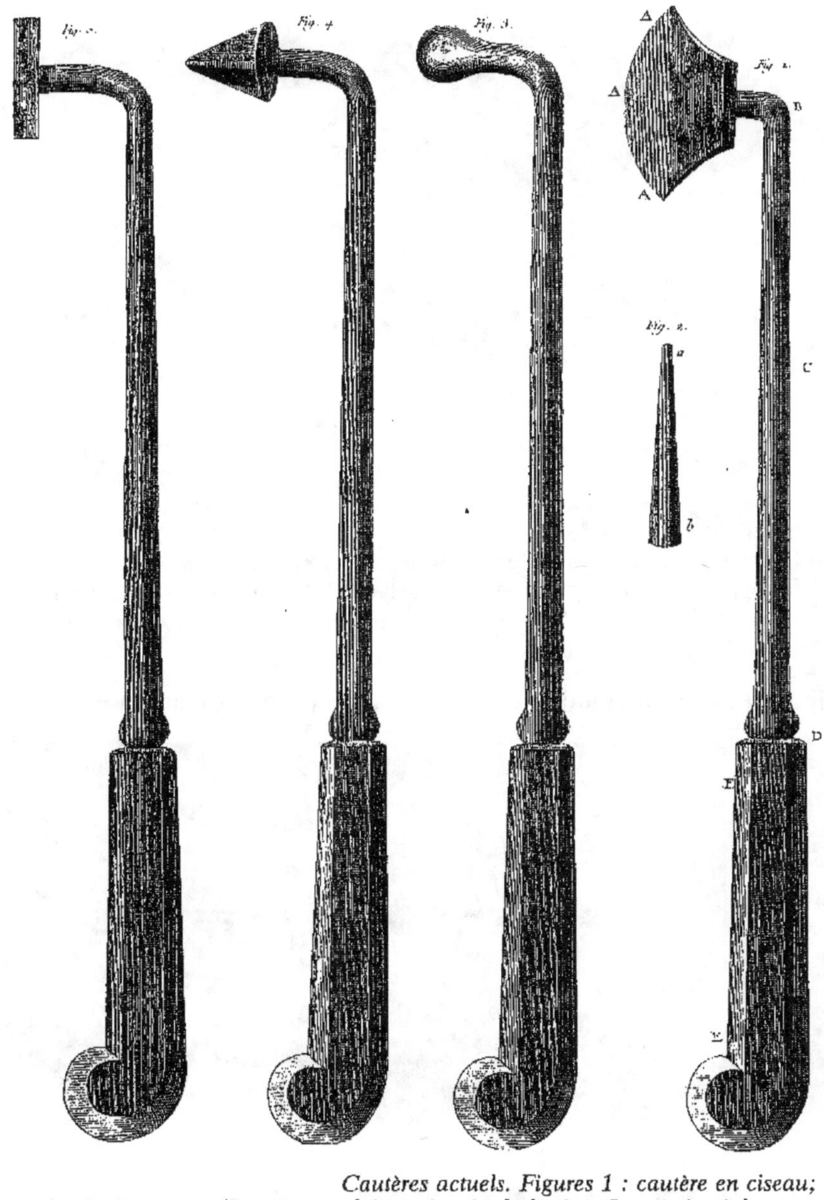

Cautères actuels. Figures 1 : cautère en ciseau;
2 : épaisseur que l'instrument doit avoir près de la tige; 3 : cautère à bouton;
4 : cautère olivaire; 5 : cautère carré.
Jean-Jacques Perret, L'art du coutelier expert en instruments de chirurgie, 1772.

Figure 2

Figure 3 : lancettes et bistories d'Ambroise Paré

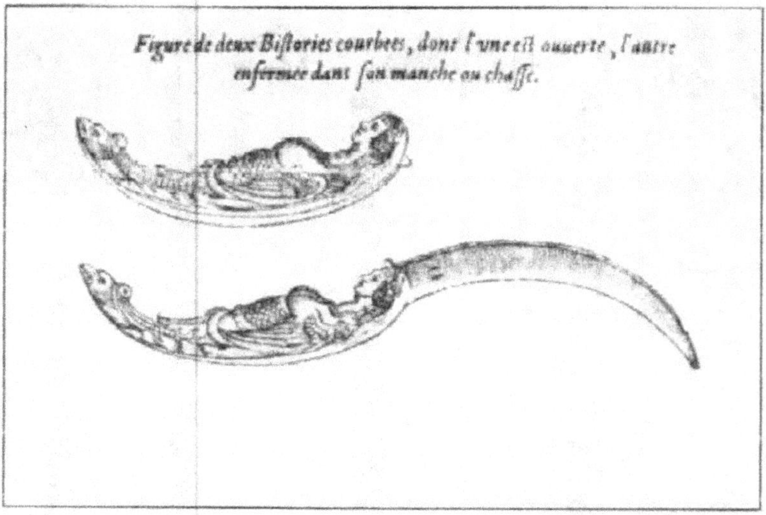

Les "bistories" ou lancettes courbées démontrent ici la facture remarquable de ces instrumen de la Renaissance par l'ornementation sculptée des manches. Le terme "bistories", attribué p E. Littré à Paré, était déjà connu dès le XVe siècle et sans doute d'origine italienne.

Figure 4 : types d'aiguilles et porte-aiguilles proposées par Paré

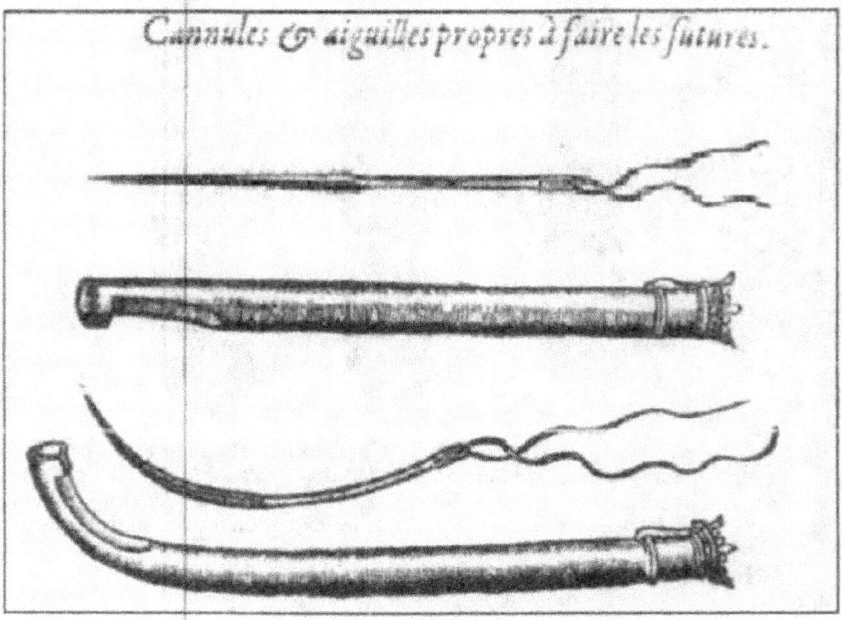

Figure 5a : Seringue à clystère

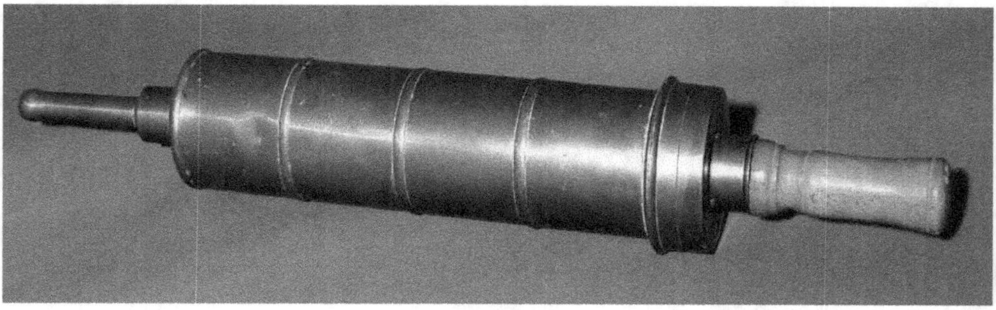

Figure 5b : Sulfure montrant une scène de clystère (collection personnelle)

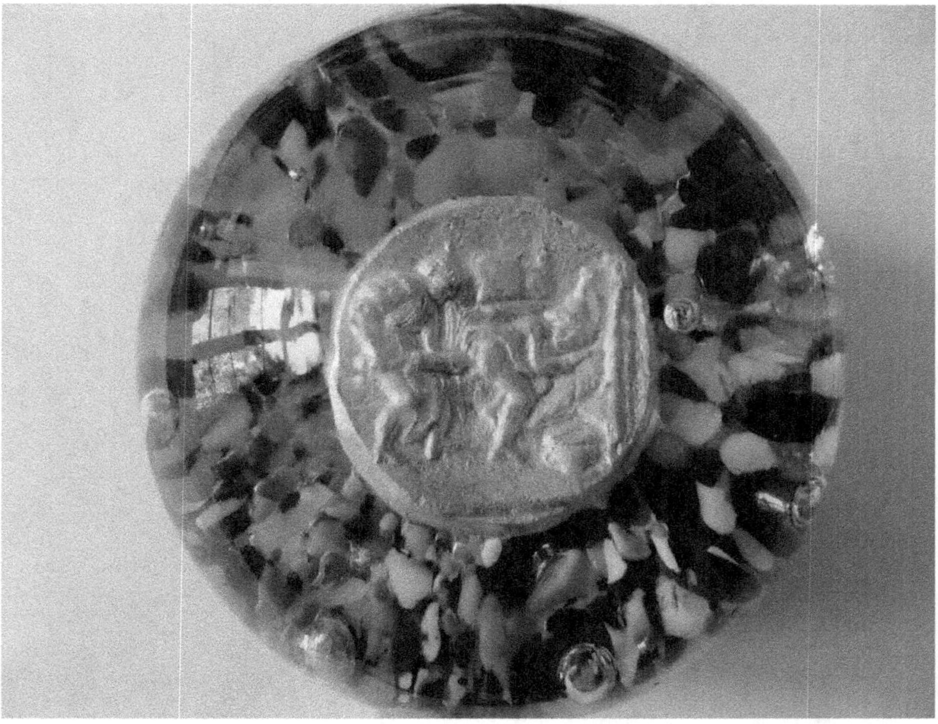

Figure 6 : Trépanation manuscrit allemand du XVe siècle

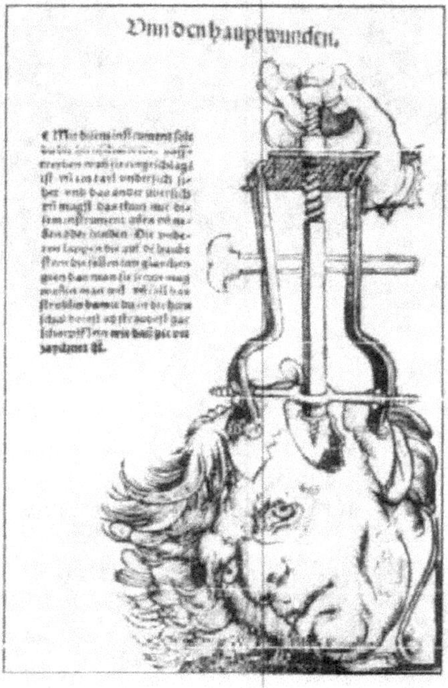

Le Trépan

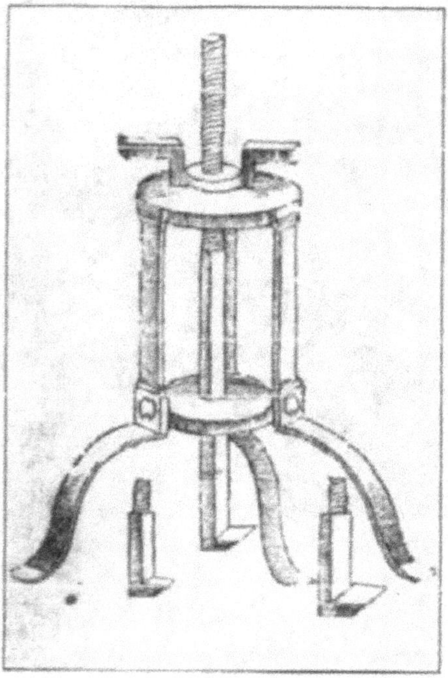

avec l'aimable autorisation de la BIUM Paris-Descartes

ANNEXE VIII : Rapport médical d'André Vésale sur l'accident et la mort de Henri II

Lors d'une passe d'armes en public, ce vendredi, le roi très chrétien Henri de France reçut un coup direct avec la lance d'un gentilhomme, un peu au-dessous de la racine du cou et au-dessus du bord de son armure communément employée en combat singulier. La lance a été brisée en travers de son cou par l'impact, de telle façon que, en frappant cette partie du heaume sous les yeux, le reste de la lance fendue en éclats, toujours maintenue par le gentilhomme, remonta en frappant de nouveau le visage du roi, alors sans protection. Le premier coup frappa le milieu des sourcils, la base du nez, et la partie interne du sourcil gauche. De là, il continua au travers de toute la partie inférieure du sourcil droit jusqu'à la tempe, et les nombreuses échardes étaient tellement insérées entre le corps de l'œil droit et la plaie que les dégâts causés étaient plus graves que la blessure elle-même. Beaucoup d'échardes se sont retrouvées plantées dans le côté latéral. Ensuite, le reste de la lance s'enfonça en se tordant et en comprimant (les chairs), sans doute aussi en causant une très sévère commotion cérébrale.

Au moment de l'impact, le roi sembla basculer d'un côté puis de l'autre, mais, par son propre effort, il essaya néanmoins de garder l'équilibre. Il descendit ensuite de sa monture et fut entouré de spectateurs ayant couru en sa direction depuis les tribunes. Il perdit conscience peu après, bien qu'il ait gravi au préalable les degrés menant à sa chambre quoiqu'avec difficulté et en titubant.

Ensuite, environ une demi-douzaine d'éclats de lance qui entouraient l'œil, surtout du côté extérieur, ont été extraits, à la main, de la blessure. Il vomit son repas et on lui donna ensuite, en faible quantité, un remède à base de rhubarbe et de momie. Après, une grande quantité de sang pituiteux coula de sa blessure et, le même jour, une quantité importante s'évacua par les veines de l'anus. Douze onces environ furent retirées lors de la saignée, et l'on ordonna une diète draconienne destinée à combattre la fièvre en complément des tentatives de lavement des intestins et de l'utilisation de décoctions préparées pour fluidifier le sang et lui redonner des forces.

Le roi tomba dans un état léthargique et, quoique blessé à une partie très sensible, il ne se plaignait presque pas, et semblait paralysé au niveau des fonctions animales et tout particulièrement au niveau de ses forces vitales. Quoi qu'il en soit, aucune fièvre n'avait encore fait son apparition. Les jours suivants, alors que la blessure était traitée par les médecins, de petits morceaux de bois et des échardes furent retirés de façon épisodique près de l'œil perforé. Sujets au choc, l'os et sa membrane ont révélé qu'ils avaient été touchés et dénudés. Une consultation fut décidée par les médecins par crainte d'un traumatisme du cerveau et, dans ce cas d'une rupture des veines, si bien que la contusion liée au choc à la tête fut la cause du vomissement précédent et de la léthargie. Néanmoins plusieurs médecins et courtisans au service du roi se montraient bien plus optimistes et refusaient d'admettre que le cerveau ait pu être endommagé : c'est une injure qu'ils aient été autorisés à servir un si grand roi ! Pourtant, les médecins l'examinaient soigneusement afin de savoir s'il y avait eu ou non de blessures au cerveau afin de décider des moyens à utiliser dans cette éventualité. Ainsi, ils délibéraient au sujet de la pratique et des différentes méthodes de trépanation du crâne, ce qui peut servir dans le cas de fracture selon la nature du sang répandu entre le crâne et la pie mère. Finalement, on tomba d'accord pour déclarer, à l'unanimité, que la trépanation ne servirait à rien.

C'est au quatrième jour que la fièvre apparut. Bien que, pour certains, cela indiquât un dommage au cerveau, la majorité néanmoins y voyait plus volontiers la conséquence manifeste de la corruption d'une matière maligne dans le système veineux que d'une blessure ou d'un choc cérébral. Ce raisonnement était fondé sur la connaissance de la constitution du roi et sur l'examen de ses urines. En dépit des remèdes purgatifs qui contrarièrent la fièvre, le délire fit son apparition. Et ainsi, peu à peu, les signes indiquant clairement des dommages au cerveau et à ses membranes se multiplièrent, et tout espoir de guérison disparut. Il y avait une augmentation quotidienne et incontestable du délire, et l'apparition de signes clairs comme une sueur intermittente et la rigidité, tous deux étant très fréquents dans ce cas et annonciateurs d'une issue fatale en cas de blessure aux articulations et à la tête.

Je ne souhaite pas m'étendre de façon excessive et inutile ni sur la béance de la blessure qui rendait possible l'extraction des squames osseuses et des éclats de bois, ni sur les propos tenus au sujet des remèdes requis contre le gonflement séreux des yeux et des sourcils. J'ajouterai simplement ce qui a été observé après la mort du roi.

En dépit du fait que l'œil gauche ait subi un choc terrible, sa vision demeura complète, ce qui prouve qu'il ne s'agissait pas d'un effondrement des forces nerveuses. L'os du crâne dans la région frontale fut retrouvé complètement intact bien que des blessures adénomateuses aient été remarquées au front. La partie supérieure de l'os du nez n'était aucunement dénudée et avait beaucoup plus souffert d'une contusion que d'une abrasion. Le bord extérieur de la perforation à l'œil droit avait été totalement dénudé de sa membrane et avait un aspect rugueux. Son bord le moins visible et le plus dissimulé contenait toujours un grand nombre d'échardes qui, comme des pieux, s'étaient plantées en une sorte de cercle qui occupait principalement une zone située entre l'orifice et le bord le plus élevé de l'œil. Leurs pointes avaient pénétré l'enveloppe dure de telle façon que de petits éclats se prolongeaient vers l'intérieur, si près de la partie supérieure de la blessure et de la région antérieure de l'œil que, dans un autre cas, elle aurait semblé intacte en surface et en profondeur.

Les membranes du cerveau et le cerveau lui-même, au niveau du front et à la blessure droite de l'œil, ce que d'aucun aurait pu penser avoir été préservé seulement par une chance extraordinaire, semblaient vraiment intacts comme la totalité de la membrane dure. Mais la membrane qui lui était attachée, quasiment en position postérieure au sommet, avait une couleur jaunâtre sur la longueur d'un doigt, la largeur de deux et la profondeur d'un pouce. La totalité de la partie gauche montrait qu'elle était remplie d'un liquide séreux, comparable à de l'ichor, se répandant comme si le trou avait été récemment atteint de putréfaction ou par une sorte de gangrène.

Dans la région où la suppuration a eu lieu, la membrane dure présentait des vaisseaux sanguins plus dilatés et noircis que partout ailleurs, mais, entre cette structure et le crâne, il y avait du sang grumeleux. Le crâne et le cuir chevelu qui avait été éraflé, comme on l'a déjà dit, ne présentaient rien d'anormal, bien qu'à un moment, comme l'indiquait une cicatrice, le roi eut été blessé à cet endroit. Par conséquent, la putréfaction prouva que le cerveau était entré en collision avec le crâne, avait été atteint de concussion et avait subi de fait une commotion, et non que les symptômes aient été provoqués par une blessure au crâne.

Il ne faut pas oublier qu'avant la mort, sa jambe et son bras gauche se paralysèrent lors d'une convulsion de longue durée, péniblement observée sur tout le côté droit. Les vomissements ne se reproduisirent plus jamais et, continuellement, on entendait un raclement dans sa gorge. La respiration devint difficile sur la fin et l'observation révèle clairement que le côté gauche du thorax n'y participait qu'avec difficulté.

La mort survint le lundi, à la première heure de l'après-midi, c'est-à-dire, le onzième jour, et elle a été accélérée parce que, persuadés par l'opinion de certains courtisans, on avait donné au roi du vin dans lequel avait été rajouté de la sauge et quelques substances échauffantes, un remède préparé sous prétexte de soigner la blessure. C'est ce qui a accru la nécessité d'une respiration forte.

AndréVésale de Bruxelles.

Texte tiré de la *Mort des rois* par Stanis Perez page 137 à page 141.

CONCLUSION

L'intérêt de la redécouverte d'Antoine BOIREL, Maître-Chirurgien, Lieutenant du Premier-Chirurgien du Roi, en Argentan est manifeste, en cette première partie du si long règne de Louis XIV, trop long, diraient certains, où le corps des Chirurgiens cherche à trouver sa place périlleuse, encore, entre le corps médical tout puissant, qui veut conserver ses prérogatives et la masse des charlatans, qui prolifèrent et nuisent grandement. L'écriture de ce « manuel pratique », qui refait le point sur la thérapeutique « neuro-chirurgicale » de l'époque a pu aussi servir à ses collègues moins expérimentés que lui.

Un autre point d'intérêt est celui de l'étude de ces familles de notables provinciaux, dont les descendants sont encore là : il s'agit ici d'une famille qui embrasse tous les volets des professions de santé, comme on dirait actuellement, c'est-à-dire les médecins, les chirurgiens et les apothicaires de province. Bien sûr, ils sont moins importants et moins connus que les Geoffroy, apothicaires et échevins parisiens, mais tout aussi intéressants dans leur variété.

L'ensemble de deux ouvrages familiaux, la chirurgie des plaies de la tête par le père, Antoine I et l'étude de la syphilis, une quarantaine d'années après, par le fils Antoine II, ne manque pas de piquant en ce qui concerne l'histoire locale. Le fils Antoine II, si l'on pense qu'il s'agit bien de lui, étant lui aussi tombé dans les « Oubliettes » de l'Histoire, pas pour les mêmes raisons que son père. Son ouvrage sur la syphilis n'apporte pas de nouveautés, en ce qui concerne la thérapeutique : il s'agit plutôt d'un *memento* (« je me souviens ») ou un *vade mecum* (« emporte-moi avec toi ») très anticipateur de nos pratiques futures. Le père, qui est mort en 1718, a sûrement lu avec fierté l'ouvrage de son fils.

Nous ne répéterons pas suffisamment assez : Me Antoine BOIREL nous apparaît comme une pierre supplémentaire et méconnue dans l'édifice de l'Histoire de la Médecine, un maillon plus léger que d'autres. Suivant en cela la pensée du grand érudit le Dr Gmerck, BOIREL va permettre la réactualisation du mode de pensée du dix-septième siècle et ouvrir la voie vers le siècle suivant.

Ami Lecteur,

Votre visite dans la chirurgie crânienne en Normandie, à la fin du XVIIe siècle, prend fin avec Antoine I. Si les médications or mercure de la syphilis vous intéressent, lisez alors l'ouvrage d'Antoine II (*Les Nouvelles observations sur la grosse vérole en 1711 où il est traité du mercure et des autres médications*)... vous ne serez pas déçu !

BIBLIOGRAPHIE DE BOIREL

Allaines (d') Claude : *Histoire de la chirurgie*, PUF, 3e édition, 1984, 125 p.
Amigues Suzanne : *Théophraste : Recherches sur les plantes, à l'origine de la botanique*, Belin, 2010, 400 p.
Bégin Louis-Jacques : *Dictionnaire des termes de Médecine, Chirurgie, Art vétérinaire, Pharmacie*, éd. Baillière, Paris, 1823, 587 p.
Bilimoff Michèle : *Les Remèdes du Moyen Âge*, éd. Ouest-France, 2014, 120 p.
Botineau Michel : *Les Plantes du jardin médiéval*, Belin, coll. Éveil nature, 2012, 187 p.
Boudon-Millot Véronique : *Galien de Pergame, un médecin grec à Rome*, Les Belles-Lettres, 2012, 400 p.
Briau René : *Chirurgie de Paul d'Égine*, texte grec avec traduction française, éd. Victor Masson, 1855, 505 p.
Carolus-Curien Jacqueline : *Médecins et chirurgiens de la Lorraine ducale au fil des siècles*, éditions Serpenoise, 2010, 196 p.
Centre Jean Palerne : *La Médecine de Celse : aspects historiques, scientifiques et littéraires*, Publications de l'Université de Saint-Etienne, 1994, 380 p.
Chambre de commerce et d'industrie d'Alençon : *Les Ornais célèbres*, 2010, 375 p.
Charas Moyse : *Pharmacopée royale galénique et chymique*, éditeurs Anisson et Posuel, Lyon, 1676, 850 p.
Chomel Pierre : *Abrégé et histoire des plantes usuelles, tomes I, II, III*, Paris, 1761, 428 p.
Choukroun Pierre-Louis : *L'Histoire de la chirurgie du silex à nos jours*, éditions du Dauphin, 2012, 215 p.
Collard Franck et Samama Evelyne : *Pharmacopoles et apothicaires, les « pharmaciens » de l'Antiquité au Grand Siècle*, l'Harmattan 2006, 195 p.
D'Ambroise Paré à Louis Pasteur : hôpital Notre Dame à la Rose, catalogue de l'exposition 2017, 60 p.

Deck Ph, Lot G, Yedes F, Ricolfi F : *Introduction à la technique neuro-chirurgicale*, CAMPUS DE NEUROCHIRURGIE, Marseille Wikipédia 29/09/2017, 14 p.
Delacomptée Jean-Michel : *Ambroise Paré, la main savante*, éd. Gallimard, 2007, 270 p.
Démésy-Maurent Jeannine : *Sur les pas d'un « médecin de campagne » Jacques Long, Maitre-Chirurgien dans le Nyonsais au 18e siècle*, Plein-Cintre éditions, 1989, 80 pages
Dionis Pierre : *Cours d'opérations de chirurgie, démonstrées au Jardin Royal d'Houry*, 1re édition Paris, 1707.
Dulieu Louis : *La chirurgie à Montpellier de ses origines au début du XIXe siècle*, les Presses Universelles 1975, 345 p.
La médecine à Montpellier de ses origines au début du XIXe siècle, tome I et tome II Presses Universelles, 1975.
Dumaitre Paule : *Ambroise Paré, chirurgien de 4 rois de France*, Perrin, 1986, 250 p.
Espitalier Jean : *La Myrtille (vaccinium myrtillus) : Botanique, chimie, et intérêts thérapeutiques*. Thèse de doctorat en Pharmacie, Université de Lorraine Nancy, 2010, 120 p.
France de Tersant (de) Urbain : *Une famille d'Argentan, correspondance d'un subdélégué*, 1900, Archives départementales de l'Orne, 81 p.
Gélis Jacques : *Accoucheur de campagne sous le Roi Soleil, le traité d'accouchement de G. Mauquest de la Motte*, éd. Privat, coll. Résurgences, 1979, 150 p.
Germain Jean-Alexandre : *Histoire d'Argentan et de ses environs*, éd. Alençon Bonnet, 1845, 456 p.
Germain Michel : *L'épopée des gants chirurgicaux, la Médecine à travers les siècles*, l'Harmattan, 2012, 120 p.
Germain Michel : *Les tables d'opération, de l'Antiquité à nos jours, la Médecine à travers les siècles*, l'Harmattan, 2016, 176 p.
Gmerk Mirko : *Histoire de la pensée médicale en Occident, tome 2 de la Renaissance aux Lumières*, Seuil, 2014, 371 p.
La Première Révolution biologique, Bibliothèque scientifique, Payot, 1990, 358 p.
Goubert Pierre : *La vie quotidienne des Paysans français au XVIIe siècle*, Hachette, Littérature, 1982, 320 p.
Harvey Guillaume : *Étude anatomique du mouvement du cœur et du sang chez les animaux*, traduction française par Charles Laubry, éd. Dion ,1950, 224 p.
Hippocrate : *Œuvres complètes tome V « peri ton en kephale tromaton »*, édition Union Littéraire et Artistique, Paris 1955, exemplaire n° 5578, 345 p.
Huard Pierre et Grmek Mirko : *Mille ans de chirurgie en Occident du Ve au XVe siècle*, éd. Dacosta Paris, 1966, 183 p.
Jacques-Marin Suzanne : *L'esprit des médecines anciennes*, éd. Cheminements, 2005, 265 p.

Jouanna Jacques : *Hippocrate*, Fayard, 1992, 650 p.
Kufferath Gérard : *Sire, Votre Chirurgien*, éd. Rouff, 1974, 230 p.
La Coupe d'Hygie, Médecine et chimie dans l'Antiquité, textes réunis par Muriel Pardon-Labonnelie, éditions Universitaires de Dijon, coll. Société, Dijon, 2013, 120 p.
Lafont Olivier : *Galien glorifié, Galien contesté*, Pharmathèmes, 2013, 75 p.
*Des médicaments pour les pauvres, ouvrages charitables et santé publique aux XVII*e *et XVIII*e *siècles*, Pharmathèmes, Paris, 2010, 270 p.
*Dictionnaire d'histoire de la pharmacie, des origines à la fin du XIX*e *siècle*, 2e édition revue et augmentée, Pharmathèmes, Paris, 2007, 495 p.
Larcan A et Ferrandis JJ : *Le Service de Santé aux Armées pendant la Première Guerre mondiale*, éd. LBM, 2008, 595p.
Lapierre F et Wager M : *Traumatismes cranio-encéphaliques*, 41 p.
Leclerc H : *Précis de phytothérapie, thérapeutique par les plantes françaises*, Masson éditeurs, 1954, 360 p.
Lemery Nicolas : *La Pharmacopée Universelle*, 2e édition, Laurent d'Houry éditeur Paris, 1716, 1175 p.
Lunel Alexandre : *La maison médicale du roi, XVI*e*-XVIII*e *siècles, le pouvoir et les professions de santé*, Champ Vallon, 2008, 350 p.
Mandressi Raphael : *Le regard de l'anatomiste, dissections et invention du corps en Occident, l'Univers Historique*, Seuil 2003, 335 p.
Mesnil du Buisson (du) Hubert : *Argentan Chronique illustrée*, éd. Charles Corlet, 1991, 93 p.
Millepierres François : *La vie quotidienne des Médecins au temps de Molière*, Hachette, 1964, 250 p.
Nicaise E : Guy de Chauliac : *La Grande Chirurgie composée en 1363*, éd.Felix Alcan, Paris, 1890, 750 p.
Nutton Vivian : *La Médecine Antique*, Les Belles Lettres, 2016, 560 p.
Paré Ambroise : la manière de traiter les plaies, collection sources PUF 2007, 270 pages fac-similé
Pepys Samuel : *Journal de…*, Mercure de France, coll. Le temps retrouvé, 1987, 555 p.
Percy Baron : *Chirurgien en chef de la Grande Armée, Journal des campagnes*, Taillandier, 2002, 532 p.
Petitfils Jean-Christian : *Louis XIV*, Perrin, coll. Tempus, 2008, 650 p.
Perez Stanis : *La mort des rois*, éd. Jérôme Million, coll. Mémoires des corps, 2016, 265 p.
Journal de santé de Louis XIV, éd. Jérome Million, 2004, 440 p.
Picard Daniel : *Moi, Ambroise Paré, chirurgien de guerre, aimé des rois et des pauvres gens*, éd. Parole, coll. La mescla, 2017, 510 p.
Pimpaud Anne-Sophie : *« Les consilia » de Guy Patin*, mémoire de Master 2 à l'école pratique des hautes études Paris, 2015, 120 p.
Razi ou Abu-Bakr Mohammad Zakariyya ar-Razi : *Guide du médecin nomade Aphorismes*, éd. Islam / Sindbad, 1980, 195 p.

Roger Jules : *Les médecins normands du XIIe au XIXe siècle (Calvados, Manche, Orne et Eure), biographie et bibliographie*, tome II, Steinheil éditeur, Paris, 1895, 285 p.
Rouvière Henri : *Anatomie humaine descriptive topographique et fonctionnelle tome I, TETE ET COU*, Masson éditeurs, 1967, 607 p.
Sakka Michel : *Histoire de l'anatomie humaine*, PUF, 1997, 127 p.
Séguin Jean : *L'art de soigner gens et bêtes en Basse-Normandie, guérisseurs et rebouteux, leurs remèdes, leurs pratiques*, Librairie Guénégaud, Paris, 1980, 99 p.
Comment naît, vit et meurt un bas-normand, 3e édition, Librairie Guénégaud, Paris, 1978, 147 p.
Thomas Louis : *Un chirurgien de province au XVIIe siècle : Me ANTOINE BOIREL, lieutenant des maitres-chirurgiens d'Argentan*, éd. La Gazette des Hôpitaux, Paris, 1880, pages 7 à 46.
Velter André, Lamothe Marie José : *Les Outils du corps*, éd. Messidor, octobre 1986, 300 p.

REMERCIEMENTS

Aux Professeur Antoine Drizenko et Docteur Philipppe Clargeot pour m'avoir réinitiée aux textes médicaux anciens et transmis leur enthousiasme.

À feu Michel Courteille, mon « compère » en histoire locale qui a accompagné ce travail et ne l'aura pas vu aboutir.

À Fabienne Germain, pour son aimable collaboration.

À Monsieur le professeur François Resche et au Docteur Xavier Riaud pour leur soutien et aide.

À Valérie Renault pour son aide efficace.

À Jean-Marie Goddard pour son aide de latiniste.

À Michel Jardin pour ses lumières généalogiques

À la famille Régis et Pierre-Antoine pour me supporter

TABLE DES MATIÈRES

MÉDECINE, PHARMACIE, PARAMÉDICAL, MÉDECINE VÉTÉRINAIRE

AUX ÉDITIONS L'HARMATTAN

Dernières parutions

RENCONTRES AU RISQUE DU TRANSFERT
Psychiatrie et accompagnement social
Lisa Bouvier
Ce livre parle de rencontres, de moments de vie, de liens transférentiels qui se nouent et se dénouent dans le quotidien d"un foyer de postcure psychiatrique. Modibo, un migrant africain, est l'un des personnages à travers lesquels sont mises en évidences des représentations culturelles dans des relations interpersonnelles. Un accent particulier est mis sur la nécessaire décentration des uns, la prise en compte des cadres de référence des autres et sur les stratégies de négociation qui en découlent. Alternant analyse et accompagnement psychiatrique, ce livre montre l'importance de se délester de tout culturalisme et de tous les préjugés qui y sont attachés dans le but d'un possible accompagnement de qualité.
(Coll. Terrain, récits et fictions, 106 p., 13 euros)
ISBN : 978-2-343-17174-6, EAN EBOOK : 9782140122408

CLINIQUE ET POLITIQUE DE LA DOULEUR
Préface de Marcel Czermak
Nafissa Boukerche-Delmotte
De quoi la douleur est-elle faite ? Est-elle un signal ? Une émotion ou une sensation ? Est-elle un symptôme à déchiffrer ou est-elle une écriture, un hiéroglyphe ? Ce sont autant de questions qui seront explorées à partir d'un détour par l'histoire de la douleur en médecine et éclairées par les apports freudiens et lacaniens. Psychologue clinicienne de formation psychanalytique, ercerçant depuis 20 ans dans un Centre d'évaluation et de Traitement de la Douleur (C.E.T.D), l'auteure constate que la douleur chronique met en difficulté tous les professionnels qui ont la charge et que l'offre considérable de thérapeutiques proposés est incapable de résoudre. Cet ouvrage rend compte, d'une part, de cet embarras que la douleur chronique suscite et ce à partir de la pratique de l'auteure dans un service de médecine. Cette réflexion prend corps à partir de ce que les patients lui enseignent, à savoir que le corps du patient douloureux se met à se manifester d'une façon tout à fait impossible à déchiffrer, d'où l'analogie avec la psychosomatique, telle que l'ont conceptualisée François Perrier et Jacques Lacan. D'autre part, cet essai explore plusieurs champs, médical, psychanalytique et politique, afin de proposer une approche plus complexe des phénomènes douloureux. En avançant sur ce fil, l'ouvrage met en relief toute l'étendue de la question.
(Coll. Études Psychanalytiques, 174 p., 18,5 euros)
ISBN : 978-2-343-17247-7, EAN EBOOK : 9782140120862

ARGENT ET MÉDECINE
Jacques Mornat
Les dépenses liées à la santé sont un des pôles majeurs du budget médico-social de la France. Chaque ménage consacre à la médecine un budget non négligeable. L'ouvrage fait le point sur le système de financement français des soins médicaux, s'intéresse plus en détail à la formation et à la rémunération des médecins et des professionnels de santé. Il révèle la difficulté que ces derniers rencontrent. Alors que les débats sur le système de santé en France se multiplient, Argent et médecine permet d'y voir un peu plus clair.
(198 p., 20,5 euros)
ISBN : 978-2-343-17100-5, EAN EBOOK : 9782140121432

ANDRÉ VÉSALE ET AMBROISE PARÉ

Destins croisés d'un anatomiste et d'un chirurgien de la Renaissance

Philippe Scherpereel

Plus que des vies parallèles comme les eût écrites Plutarque, on peut parler de destins croisés car Ambroise Paré et André Vésale verront leurs chemins se croiser à plusieurs reprises. Ils feront une partie de leur formation à Paris, en ayant les mêmes maîtres et les mêmes condisciples. Ils soigneront les blessés dans les armées des deux camps opposés et serviront les plus grands rois et empereurs de leur époque. L'anatomie fécondera la chirurgie, et de leurs interactions intellectuelles et pratiques naîtra la science médicale moderne.

(Coll. Médecine à travers les siècles, 174 p., 18 euros)

ISBN : 978-2-343-17539-3, EAN EBOOK : 9782140121494

ART DENTAIRE EN PRÉHISTOIRE

Mathilde Longueville

Des cavités dentaires vieilles de 14 000 ans, d'autres âgées de 6 500 ans où les archéologues ont retrouvé des traces de cire d'abeille en guise de plombages ou encore le plus vieil implant dentaire dont les origines remontent à 7 000 ans. Des découvertes faites par les chercheurs sur des sites disséminés, qui démontrent que les problèmes dentaires existent depuis des millénaires et que l'Homme a tenté de les traiter. Mathilde Longueville nous révèle un pan de vie insoupçonné de l'Homme préhistorique: une alimentation générant des pathologies bucco-dentaires ayant créé le besoin chez notre ancêtre de les soigner. Xavier Riaud

(Coll. Médecine à travers les siècles, 120 p., 17 euros)

ISBN : 978-2-343-13351-5, EAN EBOOK : 9782140120626

JE SUIS UN CORPS QUI PENSE

Pour une thérapie corps-esprit

Marc Tocquet

Ce n'est pas une surprise : l'être humain est une unité psycho-corporelle. Pourtant cette unité est rarement appréhendée en psychothérapie. L'Analyse Psycho-Organique, inventée par Paul Boyesen dans les années 1970, permet précisément de travailler au niveau de cette globalité. Dans ce livre, Marc Tocquet décrit cette méthode thérapeutique, ses concepts spécifiques, sa pratique originale et l'illustre de nombreuses descriptions cliniques.

(Coll. Psychanalyse, médecine et société, 248 p., 25 euros)

ISBN : 978-2917714-25-6, EAN EBOOK : 9782140120374

RECONSTITUTIONS FACIALES CHEZ LES MOMIES ÉGYPTIENNES

Préface du Docteur Xavier Riaud

Morgane Morice

L'Egypte... Une terre aride traversée par le fleuve le plus long du monde. Désert et oasis, cités pleines de vie et cités de pierre, vestiges d'un passé et d'une civilisation ancienne dont les richesses archéologiques et les mystères ne cessent d'émerveiller encore de nos jours les chercheurs de toutes nationalités. Ceux-ci ont contribué à l'émergence d'une science, l'égyptologie, qui s'attarde notamment sur la découverte et la connaissance des rois d'Egypte. Les rencontrer, les comprendre, découvrir leurs rites, leurs moeurs, leurs us et coutumes, c'est appréhender d'une certaine façon un peu de l'Egypte antique.

(Coll. Médecine à travers les siècles, 96 p., 12 euros)

ISBN : 978-2-343-17287-3, EAN EBOOK : 9782140118524

US ET COUTUMES DE LA SALLE DE GARDE

Gerard Terrier

La salle de garde est un lieu "mythique". Malheureusement, avec l'évolution de la société, et le monde médical ne fait pas exception à la règle, les traditions se perdent. Ce petit ouvrage vous fait pénétrer au sein de coutumes et de rites qui remontent à la nuit des temps. Ces derniers sont souvent l'objet d'inexactes interprétations, voire de fantasmes. Cette description, vue "de l'intérieur", permet de faire

connaissance avec un milieu où les traditions, les us et coutumes et les symboles, bien qu'ancrés depuis des siècles, sont en train de s'étioler voire de tomber en désuétude.
(Coll. Médecine à travers les siècles, 82 p., 11,5 euros)
ISBN : 978-2-343-17138-8, EAN EBOOK : 9782140118371

SALOMON RESNIK
Un psychanalyste à l'écoute de la folie
Martin Reca
Salomon Resnik (Buenos Aires, 1920 - Paris 2017), psychiatre et psychanalyste, n'hésita pas à emprunter différents chemins afin de ne jamais s'écarter de sa seule voie : écouter la folie pour la soigner. Les chemins des écoles de pensée les plus rigoureuses, ceux de l'exil, certes, mais surtout l'itinéraire labyrinthique de l'inconscient : le langage du corps, le masque du délire, l'espace mental des groupes, le dessin de l'enfant, les scènces du rêve, l'aphasie des émotions, les paroles gelées de la culture... Tous ces chemins dans une seule voie : celle du transfert dans la rencontre avec les patients.
(Coll. Psychanalyse et civilisations, 210 p., 20 euros)
ISBN : 978-2-343-17002-2, EAN EBOOK : 9782140118098

LE PATIENT ET L'ERREUR MÉDICALE
Christian Sicot
« Si j'avais su... » Cette phrase, souvent prononcée par des patients victimes d'une erreur médicale, sous-entend de profonds regrets et parfois un immense désespoir. Alors que les accidents liés aux soins n'ont jamais été aussi nombreux (au moins 10 000 morts annuelles en France), les patients peuvent-ils jouer un autre rôle que celui de victime impuissante ? Cet ouvrage fournit à chacun des informations pour acquérir les bons réflexes et sécuriser son propre parcours de soins.
(Coll. Ethique et pratique médicale, 278 p., 29 euros)
ISBN : 978-2-343-16818-0, EAN EBOOK : 9782140116582

UN ORDRE POUR LES CHIRURGIENS-DENTISTES EN FRANCE
24 septembre 1945
Maxime Cournault
L'Ordre des chirurgiens-dentistes a été créé par le général de Gaulle en 1945. Il y a bien eu une section dentaire du Conseil national de l'Ordre des médecins fondée par le maréchal Pétain et le gouvernement de Vichy alors que la France est occupée par les Allemands. Si on doit à la section dentaire le code de déontologie et l'entraide confraternelle aux victimes et prisonniers de guerre, sa mission première a été d'éradiquer les juifs de la profession dentaire. Cette structure sera annulée après la guerre par le général de Gaulle lui-même sur décret. Les deux institutions restent différentes par leurs actions et leurs missions respectives, même si on ne peut oublier les enseignements de l'histoire qui doivent participer au devoir de mémoire et servir comme garant d'une institution ordinale contemporaine.
(Coll. Médecine à travers les siècles, 176 p., 18,5 euros)
ISBN : 978-2-343-16078-8, EAN EBOOK : 9782140116063

JE VAIS MOURIR MARDI 18
Le suicide assisté au paradis helvète
Claude Mermod
Préface de Mauro Poggia. Postface d'Olivier Chabloz
Par effets de médias, le suicide assisté se transforme en un acte militant puis se propage. Voilà enfin le contre-témoignage qui alerte sur cet abus, notamment lorsque l'aide médicale à mourir est accordée à des personnes en bonne santé. L'auteur commence par enquêter sur le suicide de son frère. Bien documenté, il s'adresse aux responsables politiques, mais aussi du droit et de la santé publique pour les mettre en garde contre la banalisation de cette pratique. Il prévient contre une dérive sociétale qui se voue au culte de la mort.
(322 p., 33 euros)
ISBN : 978-2-343-16246-1, EAN EBOOK : 9782140116025

LE VIRAGE BIOÉTHIQUE

Denis Berthiau

La révision imminente de la loi bioéthique ouvre un moment où tout est possible. Cet essai éclaire l'urgence éthique qu'imposent certaines situations humaines souvent dramatiques. Face aux questions si complexes qu'elles soulèvent, il convie à abandonner le manteau du péremptoire et à endosser la responsabilité du faire réfléchir. Fin de vie, assistance médicale à la procréation, gestation pour autrui animent le débat public et la controverse. Mais interruptions volontaires de grossesse par exemple pour raisons psychosociales, ou contraception définitive, sont plus méconnues. La volonté est de les sortir de l'obscurité où éthiquement elles se meurent.

(Coll. Éthique en contextes, 226 p., 23 euros)

ISBN : 978-2-343-16974-3, EAN EBOOK : 9782140115998

ADN, DENTS ET MALADIES

Xavier Riaud

Préface du Docteur Jean Granat

Une dent est imputrescible et résiste même à un certain degré de carbonisation. Son ADN constitue un élément précieux d'investigation, même des siècles après la mort d'un individu, qui renseigne notamment sur une filiation, une identification, un empoisonnement ou la chronobiologie puisqu'il a été démontré qu'en chaque homme sommeille un homme de Néandertal. Mais, étonnamment, cet ADN dentaire peut rapporter une maladie dont aurait été atteinte une personne des siècles auparavant. De cette façon, les chercheurs ont pu affiner leurs connaissances sur le point d'émergence d'une maladie, son développement et son essor.

(Coll. Médecine à travers les siècles, 114 p., 13,5 euros)

ISBN : 978-2-343-16834-0, EAN EBOOK : 9782140113925

TEST DE BENDER ET STYLO NUMÉRIQUE

Sous la direction de Philippe Wallon

Le test de Bender, peu pratiqué en France, est le dessin le plus diffusé dans le monde après le « bonhomme ». Il est adapté au tout jeune enfant, dès la maternelle. Il renseigne sur l'organisation perceptuelle, l'aptitude à dessiner des formes géométriques (9 figures) et l'anticipation. Neutre émotionnellement, il peut être utilisé dès la première rencontre avec un enfant, même fragile. Notre recherche (Paris, 2014) con rme la cotation classique (Koppitz), comme évaluation du niveau.

(288 p., 39 euros)

ISBN : 978-2-343-15870-9, EAN EBOOK : 9782140108495

PUISQUE JE PASSAIS PAR LÀ...

De la psychiatrie de secteur à la réhabilitation polaire

Patrick Alary

Quarante-deux ans « en psychiatrie ». Un produit du hasard devenu une nécessité. Une vie professionnelle au service d'une souffrance que beaucoup ne veulent pas (plus ?) voir. Des rencontres, des confrontations, des combats, des projets, des compagnonnages, une histoire d'engagements, individuel et collectifs au service de l'autre, souffrant... La volonté de s'impliquer. La défense d'une clinique positive, médicale mais spécifique et qui n'ignore rien des différentes dimensions de la psyché humaine, bio-psycho-sociale.

(Coll. Psycho-Logiques, 396 p., 39 euros)

ISBN : 978-2-343-16301-7, EAN EBOOK : 9782140107962

Structures éditoriales du groupe L'Harmattan

L'Harmattan Italie
Via degli Artisti, 15
10124 Torino
harmattan.italia@gmail.com

L'Harmattan Hongrie
Kossuth l. u. 14-16.
1053 Budapest
harmattan@harmattan.hu

L'Harmattan Sénégal
10 VDN en face Mermoz
BP 45034 Dakar-Fann
senharmattan@gmail.com

L'Harmattan Cameroun
TSINGA/FECAFOOT
BP 11486 Yaoundé
inkoukam@gmail.com

L'Harmattan Burkina Faso
Achille Somé – tengnule@hotmail.fr

L'Harmattan Guinée
Almamya, rue KA 028 OKB Agency
BP 3470 Conakry
harmattanguinee@yahoo.fr

L'Harmattan RDC
185, avenue Nyangwe
Commune de Lingwala – Kinshasa
matangilamusadila@yahoo.fr

L'Harmattan Congo
67, boulevard Denis-Sassou-N'Guesso
BP 2874 Brazzaville
harmattan.congo@yahoo.fr

L'Harmattan Mali
Sirakoro-Meguetana V31
Bamako
syllaka@yahoo.fr

L'Harmattan Togo
Djidjole – Lomé
Maison Amela
face EPP BATOME
ddamela@aol.com

L'Harmattan Côte d'Ivoire
Résidence Karl – Cité des Arts
Abidjan-Cocody
03 BP 1588 Abidjan
espace_harmattan.ci@hotmail.fr

L'Harmattan Algérie
22, rue Moulay-Mohamed
31000 Oran
info2@harmattan-algerie.com

L'Harmattan Maroc
5, rue Ferrane-Kouicha, Talaâ-Elkbira
Chrableyine, Fès-Médine
30000 Fès
harmattan.maroc@gmail.com

Nos librairies en France

Librairie internationale
16, rue des Écoles – 75005 Paris
librairie.internationale@harmattan.fr
01 40 46 79 11
www.librairieharmattan.com

Lib. sciences humaines & histoire
21, rue des Écoles – 75005 Paris
librairie.sh@harmattan.fr
01 46 34 13 71
www.librairieharmattansh.com

Librairie l'Espace Harmattan
21 bis, rue des Écoles – 75005 Paris
librairie.espace@harmattan.fr
01 43 29 49 42

Lib. Méditerranée & Moyen-Orient
7, rue des Carmes – 75005 Paris
librairie.mediterranee@harmattan.fr
01 43 29 71 15

Librairie Le Lucernaire
53, rue Notre-Dame-des-Champs – 75006 Paris
librairie@lucernaire.fr
01 42 22 67 13